乳がん検診と診断の進め方

乳がんと診断されたら

治療を受けるにあたって

初期治療について

初期治療後の診察と検査

転移・再発の治療について

薬物療法に関連することについて

若年者の乳がん・男性乳がんについて

療養上の諸問題について

乳がんの原因と予防について

JN029176

患者さんのための
乳がん
診療ガイドライン

日本乳癌学会 編

2023年版

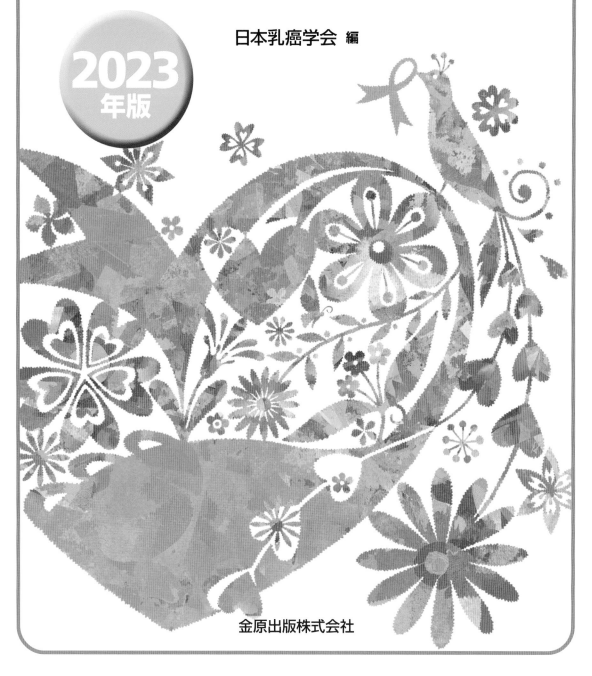

金原出版株式会社

はじめに

　日本乳癌学会では『患者さんのための乳がん診療ガイドライン』を作成してきました。このたび，2019年版を改訂し，2023年版を刊行いたしました。

　乳がんの診療は，日々進歩しています。世界的にも診療ガイドラインは数カ月ごとにアップデートされます。この『患者さんのための乳がん診療ガイドライン』では，乳がんという病気を知り，お一人おひとりの患者さんが的確で最新の，また個々に応じた診療を受けていただけるように，必要な事柄を，項目ごとに，Q＆Aの形式で記述しています。

　実地の診療に即する形で，診断の手順，手法や状況に応じた展開から，治療の考え方，治療の種類，治療の前の準備，心のケア，サポートなどについても，いろいろな状況を想定しながら，なるべくわかりやすく述べられています。

　最近の数年間で，相次いで新しい治療法や検査法，診断法が臨床に導入されましたので，それらの診療法に関する情報も含まれています。若年性の乳がんの治療，遺伝性乳がん，経済的支援制度や仕事とがん治療の両立などにつきましても，大項目の中であるいは小項目としてまとめられています。後半に乳がんの原因，予防を取り上げ，20項目ほどに分けて，平易な解説が行われています。

　執筆は，主に医師向けガイドラインの小委員会の委員が担当しましたが，心のケアや患者さんに直結する部分などは，患者，看護師，薬剤師，医師からなる患者向けガイドライン小委員会の委員全員が担当をしました。さまざまな実際的で率直な意見をもとに作成されています。同時に，患者向けガイドライン小委員会の委員は，医師向けガイドラインの作成にも参加しました。的確に情報共有をしながら本ガイドラインは構築されています。そして，ガイドライン評価委員会からの多くの意見も随所に反映されています。

　患者さんと医療者が十分に話し合い，相談し，個々の患者さんにとって最善の診療が行われることを主な目標にして，ぜひ，このガイドラインを利用していただきたいと思います。

　最後に，本書の改訂にあたりご尽力いただいた，徳永えり子委員長をはじめとする作成小委員会の方々と，山口倫委員長をはじめとする評価委員会の方々に深甚なる感謝を申し述べます。

2022年12月

日本乳癌学会 理事長

戸井 雅和

『患者さんのための乳がん診療ガイドライン2023年版』作成委員一覧

患者向けガイドライン小委員会

徳永えり子	国立病院機構九州がんセンター 乳腺科	〔委員長〕
坂東　裕子	筑波大学医学医療系 乳腺甲状腺内分泌外科	〔副委員長〕
阿部　恭子	東京医療保健大学 千葉看護学部 臨床看護学	
桜井なおみ	一般社団法人 CSR プロジェクト	
日置　三紀	滋賀医科大学医学部附属病院 薬剤部	
御舩　美絵	若年性乳がんサポートコミュニティ Pink Ring	

診療ガイドライン委員会

[2020 年 10 月～ 2022 年 9 月]

佐治　重衡	福島県立医科大学医学部 腫瘍内科学講座	〔委員長〕
岩田　広治	愛知県がんセンター 乳腺科	〔副委員長〕
大谷彰一郎	大谷しょういちろう乳腺クリニック	
九冨　五郎	札幌医科大学附属病院 消化器・総合、乳腺・内分泌外科	
遠山　竜也	名古屋市立大学大学院医学研究科 乳腺外科学	
徳永えり子	国立病院機構九州がんセンター 乳腺科	
中島　一毅	川崎医科大学総合医療センター 外科・川崎医科大学 総合外科学	
吉田　正行	国立がん研究センター中央病院 病理診断科	
吉村　通央	京都大学大学院医学研究科 放射線腫瘍学・画像応用治療学講座	

[2022 年 10 月～ 2024 年 9 月]

山本　　豊	熊本大学病院 乳腺・内分泌外科	〔委員長〕
山内智香子	滋賀県立総合病院 放射線治療科	〔副委員長〕
河合　賢朗	山形大学医学部 外科学第一講座	
久保田一徳	獨協医科大学埼玉医療センター 放射線科	
坂井　威彦	がん研究会有明病院 乳腺センター 乳腺外科	
平　　成人	川崎医科大学 乳腺甲状腺外科学	
遠山　竜也	名古屋市立大学大学院医学研究科 乳腺外科学	
徳永えり子	国立病院機構九州がんセンター 乳腺科	
永井　成勲	埼玉県立がんセンター 乳腺腫瘍内科	
本間　尚子	東邦大学医学部 病理学講座	
吉村　通央	京都大学大学院医学研究科 放射線腫瘍学・画像応用治療学講座	

診療ガイドライン小委員会

●薬物療法
髙橋　將人　　北海道大学大学院医学院 外科学講座 乳腺外科学教室

●外科療法
枝園　忠彦　　岡山大学病院 乳腺・内分泌外科

●放射線療法
佐貫　直子　　市立四日市病院 放射線科

●疫学・予防
河合　賢朗　　山形大学医学部 外科学第一講座

●検診・診断
鈴木　昭彦　　東北医科薬科大学 乳腺内分泌外科

●病　理
木脇　圭一　　虎の門病院 病理診断科

診療ガイドライン評価委員会

山口　　倫　　久留米大学医学部附属医療センター 病理診断科〔委員長〕
木下　貴之　　国立病院機構東京医療センター 乳腺外科〔副委員長〕
青儀健二郎　　国立病院機構四国がんセンター 乳腺・内分泌外科
井口　雅史　　金沢医科大学 乳腺・内分泌外科
大坪　竜太　　長崎大学病院 腫瘍外科
淡河恵津世　　久留米大学病院 放射線腫瘍センター
尾崎　邦博　　大分県済生会日田病院 外科
川島　博子　　金沢大学医薬保健研究域保健学系 医療科学領域 量子医療技術学講座
川端　英孝　　虎の門病院 乳腺・内分泌外科
小島　誠人　　獨協医科大学埼玉医療センター
小塚　祐司　　三重大学医学部附属病院 病理診断科
清水千佳子　　国立国際医療研究センター病院 乳腺・腫瘍内科/がん総合診療センター
菅沼　伸康　　横浜市立大学附属病院 乳腺・甲状腺外科
五月女恵一　　北里大学北里研究所病院 乳腺・甲状腺外科
高島　　勉　　奈良県立病院機構奈良県西和医療センター 乳腺外科
戸畑　利香　　相良病院 看護部
富永　修盛　　市立東大阪医療センター 乳腺外科
藤井　雅和　　山口県立総合医療センター 外科
堀井　理絵　　埼玉県立がんセンター 病理診断科
山口　　健　　佐賀大学医学部 放射線科
和田　徳昭　　東京歯科大学市川総合病院 外科・乳腺

患者さんのための 乳がん診療ガイドライン2023年版

CONTENTS

- ●『患者さんのための乳がん診療ガイドライン』とは？ ……………………………… 10
- ● 本書の使い方 ……………………………………………………………………………… 11
- ● 一般的な乳がん治療の流れの例 ………………………………………………………… 12

乳がん検診と診断の進め方
- Q1 乳がん検診について教えてください。 …………………………………………… 14
- Q2 乳がんの診断はどのようにして行うのでしょうか。 ………………………… 18
- Q3 細胞や組織の検査はどのようなときに行われますか。 ……………………… 20
- Q4 乳房の症状，病気にはどのようなものがありますか。 ……………………… 24

乳がんと診断されたら
- Q5 乳がんと診断されました。これから治療を受けるのに，どうしたらよいでしょうか。 …………………………………………………………………………… 27
- Q6 治療を決めるときにはどのようなことに気をつければよいでしょうか。 …… 29
- Q7 標準治療とは何ですか。 ……………………………………………………………… 33
- Q8 臨床試験とは何ですか。 ……………………………………………………………… 36
- コラム 「PPI（ピーピーアイ）」をご存じですか？ …………………………………… 38
- Q9 乳がんと診断されて不安です。どうしたらよいでしょうか。 ……………… 39
- Q10 家族とどう向き合えばよいのでしょうか。 …………………………………… 42
- Q11 仕事は続けられますか。 ……………………………………………………………… 44
- Q12 緩和ケアについて教えてください。 ……………………………………………… 48
- コラム アドバンス・ケア・プランニングとは？ ……………………………………… 51
- Q13 乳がん治療に際して受けられる経済面や生活面での支援制度はありますか。 …… 52

治療を受けるにあたって
- Q14 治療前に行われる検査について教えてください。 …………………………… 58
- Q15 乳がんのステージとステージごとの治療の流れについて教えてください。 …… 60
- Q16 乳がん治療に使われる薬剤にはどのようなものがありますか。 ………… 64

初期治療について
- Q17 初期治療の考え方について教えてください。 ………………………………… 72

手術
- Q18 乳房に対する標準的な手術の方法は何ですか。 ……………………………… 73
- Q19 乳房温存療法は，どのような場合に適応となりますか。 ………………… 77

Q20　センチネルリンパ節生検について教えてください。 80
Q21　どのような場合に腋窩リンパ節郭清が必要でしょうか。 83
Q22　乳房再建について教えてください。 86
Q23　乳がん手術後の合併症・後遺症について教えてください。 93
Q24　手術後の乳房がどうなるか不安です。どうしたらよいでしょうか。 95
Q25　手術後の生活では，どのようなことに注意すればよいのでしょうか。 97
Q26　手術後の下着やパッドは，どのように選んだらよいですか。 99

┃病　理┃

Q27　病理検査でどのようなことがわかりますか。 103
Q28　乳がんのなかには，通常の乳がんとは異なる特殊なタイプ（組織型）が
　　　ありますか。 110

┃初期治療としての薬物療法┃

Q29　再発予防のための術前もしくは術後の薬物療法はどのように決めるので
　　　しょうか。 113
Q30　手術前の薬物療法について教えてください。 116
Q31　手術後の薬物療法について教えてください。 119
Q32　ホルモン療法（内分泌療法）は，どのくらいの期間続けたらよいのでしょうか。 123

┃放射線療法┃

Q33　放射線療法について教えてください。 125
Q34　乳房手術後の放射線療法は何のために行うのでしょうか。 128
Q35　乳房部分切除術後の放射線療法はどのように行われるのでしょうか。 130
Q36　乳房全切除術後の放射線療法はどのように行われるのでしょうか。 133
Q37　乳房手術後の放射線療法の際にみられる副作用はどのようなものですか。 135
Q38　手術後の放射線療法は術後どのくらいまでに受けたほうがよいのでしょうか。 138

初期治療後の診察と検査

Q39　手術後の経過観察はどのように受けたらよいでしょうか。 140

転移・再発の治療について

Q40　転移・再発とは，どのような状態なのでしょうか。 142
Q41　転移・再発の治療について教えてください。 144
Q42　転移・再発の薬物療法について教えてください。 147
Q43　局所領域再発（温存乳房内再発，乳房全切除術後胸壁再発，周囲の皮膚や
　　　リンパ節再発）の治療について教えてください。 153
Q44　骨転移について教えてください。 155
Q45　脳転移について教えてください。 159
Q46　転移・再発していることがわかりました。どのように気持ちを整理したら
　　　よいですか。 162

薬物療法に関連することについて

Q47 ホルモン療法薬(内分泌療法薬)の副作用とその予防法・対処法について教えてください。 ———— 164

Q48 抗がん薬(化学療法薬)・分子標的治療薬の副作用とその予防法・対処法について教えてください。 ———— 167

Q49 抗がん薬治療による脱毛などの外見の変化に備えて，どのような準備をしたらよいですか。 ———— 174

Q50 CVポートとはどのようなものでしょうか。 ———— 178

Q51 乳がんの薬物療法を行う際，どのようなときに歯科受診したほうがよいのでしょうか。 ———— 180

Q52 乳がんの診断や治療に遺伝子検査はどのように使われるのでしょうか。 ———— 181

若年者の乳がん・男性乳がんについて

Q53 AYA世代の乳がんについて教えてください。 ———— 184

Q54 妊娠中に乳がんと診断されました。治療や妊娠・出産についてどのように考えればよいでしょうか。 ———— 187

Q55 乳がんの治療は将来の妊娠や出産にどのような影響があるでしょうか。 ———— 191

Q56 男性乳がんと診断されました。治療法について教えてください。 ———— 195

療養上の諸問題について

Q57 治療中や治療後の生活の注意点を教えてください。 ———— 197

Q58 薬の飲み方について教えてください。 ———— 200

Q59 痛み止めの種類と使い方を教えてください。 ———— 204

Q60 生活習慣と乳がん再発リスクとの関連について ———— 209

60-1 肥満は乳がん再発リスクと関連がありますか。 ———— 209

60-2 脂肪の摂取は乳がん再発リスクと関連がありますか。 ———— 210

60-3 アルコール飲料の摂取は乳がん再発リスクと関連がありますか。 ———— 211

60-4 乳製品の摂取は乳がん再発リスクと関連がありますか。 ———— 211

60-5 食事によるイソフラボン摂取は乳がん再発リスクと関連がありますか。 ———— 212

60-6 喫煙は乳がん再発リスクを高めますか。 ———— 212

60-7 運動は乳がん再発予防に有効ですか。 ———— 213

60-8 不安や抑うつなどの心理社会的な要因は乳がん再発リスクと関連がありますか。 ———— 214

Q61 免疫療法，高濃度ビタミンC療法，健康食品などの補完代替医療は乳がんに対して効果がありますか。 ———— 215

乳がんの原因と予防について

Q62　食生活・生活習慣・持病と乳がん発症リスクについて：乳がん予防のために
　　　心がけたいこと ━━━━━━━━━━━━━━━━━━━━━━━━━━━━━━━━━━ 218
62-1　肥満は乳がん発症リスクと関連がありますか。 ━━━━━━━━━━━━━━━━━━ 218
62-2　アルコール飲料の摂取は乳がん発症リスクを高めますか。 ━━━━━━━━━━━ 219
62-3　大豆食品やイソフラボンの摂取は乳がん発症リスクと関連がありますか。 ━━━ 220
62-4　乳がんの予防のために健康食品やサプリメントを摂取することは勧められま
　　　すか。 ━━━━━━━━━━━━━━━━━━━━━━━━━━━━━━━━━━━━━━━ 221
62-5　乳製品の摂取は乳がん発症リスクを高めますか。 ━━━━━━━━━━━━━━━━━ 221
62-6　喫煙は乳がん発症リスクを高めますか。 ━━━━━━━━━━━━━━━━━━━━━━ 222
62-7　運動は乳がん発症予防に有効ですか。 ━━━━━━━━━━━━━━━━━━━━━━━ 223
62-8　ストレスや性格は乳がん発症リスクと関連がありますか。 ━━━━━━━━━━━ 224
62-9　糖尿病は乳がん発症リスクと関連がありますか。 ━━━━━━━━━━━━━━━━━ 225
Q63　ホルモン補充療法や経口避妊薬（ピル），低用量エストロゲン・プロゲスチン
　　　配合薬と乳がん発症リスクについて ━━━━━━━━━━━━━━━━━━━━━━━ 226
63-1　更年期障害の治療に用いられるホルモン補充療法は乳がん発症リスクと関連
　　　がありますか。 ━━━━━━━━━━━━━━━━━━━━━━━━━━━━━━━━━━ 226
63-2　経口避妊薬（ピル）や低用量エストロゲン・プロゲスチン配合薬は乳がん発症
　　　リスクと関連がありますか。 ━━━━━━━━━━━━━━━━━━━━━━━━━━━ 227
Q64　月経歴，妊娠・出産，および授乳歴は乳がん発症リスクと関連がありますか。 ━ 228
64-1　月経歴は乳がん発症リスクと関連がありますか。 ━━━━━━━━━━━━━━━━━ 228
64-2　妊娠・出産歴は乳がん発症リスクと関連がありますか。 ━━━━━━━━━━━━━ 229
64-3　授乳歴は乳がん発症リスクと関連がありますか。 ━━━━━━━━━━━━━━━━━ 230
Q65　乳がんと遺伝について ━━━━━━━━━━━━━━━━━━━━━━━━━━━━━━ 231
65-1　乳がんは遺伝しますか。 ━━━━━━━━━━━━━━━━━━━━━━━━━━━━━ 231
65-2　遺伝性乳がんが疑われる場合，どのような遺伝学的検査が行われますか。 ━━━ 234
65-3　*BRCA1*，*BRCA2*遺伝子に病的バリアントがみつかった場合には，どうしたら
　　　よいですか。 ━━━━━━━━━━━━━━━━━━━━━━━━━━━━━━━━━━━ 236

● 付1. 初期治療として使用される主な治療 ━━━━━━━━━━━━━━━━━━━━━━━ 240
● 付2. 転移・再発治療として使用される主な治療 ━━━━━━━━━━━━━━━━━━━━ 244
● 質問集 ━━━ 252
● あとがき ━━━━━━━━━━━━━━━━━━━━━━━━━━━━━━━━━━━━━━━ 266
● 索引 ━━ 267

『患者さんのための乳がん診療ガイドライン』とは？

診療ガイドライン委員会(2022年10月〜2024年9月) 委員長　山本 豊

　診療ガイドラインとは，平たくいえば，医療者が診療を行ううえでの「手引き」です。いろいろな種類の診療内容(診断や治療など)に対して，現在の標準治療(現在行える最善の治療)が示されています(標準治療の詳細についてはQ7をご参照ください)。

　本書は，最新の医療者向けの『乳癌診療ガイドライン2022年版』の要点をわかりやすく患者さん向けに解説したものです。この乳癌診療ガイドライン作成にあたっては，公益財団法人日本医療機能評価機構で作成されたMinds(medical information distribution service)診療ガイドライン作成マニュアル2020 ver.3.0に準拠しました。90名ほどの専門家が作成しており，診療内容の推奨の強さ(その診療内容を行うべきか，行ってもよいか，行うべきでないか等)を決める投票会議には医師，看護師，薬剤師などの医療関係者だけでなく患者さんの代表者にも参加していただき，偏りが少なく，多くの方に賛同いただける診療方法を推薦しています。

　本書の主な目的は，①患者さんにご自身の病気の理解を深めていただくこと，②患者さんが医師などの医療者と対等な立場でご自身の病気や治療方針について語り合う手助けとなること，③現在の最善の治療である標準治療を受ける機会を患者さんに失わせないことです。

　診断や治療に関する項目は，実際に日々乳がん患者さんを診療し，患者さんの悩みや苦悩を肌感覚で理解している医師を含む医療関係者および患者さんの代表者が執筆しております。記載内容は，患者さんが思っておられる乳がん診療での疑問についてお答えする形をとっており，乳がん診療全般をカバーするとともに専門性も維持された内容となっています。乳がん患者さん，および，そのご家族や友人のお気持ちに寄り添える一冊となるよう努めてきました。ぜひ手に取っていただき，皆様の乳がん診療の一助となること祈念しております。

本書の使い方

患者向けガイドライン小委員会 委員長　徳永えり子

　本書は，日本乳癌学会が発刊している医師向けの『乳癌診療ガイドライン』に記載されている内容から，患者さんやご家族の皆さんにぜひ知ってほしい内容をわかりやすく解説するとともに，乳がんと診断された後の日常生活において大切と思われる内容を網羅しています。

　医師向けの『乳癌診療ガイドライン』は2022年7月に4年ぶりに改訂版が発刊されました。医療は日進月歩であり，この4年の間に乳がんの診療にも大きな変化がありました。本書もこの間の変化をできるだけ取り入れました。

　乳がんの診療においては，検査から治療，経過観察に至るまで，さまざまな段階で多くの選択肢があります。それぞれの患者さんが最善の選択を行うことができるよう，医師はevidence based medicine（エビデンス ベイスド メディスン：根拠に基づく医療。以下，EBM）を行うことを心がけています。EBMでは，治験や臨床試験の結果から得られる科学的な根拠を大変重視しています。しかし，EBMとは本来，科学的根拠のみならず，医師の専門性や患者さん，ご家族の希望や価値観などを考え合わせて，一人ひとりの患者さんにとって，より良い医療を目指そうとするものです。その実現のためには，医師や医療スタッフと患者さん，ご家族とが情報を共有し，ともに考え，話し合いを重ねて決めていくshared decision making（シェアド ディシジョン メイキング：協働意思決定や共有意思決定といわれます。以下，SDM）が大切だと考えられるようになってきました。患者さんお一人おひとりが独自の価値観や社会的背景，家庭環境，経済状況，大切にしたいものなどをもっておられることでしょう。そのため，同じような病気の状況であっても，最善と思われる選択肢はそれぞれの患者さんで異なって当然なのです。医師と患者さん，ご家族とができるだけ対等な立場で話し合い，SDMを行うためには，医師の使う言葉をできるだけ正しく理解することが大切だと思われます。そのため，本書では医師向けの『乳癌診療ガイドライン』をできるだけわかりやすく解説することを心がけました。

　また，患者さんは1日の多くの時間を，患者さんとしてではなく，家や社会でのそれぞれの役割を果たしつつ過ごす生活者であることを，委員全員が共通認識としてもち，本書を作成しました。乳がんと診断された後，仕事とがん治療との両立は可能か，社会的，経済的な支援にはどのようなものがあるかなどに関しても記載を充実させました。また，実際に当事者の方々から寄せられた声をもとに作成された「質問集」は，診察の際に医師に何を聞けばより理解が深まるかという点で参考になると思います。

　本書を読むことで，乳がんに対する理解が深まり，本書をもとに患者さん，ご家族と医療者とのより良い対話が可能になれば幸いです。

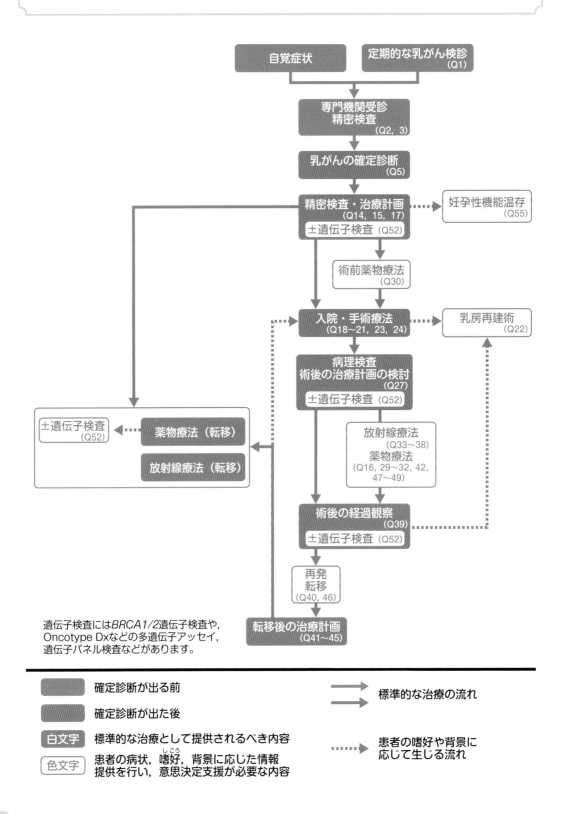

一般的な乳がん治療の流れの例

自覚症状 ／ 定期的な乳がん検診（Q1）

専門機関受診
精密検査
（Q2，3）

乳がんの確定診断
（Q5）

精密検査・治療計画
（Q14, 15, 17）
±遺伝子検査（Q52）

妊孕性機能温存
（Q55）

術前薬物療法
（Q30）

入院・手術療法
（Q18〜21，23，24）

乳房再建術
（Q22）

病理検査
術後の治療計画の検討
（Q27）
±遺伝子検査（Q52）

±遺伝子検査
（Q52）

薬物療法（転移）

放射線療法（転移）

放射線療法
（Q33〜38）
薬物療法
（Q16，29〜32，42，
47〜49）

術後の経過観察
（Q39）
±遺伝子検査（Q52）

再発
転移
（Q40, 46）

転移後の治療計画
（Q41〜45）

遺伝子検査には*BRCA1/2*遺伝子検査や，
Oncotype Dxなどの多遺伝子アッセイ，
遺伝子パネル検査などがあります。

確定診断が出る前

確定診断が出た後

白文字　標準的な治療として提供されるべき内容

色文字　患者の病状，嗜好，背景に応じた情報
　　　　提供を行い，意思決定支援が必要な内容

標準的な治療の流れ

患者の嗜好や背景に
応じて生じる流れ

Q & A

Q1 乳がん検診について教えてください。

A 乳がん検診は，乳がんによる死亡率の低減を目的として行われています。40歳から定期的にマンモグラフィによる乳がん検診（検診マンモグラフィ）を受けることが勧められますが，検診には利益と不利益があり，また，乳がんを100％発見できる検診方法はありません。ご自身が検診の効果と限界を理解して，乳がん検診を受けることが重要です。
日常生活においては，日頃から自分の乳房に関心を向ける生活習慣「ブレスト・アウェアネス」の実践を心がけることが推奨されています。

解説　▶ 乳がん検診の利益（メリット）と不利益（デメリット）

　乳がん検診の利益（メリット）である乳がん死亡率減少効果の科学的根拠が証明されているのはマンモグラフィ検診のみであり，対策型乳がん検診（住民検診）はマンモグラフィで行うことが原則です。不利益（デメリット）としては，偽陰性，偽陽性，過剰診断などが挙げられます。偽陰性とは，乳がんがあるにもかかわらず，検査で「異常なし」と判定されることです。しかし，どんなに優れた検査でも100％乳がんを発見できるわけではありません。マンモグラフィや乳房超音波検査，乳房MRIで発見できない乳がんもあります。偽陽性とは，乳がんがないにもかかわらず，検査で「精密検査が必要」と判定されることです。偽陽性の場合は，結果的に不必要な精密検査を受けることで，費用が増えたり，時間がかかったり，からだに負担をかけてしまうことになります。また，精密検査やその検査結果が判定されるまでの間に，不安などの心理的負担を受けることも不利益の一つと考えられます。過剰診断とは，その人の命を奪わない成長の極めて遅いがんまで乳がん検診でみつけてしまうことです。このようながんは，生涯症状が現れず命に影響しない可能性もあります。むしろ，みつけてしまうことで結果的に不要な治療を受けることとなり，受診者や国の医療財政に無駄な負担を与えることになるかもしれません。乳がん検診には上記のような利益と不利益がありますが，対策型検診（住民検診）として乳がん検診が行われているのは，集団としての利益が不利益を上回ることが確実だからです。検診マンモグラフィを実施している医療機関や行政は，検診マンモグラフィに関する利益と不利益を受診者に説明することが求められています。そして，受診者も，乳がん検診を受ける際には，利益ばかりではなく不利益もあることを十分に理解して検診マンモグラフィを受けることが重要です。

表1 対策型乳がん検診と任意型乳がん検診の違い

	対策型乳がん検診 （住民検診）	任意型乳がん検診 （人間ドック，職域検診など）
目的	国民全体の乳がん死亡リスクを下げる	個人の乳がん死亡リスクを下げる
概要	公共的な医療サービス	医療機関や職場などが任意で提供する医療サービス
検診対象者	定められた年齢の住民で基本的には40歳以上の女性	乳がん検診を希望する女性で基本的に年齢は問わない
検診費用	税金 （一部自己負担の場合もある）	全額自己負担 （職域検診では職場が一部負担）
利益と不利益のバランス	国民全体にとっての利益が不利益を上回ることで判断する	個人のレベルで判断する

検診マンモグラフィ

　乳がん検診の目的は乳がんで亡くなる人を減らすこと（死亡率減少効果）ですが，現在，この乳がん死亡率減少効果が明らかな検査方法は，検診マンモグラフィだけです。日本人女性の乳がんの好発年齢が45〜49歳と60〜64歳ですので，日本では40歳以上の女性に対して検診マンモグラフィが推奨されています。乳がん検診は，国の政策として税金を投入して市町村が提供する「対策型乳がん検診（住民検診）」と，それ以外の個人の価値観と自己責任で自費で受診する「任意型乳がん検診（人間ドック，職域検診など）」に大別されます **表1**。

高濃度乳房

　高濃度乳房は，乳房の構成（乳房内の乳腺と脂肪の割合）**図1**を表す言葉であり，病気ではありません。高濃度乳房の場合は，そうでない場合と比べると，乳がんがあってもマンモグラフィで発見されにくくなりますが，乳がんがまったく検出できないということではありません。また，現在のところ，高濃度乳房の方に強く勧められる追加検査はありません。高濃度乳房と乳がん発症リスクに関しては，日本人を対象としたデータはごく限られたものしかありません。欧米のデータによると，高濃度乳房の人は脂肪性乳房の人と比べると乳がんになる可能性がわずかに高くなると報告されていますが，ほかの乳がん発症リスク（家族や血縁者に乳がんの方がいる場合など）との相乗作用が問題であり，高濃度乳房であることのみで心配する必要はありません。高濃度乳房であるかどうかにかかわらず，定期的にご自身の乳房の変化を確認すること（ブレスト・アウェアネス）や，定期的に検診を受けること，そして，何か症状があれば，たとえ検診マンモグラフィで「異常なし」と判定されていても放置せず，できるだけ早く医療機関を受診することが大切です。

乳がん検診と年齢

　乳がん検診が推奨されるのは40歳以降の年代であり，39歳以下の女性には推奨

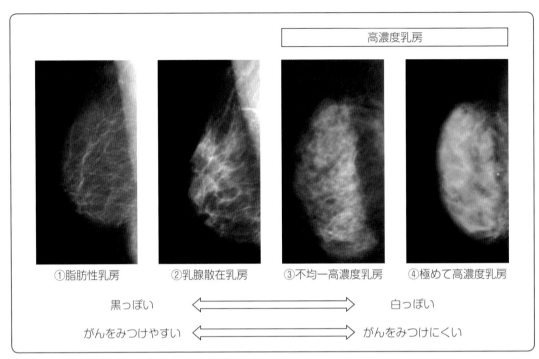

高濃度乳房

①脂肪性乳房　　②乳腺散在乳房　　③不均一高濃度乳房　　④極めて高濃度乳房

黒っぽい　　⟸⟹　　白っぽい

がんをみつけやすい　　⟸⟹　　がんをみつけにくい

図1　乳房の構成の種類（脂肪性乳房〜極めて高濃度乳房）

されません。その理由としては，死亡率低減の有効性が証明された検診方法がないことや，40歳以降と比較して乳がんの罹患率が低く，検診による不利益（偽陰性，偽陽性）が大きいことが挙げられます。もちろん個人として任意型の検診を受けることは許容されますが，利益と不利益とのバランスを十分理解して受診してください。

39歳以下でも，乳房のしこりや変形など乳房の変化に気づいたときは乳がんの可能性があるため，医療機関への受診が遅れてしまうことがないように気をつけてください。最近では，次項で紹介する「ブレスト・アウェアネス」を健康教育の一環として普及させることで，乳がん検診対象年齢以下の若年性乳がんの早期発見や，高濃度乳房に代表される乳がん検診の偽陰性対策となることが期待されています。

ブレスト・アウェアネス

自分の乳房の状態に日頃から関心をもち，乳房を意識して生活することを「ブレスト・アウェアネス」といい，これは乳がんの早期発見・診断・治療につながる，女性にとって非常に重要な生活習慣です。「ブレスト・アウェアネス」を身につけるために，以下の4つの項目を実践しましょう**図2**。

①自分の乳房の状態を知るために，日頃から自分の乳房を，見て，触って，感じる（乳房のセルフチェック）

②気をつけなければいけない乳房の変化を知る（しこりや血性の乳頭分泌など）

③上記②の乳房の変化を自覚したら，なるべく早く医療機関を受診する

④40歳になったら定期的に乳がん検診を受ける

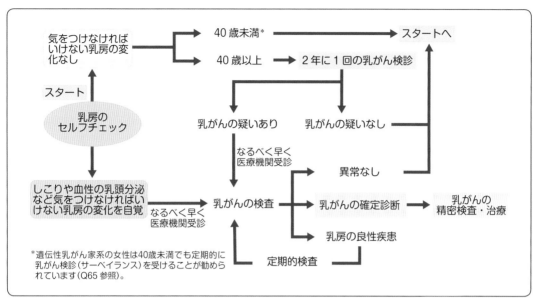

＊遺伝性乳がん家系の女性は40歳未満でも定期的に乳がん検診（サーベイランス）を受けることが勧められています（Q65 参照）。

図2 乳がんの早期発見・診断・治療につながるブレスト・アウェアネスの考え方

　入浴やシャワー，着替えのときなどに，気軽に自身の乳房の状態をセルフチェックしましょう。「ブレスト・アウェアネス」を心がけることで，自分の乳房に対する関心や意識が高まります。気をつけるべき乳房の変化としては，腫瘤（しこり），血性乳頭分泌（乳頭から茶色や赤色の分泌物が出る），乳頭乳輪部のびらん（ただれ），皮膚陥凹（ひ ふ かんおう）などに注意が必要です。そして変化があった場合にはすぐに医療機関を受診するなどの適切な行動をとることが重要です。また，乳房の変化を意識することで，乳がん検診を定期的に受ける動機付けになります。しかし，セルフチェックさえしていれば検診を受けなくてもよいというものではありません。日頃から自分の乳房に関心をもち，40歳以降では定期的な検診を受けることが重要です。特に，乳がん検診で精密検査の必要がないと判定された場合でも，しこりや血性の乳頭分泌など乳房の変化に気づいた場合には，放置せずに速やかに医療機関を受診することが重要です。

ブレスト・アウェアネスと自己触診の違い

　医療機関で行われる乳がん検診との対比として，個人で行う乳房チェックは「自己触診」として指導されてきました。自己触診はしこりを探す，診察する，診断するといった「検診行為」として位置付けられますが，医療機関の指導では，乳房の触り方やしこりの性状の理解など，技術や知識の習得が主体となるため，正確性や継続性に疑問があるとされています。これに対してブレスト・アウェアネスは，セルフチェックの方法には縛られずに日頃の乳房の状態を知る，意識することに重点を置く考え方で，乳がんの所見を知らなくても医療機関への受診行動につなぐことができる習慣を目的としています。

乳がんの診断はどのようにして行うのでしょうか。

A はじめに問診，視触診，マンモグラフィ，超音波検査が行われます。マンモグラフィや超音波検査での診断が困難な症例ではMRIも追加されることがあります。続いて細胞診や組織診を行うことで乳がんの確定診断となります。乳がんと診断された後に必要に応じてCTや骨シンチグラフィなどを追加し，病気の進行度を診断します。

解説

▶ 問　診

　問診は乳がんの診療のうえで大切な情報となります。月経の状況や出産・授乳の経験，家族でがんにかかった方の有無などの質問は，乳がんにかかりやすいかどうかを判断するために必要な情報です。しこりについては，いつ気づいたか，気づいてから大きさは変わらないか，月経の周期で大きさに変化はないか，痛みを伴うかなども大切な情報です。

▶ 視触診

　視触診とは，乳房を観察し，手で乳房やリンパ節の状態を検査するものです。乳房に変形がないか，乳頭に湿疹や分泌物がないかなどを観察します。また，乳房を直接触って，しこりの状態などを調べます。首やわきの下のリンパ節が腫れていないかどうかも触れてみます。触診では，しこりの場所，大きさ，硬さ，しこりの境目がはっきりしているかどうか，よく動くかなどを調べます。

▶ マンモグラフィ（☞Q1参照）

　マンモグラフィとは，乳房のX線撮影のことです。乳房をできるだけ引き出して，圧迫板という薄い板で乳房を挟み，おし広げて撮影します。そのために多少の痛みを伴うこともありますが，おし広げることで診断しやすい写真が撮影でき，かつ被曝量も減らすことができます。放射線の被曝量は自然界の放射線レベルと同じくらいの低さなので心配ありません。ただし，妊娠中あるいは授乳期などの方は本当に撮影する必要があるかどうか，医師とよくご相談ください。

　マンモグラフィでは，腫瘍や石灰化などが確認できます。腫瘍とは，マンモグラフィ上やや白くみえる塊で，良性のしこりであることも，がんであることもあります。石灰化とは，マンモグラフィ上，真っ白な砂粒のような影で，乳房の一部にカルシウムが沈着したものです。良性でも悪性でも石灰化は起こりますが，小さいも

のが一カ所にたくさん集まっている場合や特徴的な形や並び方をしている場合には悪性を疑うことになります。

超音波検査（エコー検査）

　乳房に超音波を当て，その反射波を利用して画像をつくります。超音波検査は乳房内にしこりがあるかどうかの診断に有効です。特に40歳未満の女性の場合，マンモグラフィではいわゆる高濃度乳房（乳腺の密度が濃い状態で，マンモグラフィでは白い部分が多い乳房）（☞Q1参照）になり，しこりがあるかどうかがわかりにくい場合があります。そのような場合でも，超音波検査ではしこりの診断をすることができます。そして，しこりの形や境目部分の性状などで，多くの場合，良性なのか悪性なのかを推測します。精密検査においては，マンモグラフィと超音波のどちらかでしか発見できない乳がんもあるため，通常両方の検査を行います。

その他の画像診断

　その他の画像診断としてMRI検査を行うことがあります。造影剤という検査用の薬を用いて検査を行います。MRI検査は，乳がんであると判明した場合に，その広がりを確認するために行うことが多いのですが，病変の診断が難しい場合などには，乳がんかそうでないかを判断するために行うことがあります。乳がんの診断がつき，進行した状況が疑われる場合などでは，必要に応じて，CTや骨シンチグラフィなどで進行度（病期）を調べます。

細胞診および組織診（針生検）など

　画像診断で良性か悪性かの区別がつかない病変やがんを疑った場合には，乳房に細い針を刺して細胞を採取する細胞診や，局所麻酔下でやや太い針を刺して組織を採取する組織診（針生検）などが必要になります。超音波検査やマンモグラフィで病変をとらえることができれば，その画像をみながら正確に細胞診や組織診を行うことが可能です。いずれも安全に行うことができますので，安心して受けてください。細胞診だけでは乳がんかどうかを断定することができない場合もありますので，細胞診を行っても最終的には組織診が実施されることもあります。細胞診や組織診（針生検）について，詳しくはQ3をご参照ください。

Q3　細胞や組織の検査はどのようなときに行われますか。

A　細胞や組織の検査（病理検査）は，乳房のしこりや分泌物などの原因がどのような病気によるものかを判断するために行われます。穿刺吸引細胞診や針生検（「コア針生検」や「吸引式乳房組織生検」）が含まれ，針生検で判断が難しい場合は外科的生検も検討されます。

解説　乳房のしこりや分泌物などの原因がどのような病気によるものかを判断するためには，多くの場合，症状の原因と思われるところの細胞や組織を取って詳しく調べる必要があります。組織とは，たくさんのさまざまな種類の細胞の集まりです。細胞を取って染色し顕微鏡で観察することを「細胞診」，組織を取って染色し顕微鏡で観察することを「組織診」と呼びます（☞Q27参照）。乳房の細胞診には，「穿刺吸引細胞診」「乳頭からの分泌物の細胞診」などがあります。また，症状の原因を調べるための組織診を「生検」と呼び，乳房の生検には，針を使って組織を採取する「針生検」と，小さな手術で組織を採取する「外科的生検」があります**図1**。

🚩 穿刺吸引細胞診

　穿刺吸引細胞診は細胞診の一種です。穿刺吸引細胞診では，病変部に直接細い針を刺して，注射器で吸い出した細胞を顕微鏡で観察します**図2**。多くの場合は局所麻酔なしで行われ，手で触れたり，超音波で病変を確認しながら針を刺します。検査時間は準備も含めて10分程度です。刺した部分に血腫（血の塊）ができること

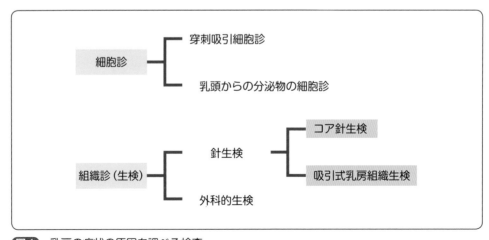

図1　乳房の症状の原因を調べる検査

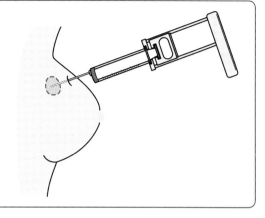

特　徴
- 針が細いので麻酔は不要
- 刺した部分に血腫（血の塊）ができることがある
- 患者さんのからだへの負担が少ない
- 診断の確定が難しいことがある

図2　穿刺吸引細胞診

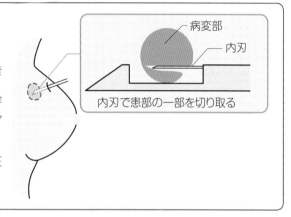

病変部
内刃
内刃で患部の一部を切り取る

特　徴
- 局所麻酔が必要
- 刺した部分に血腫（血の塊）ができることがある
- 患者さんのからだへの負担は，穿刺吸引細胞診に比較するとやや多い
- 入院の必要はない
- 穿刺吸引細胞診に比べて，より正確な診断が可能

図3　針生検

がありますが，重大な合併症はほとんど起こりません。患者さんのからだへの負担が少なく，簡便な検査法です。

🚩 針生検（組織診）

　針生検は症状の原因を調べるための組織診（生検）の一種です。針生検では，細胞診よりも太い針を病変部に刺し，その中に組織の一部を入れて，からだの外に取り出します。針が太いので局所麻酔が必要です。マンモグラフィや超音波で採取部位を確認しながら検査が行われます。

　針生検は，組織を採取するときに用いられる機械の種類によって，「コア針生検」と「吸引式乳房組織生検」に分けられます**図1**。コア針生検は，ばねの力を利用して組織を切り取る方法で，一度に採取できる組織は通常1本です**図3**。吸引式乳房組織生検は，吸引力も利用して組織を切り取る方法で，機種によりますが，一度に複数の組織を採取することができます。マンモグラフィや超音波検査など画像診断と併用して行います。このような特徴があるので，マンモグラフィで石灰化という所見だけが指摘され，触ってもしこりがわからず，超音波検査でも病変の部位が

はっきりしない場合には，マンモグラフィを用いた吸引式乳房組織生検が診断に有効です（☞Q1，2参照）。

針生検は，局所麻酔を用いて痛みを抑えて検査します。また，針を刺した部分に血腫（血の塊）ができることがありますが，血腫は自然に消えていきます。患者さんのからだへの負担は穿刺吸引細胞診に比較するとやや大きいですが，通常，入院の必要はありません。

なお，アスピリン（商品名 バイアスピリン，バファリン）やワルファリンカリウム（商品名 ワーファリン），クロピドグレル（商品名 プラビックス），エドキサバン（商品名 リクシアナ）などの抗血栓薬を飲んでいる場合では，検査数日前から内服を中止することがあります。

▶ 外科的生検（切除生検）

針生検で診断がつかない場合，外科的生検（切除生検）といって，病変の一部または全部を切除することにより，針生検よりも多くの組織を採取し，病理診断を行います。局所麻酔下で行う場合もあれば，全身麻酔下で行う場合もあります。針生検に比べると患者さんのからだへの負担は大きいですが，より正確な診断が可能となります。

▶ 穿刺吸引細胞診，針生検，外科的生検の比較

穿刺吸引細胞診や針生検により，多くの場合，異常がある部分の診断がつきます。しかし，まれに診断がつかない場合があります。例として 図4 に線維腺腫（☞Q4参照）の顕微鏡写真を示します。外科的生検（切除生検）では病変全体の組織像を観察できます 図4a 。針生検でも組織像は観察できますが，病変の一部しか観察でき

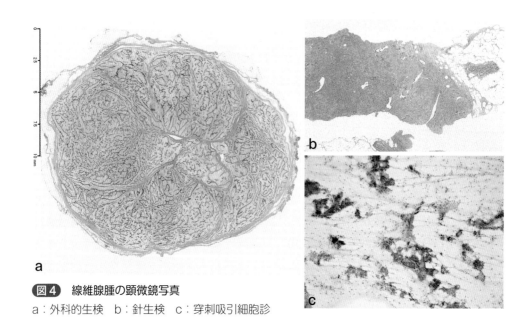

図4 線維腺腫の顕微鏡写真
a：外科的生検　b：針生検　c：穿刺吸引細胞診

ません 図4b 。一部から病変全体を推測して診断する必要があります。穿刺吸引細胞診では生検でみられる組織像とはまったく違う細胞像を観察して診断します 図4c 。穿刺吸引細胞診は，細胞像から病変全体の組織像を思い浮かべて診断します。

　患者さんのからだへの負担の大きさは外科的生検＞針生検＞穿刺吸引細胞診の順ですが，診断の正確さも外科的生検＞針生検＞穿刺吸引細胞診の順です。穿刺吸引細胞診や針生検で診断が確定できなかった場合には，その検査を再び行う，あるいは外科的生検などの他の方法を試みることになります。

乳房の症状，病気にはどのようなものがありますか。

Q4

A　自身の乳房を観察する際に気をつけてほしい症状としては，腫瘤（しこり），血性乳頭分泌，乳頭・乳輪部の皮膚の湿疹・びらん（ただれ），皮膚陥凹（くぼみ）などが挙げられます。これらの症状は乳がんだけではなく良性の乳腺疾患の可能性もあり，症状だけで乳がんか他の病気であるのか，区別が困難な場合があります。ご自分の乳房の異常や症状に気づいたときには，時期を逃さず医療機関で診察を受けることが重要です。

解説　🚩 **乳房の症状**

(1)乳房の腫瘤（しこり）

　乳房内に塊のように触れるものを「腫瘤（しこり）」といいます。自覚される乳房のしこりの多くは，乳がんとは関係のない良性の病変です。しこりとして触れる病態は，乳がん以外にも，乳腺の良性腫瘍，乳腺症，皮下脂肪の塊，皮膚の腫瘤や腫瘍などがあります。基本的に乳がんと一部の良性腫瘍以外は治療の必要はありませんが，自覚したしこりが良性なのか悪性なのかは触っただけでは判別できません。

(2)乳頭分泌

　乳頭から液状のものが出てくることを「乳頭分泌」といいます。授乳期には乳頭から乳汁が出ますが，授乳期以外でも乳頭分泌はまれなことではありません。特にさらっとした水のような漿液性，乳汁様などの分泌が多孔性（乳頭部の複数の穴から分泌が起こること）にみられる場合は次ページ(4)の乳腺症に伴って起こる症状であることが多く，ほとんど問題はありません。

　単孔性（乳頭部の1つの穴から分泌が起こること）の血性乳頭分泌（血液の混じった分泌物）がみられた場合には，乳腺良性疾患の一種である乳管過形成や乳頭腫である確率が高いですが，乳がんが隠れている可能性もあるので詳細な検査が必要になります。

(3)乳頭部の湿疹・びらん

　乳頭や乳輪の皮膚に湿疹のような症状が出現し，なかなか改善しない場合，パジェット病という特殊なタイプの乳がんの可能性があります。ただれて出血することもあります。難治性の湿疹は自己判断せずに医療機関を受診してください。

(4)皮膚陥凹，変形

　乳房の左右差を鏡に映して観察することも大切です。その際に左右の乳房の大きさ，皮膚の色，皮膚や乳頭の凹み，形の変形の有無をチェックしてください。過去

に受けた乳腺の手術痕や外傷で変形することもありますが，特別な原因がない状況で新しく出現する凹みや変形は乳がんを否定できない病変の可能性があります。

■ 乳房によくみられる病気，状態

以下に，乳がん以外の乳房にできる主な病気，状態について解説します。

(1)乳腺線維腺腫

乳腺線維腺腫とは，乳房の代表的な良性腫瘍で，10歳代後半から40歳代の人に多く起こります。ころころとしたしこりで，触るとよく動きます。マンモグラフィや超音波検査などの画像検査や針生検などで線維腺腫と診断された場合は，特別な治療は必要なく，乳がんの発症とも関係はありません。閉経後には徐々に縮小してしまうことが多いのですが，しこりが急速に大きくなる場合は，摘出することもあります。

(2)葉状腫瘍

初期のものは線維腺腫に似ているものの，急速に大きくなることが多いのが特徴です。ほとんど良性ですが，なかには良性と悪性の中間のものや，悪性のものもあります。治療の原則は手術による腫瘍の完全摘出です。葉状腫瘍は腫瘍のみをくり抜いて摘出するだけでは非常に再発しやすいので，腫瘍の周りに少し正常組織をつけて，腫瘍をくるむように確実に摘出します。乳房全体を占めるほど大きな腫瘍では，乳房全切除術が必要になります。この場合，同時乳房再建術は保険診療で行うことが可能です。針生検の検査結果だけでは乳腺線維腺腫と区別がつかないこともあるので，臨床経過から葉状腫瘍が疑われる場合は摘出が勧められます。

(3)乳腺炎

乳腺炎とは，乳汁のうっ滞（滞り）や細菌感染によって起こる乳房の炎症で，赤く腫れたり，痛み，うみ（膿），しこりなどの症状がみられます。特に授乳期には，母乳が乳房内にたまり炎症を起こす，うっ滞性乳腺炎が多くみられます。乳頭から細菌が侵入すると化膿性乳腺炎となって，うみが出るようになります。症状を改善させるために，皮膚を切開して，うみを出しやすくする処置が行われることがあります。一方，授乳期以外に，乳房の広い範囲に乳腺炎が起こることもあります。原因はよくわかっていませんが，乳房の中にたまった分泌液にリンパ球などが反応して起こるのではないかと考えられています。また，乳輪下にうみがたまることがあります（乳輪下膿瘍といいます）。これは陥没乳頭の人や喫煙者に起こりやすく，治りにくい乳腺炎で，手術が必要になる場合があります。これらの乳腺炎は乳がんの発症とは直接関係ありません。ただし，痛みがないのに乳房が腫れる場合は，炎症性乳がんといって，炎症症状を呈する，まれな乳がんであることがありますので，このような場合にはためらわずに医療機関を受診してください。

(4)乳腺症（病理学用語）

いわゆる乳腺症は，30〜40歳代の女性に多くみられる乳腺のさまざまな良性変化をひとくくりにして呼ぶときの総称です。病理学的には，乳腺の良性変化には，

囊胞，乳管内乳頭腫，腺症など，さまざまな病態が含まれており，それが乳腺の一部に集まるとしこりとして触知することがあります。しこり以外の症状としては，硬結（しこりではないが，限局した硬い部分），疼痛（乳房痛），異常乳頭分泌が挙げられます。乳腺症には，主として卵巣から分泌されるエストロゲンとプロゲステロンというホルモンがかかわっており，閉経後に卵巣機能が低下すると，多くの場合，これらの症状は自然に消失します。

　硬結は，片側あるいは両側の乳房に，大きさがふぞろいの境界不明瞭な平らで硬いしこりとして触れることが多く，月経前に増大し，月経後に縮小します。硬結部は何もしないでも痛むか，押さえると痛むことが多く，この痛みも月経周期と連動します。月経周期と連動するしこりや痛みはあまり心配する必要はありませんが，月経周期に関係のないしこりに気づいたら，まずは近くの医療機関を受診してください。

　以上のように，乳房にはしこりをはじめ，さまざまな症状がみられる場合があります。症状のみで病名を確定することは難しいことが多く，乳房のしこりなどの症状や異常を自覚した際には，医療機関で診察を受け，病名が確定した後に治療の要否を判断することが大切です（☞Q1参照）。

Q5 乳がんと診断されました。これから治療を受けるのに，どうしたらよいでしょうか。

A 乳がんと診断されたら，早く治療を受けたいと希望されると思いますが，あせらずに，落ち着いて治療方針を検討しましょう。まずは，医師の説明をよく聞いて，ご自身の乳がんの状態や性質を知り，これからの検査や治療の内容や進め方を話し合うことが大切です。

解説

乳がんと診断されたとき

乳がんと診断されると，急いで治療を開始しないと乳がんが広がってしまうのではないかと心配されることもあると思います。しかし，1cmの乳がんのしこりの中には約10億個もの乳がん細胞が含まれており，乳房の中に1個のがん細胞が生じてから1cmのしこりになるまでに，おそらく何年もの時間が経っていると考えられています。乳がんと診断されたときには，それぞれの患者さんに最も適した治療を選択するためにも，乳がんの広がりや進行度，性質を正しく評価することが大切です。乳がんと診断されても，あせらずに，落ち着いて治療方針を検討しましょう。そのためにも医師の説明をよく聞き，これからの検査や治療の内容や進め方を話し合うことが大切です。

乳がんと診断されて治療を受ける病院を紹介されたとき

クリニックや検診機関で乳がんと診断されると，医師は，治療を受ける病院の候補と，その病院でどのような治療を受けることが可能かを説明してくれます。紹介状や検査の資料を受け取り，予約方法も聞いておくとよいでしょう。自宅に近い場所，勤務先に近い場所など，これからの通院のことも考えて，治療を受ける病院について医師にあなたの希望を伝え，一緒に考えてもらいましょう。

紹介された病院を受診したとき

問診では，今までに受けた乳がん検診の経過や近親者のがんの有無，治療中の病気の有無や服薬状況などが質問されます。また，診断を受けたクリニックや検診機関でどのような検査を受けたか・検査結果をどのように聞いているかなどの質問もあります。

診察室で初対面の医師と話をするのは緊張するかもしれません。医師は，これからどのような検査を行うか，治療をどのように決めていくか，治療にかかる期間や，入院時期の目安などを説明します。メモを取りながら話を聞いて構いません。一人

では不安な方は，家族や親しい知人と一緒に話を聞くとよいでしょう。

医師の説明を理解するために

　医師が使う専門用語は，一般には馴染みのないものです。わからない言葉が出てきたときには遠慮せず，すぐにその場で質問し，わからないままにしておかないようにしましょう。医師に直接確認できない場合には，看護師や薬剤師など医療スタッフに尋ねることもできます。病院には医師だけではなく，患者さんをサポートする大勢のスタッフがいますので，遠慮せず相談や質問をしてみましょう。一人で説明を受けるのが不安な方は，ご家族や友人など信頼がおける人と一緒に医師の話を聞くとよいでしょう。話の内容を理解するうえでも，気持ちの整理をするうえでも，心強いものです。また，録音したいときには，事前に申し出て許可を取るのがマナーです。

　この『患者さんのための乳がん診療ガイドライン』も医師の説明を理解するうえで役に立つと思います。また，医療スタッフと話をするときに本書を持って行き，活用するのもよいでしょう。

治療を受ける病院を自分で決めるとき

　クリニックや検診機関で提案された病院以外で，ご自身で病院を決めるときは，「乳腺外科」「乳腺科」「乳腺センター」などの診療科が目安になります。病院の案内にこのような科が掲載されていなくても，中規模以上の病院には，乳がん治療を専門にしている医師がいる場合が多いので，問い合わせてみてください。日本乳癌学会が認定している乳腺専門医のいる医療機関は，日本乳癌学会のホームページにも掲載されています（https://www.jbcs.gr.jp/modules/elearning/index.php?content_id=6）。また，国立がん研究センターがん情報サービスでも，病院を探すことができます。がん情報サービスから病院のホームページにアクセスをしたり，病気の情報を得ることもできますので，活用してみてください（https://ganjoho.jp/public/index.html）。

　通院に要する時間や交通手段，ご高齢の場合には同伴する家族の都合なども検討して，病院を決めるとよいでしょう。

Q6 治療を決めるときにはどのようなことに気をつければよいでしょうか。

A どのような治療を受けるかを決めるのに必要な情報（治療の目的，内容，効果，リスク，時間や費用など）について詳しい説明を受け，患者さんご自身の希望を伝え，医師の考えや勧めも聞いて，ともに話し合い，納得したうえで方針を決めてください。

解説

医療スタッフとの上手なコミュニケーションのとり方

治療をうまく進めていくには，患者さんと医療スタッフが十分コミュニケーションをとり，良好な信頼関係を築くことがとても大切です。また，どのような治療を受けるかを決めるときには，自分の病気の状況や治療の目的，治療内容，効果，リスク（治療を受けなかったときのリスクや治療に伴うリスク），時間や費用などを十分に理解することが必要です。限られた診察時間の中で，医師の説明内容を十分に理解するためには，患者さんも診察を受ける前に聞きたいことを簡潔にまとめ，あらかじめいくつかに絞って質問するといいでしょう。一度にすべてを理解することは難しいので，何回か，情報を小分けにして質問をしてみてもよいでしょう。

治療を考えるときに必要なこと

乳がんの治療は，乳がんの進行度や性質に合わせて，手術，薬物療法，放射線療法などを組み合わせて行います。ご自身にとって最善の治療がどのようなものかは，ご本人と医師がじっくり話し合って決めていきます。ほとんどの患者さんにとって治療は初めての体験です。乳がんと診断されて間もない状態で，これからの治療がどのようなものになるのかを想像することは難しいと思われます。治療方針を決める際には，あせらず時間をかけて，納得のいくまで検討してください。乳がんを経験した方の話を聞くのも参考になります。

インフォームド・コンセントとは

患者さんが検査や治療について医師から必要な説明を十分に受け，理解したうえで同意することを「インフォームド・コンセント」といいます。

医師には，患者さんの希望や価値観，家族の状況や社会背景などを十分考慮したうえで，患者さんにとって最善の方法を提案することが求められます。そのために，患者さん自身は，「自分にとって一番大切なことは何か，どういう生活をしたいのか」といった自分の希望や意思を伝えることが大切です。また，病気にかかわるこ

とだけでなく，生活状況（例：仕事は続けたい，趣味は続けられるのか，親や子どもにはどう接したらよいのかなど）や価値観（大切にしたいことや，嫌なこと），その他の事情なども，治療を決めるうえで大切なことですので，ためらわずに伝えてください。将来，子どもをもつことを希望している方は，治療前に医師に伝えましょう。「インフォームド・コンセント」の主体はあくまでも患者さん自身です。検査や治療について十分に理解し，納得して同意できるように，説明内容がわかりにくい場合には，遠慮せずに担当医に伝えてください。治療法選択に必要なさまざまな情報を担当医と患者さんやご家族が共有し，最善の治療は何か，ということをともに話し合って決めていく過程（shared decision making ＝協働意思決定や共有意思決定といわれます）が，納得して治療を受けるには大切です。

■ 適切に情報を集める

　治療方針について検討する際には，自分自身の病気の特徴や治療について知ることがとても役に立ちます。基本的な情報がわかりやすくまとまっているのは「国立がん研究センターがん情報サービス」です（https://ganjoho.jp/public/index.html）。あなたの地域にある病院で何件ぐらい治療をしているのかなどの基本的な情報や，治療に関する小冊子も無料でみることができます。また，このガイドラインを発行している日本乳癌学会のホームページ（https://www.jbcs.gr.jp/）も参考にしてみてください。

　本書は，患者さんが病気や検査の内容を理解したり，治療を選択したりするときに参考にしてもらうという目的で書かれています。乳がんの診断や治療について，他の本やインターネット上にも多くの情報があります。ただし，それらの情報は玉石混淆であり，不確かな情報や間違った情報，時代遅れの情報も非常に多く載っていますので，注意してください。特に，代替治療や標準的とはいえない治療について，「○○を飲んだらがんがみるみる小さくなった」とか「△△療法でがんが消えた」といった内容が，しかるべき第三者のチェックを受けることなしに載っていることがあります。また，「××大学の医師，□□がんセンターの医師」が載せていることもあります。病気に少しでもよいというものがあれば試してみたいという気持ちはどなたもおもちだと思いますが，これらの情報に振り回されると，健康や時間，お金といった大事なものを失いかねませんので，気をつけてください。気になる情報があったら，担当医に直接確認してみるのもいいと思います。特に，「広告」サイトには不正確な情報が含まれている場合がありますので，閲覧する際には注意をしましょう。

■ 標準治療とは何かを知る

　標準治療とは「多くの臨床試験の結果をもとに検討がなされ，専門家の間で合意が得られている最善の治療法」という意味です（☞Q7参照）。ご自身の状況を把握したうえで，標準治療が何かを知っておくことは治療法を決定するうえでとても大

事なことです。本書では，それぞれの人にとっての「標準治療」が何かがわかるように解説していますので，これらを参考に担当医とよく相談してください。国民皆保険制度が整っている日本では，幸いなことに，多くの標準治療が保険診療で受けることができます。インターネットで情報を探したり，担当医以外の人から何らかの治療を提案されたときには，それが保険診療なのかどうかで判断するのも，標準治療を見分ける一つの手段ですが，やはり担当医とよく話し合うことが大切です。

担当医と話して納得がいかないときや，ほかの医師の意見を聞きたいときは，セカンドオピニオンを聞きに行くのもよいでしょう。

セカンドオピニオンについて

セカンドオピニオンを直訳すると「第二の意見」です。つまり，担当医の意見が第一の意見であるのに対し，他の医師の意見を「セカンドオピニオン」と呼びます。セカンドオピニオンを聞くことは，担当医から提示された診療内容を信じないとか，担当医を見限る，あるいは他の医療機関に移ることを意味するものではありません。セカンドオピニオンを聞くのは，①乳がんという診断を確認したい場合，②初期治療を受ける際，手術，放射線療法，術前化学療法，術後化学療法など，どのような選択肢があるかを知りたい場合，③転移・再発したときに，治療法や使用できる薬剤の種類などを知りたい場合，④臨床試験について知りたい場合，などがあります。まずは，なぜ，セカンドオピニオンを聞きに行きたいのか，自分の気持ちを整理しましょう。はっきりした理由もなく，セカンドオピニオンを聞きに行くこと自体が目的となってしまわないようにしましょう。

すべての患者さんがセカンドオピニオンを聞きに行ったほうがよいわけではありません。担当医の説明を聞き，自分で納得できればそれで十分である場合が多いでしょう。乳がん診療を専門とする医療機関の多くは，グループ診療を行っており，一人ひとりの患者さんの診療方針をよく話し合い，標準治療を提供しています。担当医の説明を聞いても理解しにくい場合には，その旨を担当医に伝え，もう少しわかりやすく説明してもらいましょう。それでもなお，説明が理解できない，納得できないというようなときや，他の医師の意見も聞いてみたいときには，セカンドオピニオンを聞きに行きたいと担当医に伝えましょう。

セカンドオピニオン外来の受診の仕方は医療機関によって異なりますので，受診を希望する医療機関に事前に確認することをお勧めします。セカンドオピニオン外来は，基本的に公的医療保険が適用されない自費診療で，病院によって費用が異なっています。また，最近では，オンラインでセカンドオピニオンを受けることができる場合がありますので，医療機関のホームページでご確認ください。

聞くべきこと，質問の仕方

患者さんの中には，「医師に質問したいことはたくさんあるのだけど，何をどう聞いていいかわからない」という人も多くいます。まずは医師の話をしっかり聞き，

説明が十分でないと感じたり，理解しにくかった場合には，遠慮なく確認してみましょう。必要に応じて，下記のような質問をしてみるとわかりやすいかもしれません。

- 私の病状（病気の広がりや手術ができるかどうかなど）はどのようなものですか
- 治療の内容と目的（再発の予防，症状の緩和など）は何ですか
- その治療のリスク（副作用，手術後の後遺症など）にはどのようなものがありますか
- その治療を受けると，どんな良いこと（再発の可能性が低くなる，症状が軽くなるなど）がありますか
- 日常生活は制限されますか（どのくらいの程度，どのくらいの期間，入院か外来か，仕事を休む必要はあるかなど）
- 他の治療にはどのようなものがありますか。それぞれの利点・欠点や，費用を比べてみるとどうですか
- その治療を受けないと，どうなりますか
- 私の希望（再発の可能性はできるだけ少なくしたい，胸の開いた洋服を着たいなど）に合った治療は何ですか

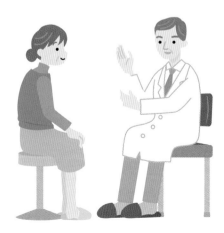

Q7 標準治療とは何ですか。

A 「標準治療」とは，多くの臨床試験の結果をもとに専門家が集まって検討を行い，専門家の間で最善であるとコンセンサス（合意）の得られている治療法のことをいいます。乳がんの標準治療は一つとは限らず，状況に応じてさまざまな選択肢があります。一人ひとりの患者さんで最適な治療法は，乳がんの進行の度合い，乳がんの性質，患者さんの状態や意向などによって異なります。ご自身にとって最善の治療を受けるためには，まず自分の乳がんについて正しく理解すること，自分の乳がんに対する標準治療が何であるかを知っておくことが重要です。

解説

▶ 標準治療とはどのような治療ですか

　乳がんの治療には，外科療法（手術など），薬物療法（ホルモン療法や分子標的治療，抗がん薬など），放射線療法などがあります。実際に個々の患者さんで治療方針を決める際は，それらの中から適切な治療を組み合わせて決めていきます。乳がんに関して，基礎医学の研究や臨床試験といわれる患者さんが参加する研究が多く行われています。こうした研究の進歩により，乳がんは一人ひとりの患者さんで性質が異なり，最適な治療法もそれぞれ異なるということがわかってきました。そして，専門家が世界中の研究の成果を集めて，有効性と安全性を確認し，現時点で最善の治療として合意したものが「標準治療」です。標準治療は，一つだけとは限らず，複数の治療法が示される場合もあります。

　「標準」治療というと「並みの」治療でしかないのではないかと誤解される方もおられるかもしれませんが，標準治療は「現時点で，患者さんに最も効果が期待でき，安全性も確認された，最善の治療」ということをご理解ください。

▶ マスコミなどで「最先端の治療」とされる治療と標準治療ではどちらが良いのですか

　標準治療のほうが良い治療といえます。マスコミなどで「最先端の治療」という言葉を目にすることもあると思います。より良い治療を受けたいと思われることは当然のことですが，「最先端の治療」と「最善の治療」は異なります。新しい治療方法の開発には，まずは薬の候補となる物質や仕組みを探すことから始まります。可能性がありそうなものの場合には，細胞やネズミなどの実験動物を使って実験をします。この結果から，人への応用ができそうなことがわかったら，臨床試験によっ

て安全性と効果を確認します。最初は，少数の人を対象にスタートをし，だんだんと患者さんの数や調べる内容を増やしてどんな人に効果があるのか，副作用は許容できる範囲のものなのかなどを調べていきます（☞Q8参照）。新聞やメディアなどで宣伝される「最先端の治療」といわれるものの中には，実験段階のもの（例えば，実際の患者さんに投与されたことがないか，ほとんどない）が多々混じっています。本当に有効であるといえるか，安全であるといえるかの評価が定まっていないことがあるので，注意が必要です。薬の開発は長い時間と，たくさんの人の関わりがあって実現するものです。「最先端」という言葉に惑わされず，担当医とよく相談し，治療を決めていきましょう。薬の開発の歴史やお話については，日本製薬工業協会ホームページの「くすりの情報Q&A」に掲載されています。歴史などの読み物だけではなく，服薬の注意事項など，知っておきたい基本的な事項もたくさん掲載されていますので，一度目を通しておくとよいでしょう。

▶ 標準治療はどのようにして決まるのですか。また，標準治療とガイドラインの関係を教えてください

　乳がんの分野では数多くの臨床試験が全世界で行われており，毎年国内外で開催される学会で多くの研究結果が報告されています。これらの最新情報をもとに専門家が集まって討議し，その時点で最善であるとコンセンサス（合意）の得られた治療法が「標準治療」となります。そして，それらの合意事項をまとめたものが「ガイドライン（治療指針）」です。日本では，日本乳癌学会が医療スタッフ向けの診療ガイドラインを作成しています。薬物療法，外科療法，放射線療法を扱った「治療編」と，疫学・予防，検診・画像診断，病理診断を扱った「疫学・診断編」の2冊が出版されています。「標準治療」は新しい治療法・より良い治療法が確立されるごとにアップデートされるため，ガイドラインも定期的に改訂されています。この『患者さんのための乳がん診療ガイドライン』も，日本乳癌学会の医療スタッフ向けガイドラインの作成に従事した専門家と看護師，薬剤師，患者さんの代表が集まり，最新情報をもとに標準治療をわかりやすく解説するために編集されたものです。

▶ 最善の治療を受けるコツは何ですか

　患者さんの中には最新治療を自分自身で調べ，納得したうえで治療法を決めたいという人もいます。一方，いろいろと調べてもよくわからないし不安になるだけなので，ある程度担当医に任せて決めてほしいという方もいます。どちらが正しくて，どちらが間違いというわけではありません。大切なことは，最終的に自分で納得したうえで治療を受けることです。そのためには，担当医とよく話し合い，お互いに納得することがとても大切です。そして，よく話し合うためには，担当医との信頼関係，良好なコミュニケーションとともに，いまの自分に対する標準治療が何であるのかを，ある程度理解しておくことも大切です（☞Q6参照）。

■参考になるサイト
・日本製薬工業協会ホームページ
　－くすりの情報Q&A
　　https://www.jpma.or.jp/about_medicine/guide/med_qa/index.html
　－新薬開発ステップ
　　https://www.jpma.or.jp/junior/kusurilabo/development/index.html

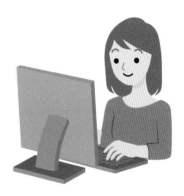

Q8 臨床試験とは何ですか。

A 臨床試験は，新しい治療方法の有効性や安全性を，実際に患者さんに協力していただいて確かめるものです。検討される新しい治療方法が，現時点で標準治療に比較してより良いものであるかはわかっていませんが，臨床試験で得られたデータは医療の発展や将来の患者さんのために役立ちます。臨床試験に参加する患者さんが得られる利益（メリット）や起こり得るリスクは，それぞれの試験の内容によって大きく異なりますので，十分に説明を受けて，納得して参加しましょう。参加するかどうかは患者さんの自由であり，いったん参加されたあと，いつ参加を取りやめても不利益はありません。

解説

▶ 臨床試験とは何ですか，なぜ必要なのでしょうか

　臨床試験の目的は，新しく開発された薬や新しく考案された治療法が実際に「人の病気にどれくらい効くか」，「副作用はどの程度なのか」を調べることです。本当に患者さんに有益な治療法かどうかは，きちんとした臨床試験を行って結果を評価しない限り判断できません。臨床試験をせずに薬や治療法が世に出てしまうと，思いもかけない副作用で大勢の人が被害を受けたり，効かない薬や治療法にたくさんのお金を使ったりすることになります。

　現在，標準治療とされている治療法や，使われている薬は，過去に慎重に臨床試験を行ってきたことで確立してきたものです。例えば，乳がんに対する乳房温存療法（乳房部分切除術＋放射線療法）は，それまでに行っていた乳房全切除術に比較して術後の生存期間には変わりがないことが，多くの患者さんの参加と長期間に及ぶ臨床試験で示され，標準治療となりました。また，手術後のホルモン療法薬の服用期間は2年よりも5年，5年よりも10年のほうが再発リスクを減らすことができるということが，世界中でたくさんの患者さんが臨床試験に参加してくれたおかげでわかってきました。より良い治療方法の開発には，多くの患者さんの協力と長い年月をかけた評価が重要であり，現在の標準治療は過去の患者さんからもらった恩恵といえます。将来の患者さんに医療の進歩を届けるために，臨床試験は不可欠です。

▶ 臨床試験はどのように実施しますか

　臨床試験には，参加してくださる患者さんが不当に大きな被害を受けたりしないように，そして科学的に信頼できる結果が得られるように，さまざまなルール（法律としては「医薬品，医療機器等の品質，有効性及び安全性の確保等に関する法律」と

「臨床研究法」，ガイドラインとしては「人を対象とする生命医学・医学系研究に関する倫理指針」など）が設けられています。試験はこれらを守りながら実施します。

臨床試験には，大きく分けて，①企業や研究者が，厚生労働省から新たに薬・医療機器としての承認を得ることを目的として行う「治験」と呼ばれる試験と，②医師・研究者が中心となって薬物療法，手術，放射線療法などを組み合わせて，より良い治療法を開発するための臨床試験があります。

臨床試験に参加することで良いことはありますか

臨床試験の内容によって，参加する患者さんが得られるかもしれないメリットや起こり得るリスクはさまざまです。例えば，薬剤の治験では，市販前の薬を使うので，その薬が良いものであった場合には早く使えるメリットや，場合によっては薬剤や検査の費用が無償で提供されるメリットがあります。しかし，第Ⅰ相試験と呼ばれる臨床試験のように，まだ人での使用経験がまったくない，あるいは，ほとんどない段階の臨床試験の場合では，期待される効果が得られないか，予期しない副作用が出る可能性もあります。

また，すでに市販されている何種類かの抗がん薬を組み合わせた治療法を検討する臨床試験もあります。それぞれの薬の効果や副作用についてはデータが揃っていても，薬を組み合わせることによっては，より大きな効果が得られる可能性，あるいは副作用が多くなる可能性もあるため，臨床試験で慎重に評価する必要があります。このように臨床試験は，がん医療の発展に大変重要であり，患者さんが臨床試験へ参加するということは，より良い治療法の開発に協力いただくということになります。

臨床試験には誰でも参加できるのですか

臨床試験にはそれぞれ目的があり，その試験ごとに適格基準といって，参加するための条件が設けられています。適格基準には，例えば，年齢，がんの状態やタイプ，これまでに受けた治療，現在治療中の他の病気や飲んでいる薬，その他の健康状態などがあります。その条件に合わない場合には試験に参加することはできません。また，臨床試験ごとに実施する病院も決められています。かかっている病院がその臨床試験に参加していない場合もあります。臨床試験への参加を考えてみたい場合には，まずは担当医に相談をしてみましょう。

現在行われている臨床試験の情報を完全に網羅しているものはありませんが，どのような臨床試験が現在行われているかご自分で調べたい方は，以下のサイトが参考になるでしょう。

■参考になるサイト
・国立保健医療科学院の臨床研究情報ポータルサイト　https://rctportal.niph.go.jp/
・国立がん研究センターがん情報サービス（がんの臨床試験を探す）
https://ganjoho.jp/public/dia_tre/clinical_trial/search2.html

🚩 臨床試験への参加を提案されたときに確認すること

担当医から臨床試験への参加を提案された場合は，どのような段階の試験か，目的や方法，利益（メリット）やリスクなどについて詳しく話を聞いてみましょう。臨床試験への参加は強制ではありません。患者さんの自由意思に基づくものです。断ったら担当医と気まずくなるとか，今後病院で診てもらえないということはありません。また，参加した場合でも，理由にかかわらず途中で参加を取り止めることができます。臨床試験について理解し納得して「参加してみよう」と思われたときに参加しましょう。臨床試験の説明を受ける際には，下記のような内容を含む詳しい説明文書がもらえます。臨床試験コーディネーターと呼ばれる専門の人がいる場合が多いので，わからないことがあれば，相談するとよいでしょう。

- 臨床試験の目的
- どのようなところが研究的な部分なのか（市販前の薬か，すでに乳がんでの有効性が確かめられているかなど）
- 具体的な内容（どのような薬をどのくらいの期間か，入院か外来かなど）
- メリットやデメリット・リスク（副作用など）
- コストや負担（費用や通院・検査のスケジュールなど）
- 試験に参加しないときの治療

コラム　「PPI（ピーピーアイ）」をご存じですか？

医学研究や臨床試験に患者さんや市民の声を研究に取り入れて，より良い臨床試験を実施していこうという取り組みが始まっています。こうした取り組みを「PPI（ピーピーアイ）」と呼んでいます。PPIは，Patient & Public Involvementの頭文字をつないだ略語で，「患者・市民参画（参加）」と日本語に訳されています。

PPIを進めることによって，患者さんなどにとってより役に立つ研究成果を導き出すことや，医学研究・臨床試験がスムーズに進むこと，また，参加する患者さん（被験者）のさまざまなリスクを下げたり，患者としての権利を守ることができると期待されています。いま皆さんが読んでいるこのガイドラインも，パブリックコメントや読者カードなどを通じ，患者さんや市民の声を取り入れる仕組みが用意されており，PPIの一つと考えることもできます。臨床試験へのPPIについては，国立研究開発法人 日本医療研究開発機構（AMED）が出している「患者・市民参画（PPI）ガイドブック」にはもっと詳しい情報や，実際に参加した患者さんの体験談なども掲載されていますので興味のある方はご参照ください。

・AMED：研究への患者・市民参画（PPI）　https://www.amed.go.jp/ppi/

Q9 乳がんと診断されて不安です。どうしたらよいでしょうか。

A 乳がんと診断された時点から治療が進む中で，患者さんとそのご家族はさまざまな不安を抱え，それが生活に影響を与えることもあります。
不安の多くは正常な心の反応です。誰かに聞いてもらえることで軽くなることもありますので，一人で抱え込まず，医療スタッフやご家族など周囲の人や，患者会などに話してみましょう。不安の程度が強い場合は，心の専門家に相談することをためらわないようにしましょう。

解説

乳がん患者さんの不安

　患者さんの多くは，自分の乳房にしこりをみつけたとき，乳がんと診断されたとき，手術や抗がん薬の治療が始まるときなど，その時々でさまざまな不安を感じたり，戸惑ったり，誰かに助けを求めたくなったりすることと思います。不安になったり戸惑ったりするのは正常な心の反応です。

　不安は，からだの状態がどうなるかわからないこと，今後の治療や見通しが不確かなこと，家族や仕事への影響など，さまざまなことに思いをめぐらせることで起こります。強い不安や落ち込んだ状態は，通常は一時的なもので，たいていの人は2～3週間くらいで前向きな気持ちになるとされます。しかし，不安が強かったり長く続くと，動悸がしたり胸が重苦しくなったり手足が震えて汗をかいたりといった身体的な症状が現れることもあり，QOL（quality of life; 生活の質）や日常生活に影響を及ぼすこともあります。

乳がん患者さんの家族の不安

　大切な人が病気にかかると，ご家族も精神的に大きな影響を受け，患者さんと同様に，不安になったり，気持ちが落ち込んだりすることがあります。患者さんとご家族が，このような気持ちを理解し合い，病気や治療について話し合いを重ねながら，一緒に歩んでいくとよいでしょう。ご家族は，患者さんを支えるためには弱音は吐けない，などと無理しすぎないことが大切です。

不安への対処法

　不安に思うことの中には対処できるものもありますので，不安のもとになっている原因を整理することが重要です。不安の多くは，病気や治療，対処方法，今後の見通しなどについての情報や理解を得ることで和らぐことがあります。まずは，医

師や看護師，薬剤師など，医療スタッフに遠慮せずに思っていることを話してみてください。治療によって，生活にどのような変化が生じる可能性があるか，それに対してどのような準備をしておけばよいかなどを，家族を含め，医療スタッフとともに話し合うことが大切です。

　また，自分の気持ちを整理するのは一人ではなかなか難しいものです。ご家族や友人など周囲の人と話をすることで，気持ちが徐々に整理され，安定することもあるでしょう。ほかの人に助けを求めることは，自分の状態を改善するための良い方法ですので，ためらわずに周りの人に相談してみてください。

　「がんの社会学」に関する研究グループの「がん体験者の悩みや負担等に関する実態調査報告書（2003年）」によると，がん体験者の悩みや負担のうち最も多かったのは「不安などの心の問題」で48.6％でしたが，2013年の同報告書では34.5％でした。不安などが減少した理由として，医療スタッフとの話し合いや，相談支援センターの利用，カウンセリング，ピアサポート（ピアは「同じ経験をした仲間」という意味があります）の活用などが挙げられています。医療機関で相談できる場所が広がってきていますので，積極的に活用するとよいでしょう。

▶ さまざまな相談方法

　がん診療連携拠点病院には「がん相談支援センター」があり，治療法や，今後の療養や生活など，がんの治療にかかわるさまざまな相談に対応しています。その病院を受診していなくても，どなたでも無料で利用できます。

　人によっては，自助グループ（患者会，ピアサポートや援助団体）が助けになることもあります。自らの経験からあなたの状況を理解してくれる人々と一緒にいることで，悩んでいるのが自分一人ではないことがわかり，心が安らぐとともに，いろいろなことに助言がもらえることもあります。また，経験豊かな同病者らが医療機関に出向いて相談に乗るサービスを提供しているグループもありますし，インターネットを利用した自助グループもあります。

　しかし，不安が長く続いてよく眠れないなど精神的・身体的な症状が改善しない場合には，心の専門家による援助が必要なこともあります。がん患者さんとそのご家族の心の問題を扱う専門家（精神腫瘍医）や精神科医，心療内科医，臨床心理士などに相談するのもよいでしょう。適切な投薬を受けたり，自分の気持ちを率直に語れる場があることにより症状が改善することもあります。ときには，抗がん薬治療（化学療法）やホルモン療法などの薬物療法，放射線療法が精神的にも負担となり影響を与えている可能性もあります。まずは担当医に相談し，必要な場合には専門医の診察を受けることをお勧めします。心の専門家に相談するのは，がんとうまく取り組むための賢明な行動といえます。

▶ 心の相談に関する情報はどのように入手したらよいでしょうか

　心の専門家に相談したい場合は，担当医や看護師など身近な医療スタッフにまず

はその意向を伝えてみましょう。精神腫瘍医や精神科医，心療内科医，臨床心理士らが，治療を受けている病院にいない場合は，紹介してもらうか，各都道府県のがん診療連携拠点病院の「がん相談支援センター」にお問い合わせください。十分に話を聞き，整理し，どこに相談に行けばよいか，より適切なところを一緒に探します。情報源として，インターネットによる以下のホームページを参考にしたり，図書館や書店で必要な情報を調べてみてください。患者会については，現在治療を受けている病院にあるかもしれませんので，担当医に尋ねてみてもよいですし，がん相談支援センターで調べてもらうこともできます。

〈医療機関や学会，患者団体などが運営しているホームページ〉
- 国立がん研究センター がん対策情報センター がん情報サービス
  https://ganjoho.jp/public/index.html
- 日本サイコオンコロジー学会　https://jpos-society.org/
- 日本がんサポーティブケア学会　http://jascc.jp/
- 日本対がん協会　https://www.jcancer.jp/
- がんサポート　https://gansupport.jp/
- がん情報サイト　https://cancerinfo.tri-kobe.org/
- 全国がん患者団体連合会（全がん連）　http://zenganren.jp/
- Breast Cancer Network Japan あけぼのの会　http://www.akebono-net.org/

ネット情報との付き合い方

　不安な気持ちのときに，「こんな気持ちになっているのは，自分だけなのか」「ほかの人は，どうしているのか」「不安を解消してくれる情報があるのではないか」と，インターネット上にあるブログや体験談を検索する人も多いようです。インターネット上の情報には，乳がん患者さんやご家族の貴重な体験もありますが，乳がんの病状や患者さんの考え方は一人ひとり異なります。また，実際に行われた治療の内容が正確に記載されているかどうかわかりません。入手したネット情報について，ご自分の状況の参考になるかどうか，担当医や看護師・薬剤師，相談支援センターのスタッフに確認するとよいでしょう。

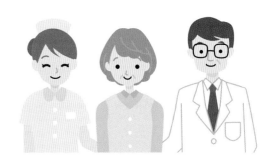

Q10 家族とどう向き合えばよいのでしょうか。

A 大切な人には病気のことを率直に話し，病気に関しての悩みを打ち明け，お互いの気持ちを共有しましょう。

解説

🚩 パートナーとどう向き合えばよいのでしょうか

　乳がんになったとき，「夫や妻，パートナーに心配や迷惑をかけたくないから，病気のことをあまり話さない」という方がいます。しかし，このような場合，パートナーも，あなたの状況を十分理解していないがために逆に不安となり，どのように接してよいかわからなくなることもあります。病気の経過の中ではあまりよくない情報もあるかもしれませんが，病気の現状や治療について，パートナーと情報を共有し，協力をしてもらうことが大切です。外来での治療が中心になると，患者さんが一人で受診することも多いかと思います。こうした場合でも，折に触れて，治療の経過や担当医との話の内容をパートナーに伝えるようにしましょう。また，大切な話を聞くときには同席してもらいましょう。

　一方で，「パートナーは自分の気持ちをわかってくれないだろう」とか「これ以上の心配をかけさせたくない」と思う場合もあります。気持ちをわかってもらうことはなかなか難しいものですが，自分の感じていること，病気への不安や悩みなど自分の心の内を，まずは話してみることが大切です。そして，お互いの気持ちを語り合ったり，希望することをパートナーに伝えたりするとよいでしょう。

🚩 子どもとどう向き合えばよいのでしょうか

　乳がんになったとき，「病気についてどのように子どもに説明をすればよいか」と悩む方は多く，特に子どもが小さければ病気について話すこと自体にも迷いが生じるでしょう。大切なことは，まず上で述べたように，患者さんやパートナーが病気についてしっかり理解し，共通の認識をもっておくことです。親の理解が不十分であったり，夫婦それぞれの理解が異なったまま子どもに情報を伝えたりすると，正確な情報が伝わらず，そのため子どもの不安やうつといった心理的負担が増してしまう可能性があります。

　子どもに何をどこまで伝えたらよいかは，子どもの理解度によって異なるでしょう。例えば小学生くらいであれば，お母さんが病気で，入院や通院が必要なことを話し，中学生ぐらいであれば，病気や治療の内容を少し詳しく話し，高校生以上であればほかの大人と同じ内容をわかりやすく話すとよいでしょう。

また，伝える際には，率直に話し，嘘をつかないこと，一度に全部を伝えようと思わず，情報を少しずつ理解できる範囲で何度も繰り返し説明することが重要です。そして，「治療のせいで具合が良くないときはあるかもしれないけれど，自分はいつも変わらないこと」を伝えるのと同時に，心理的なサポートを家族みんなで行っていくことが重要です。そうすれば，小さな子どもでも病気のことをしっかりと受け止め，精神的に不安定になることは少ないと思われます。子どもと一緒に読むことができ，病気の理解を深める絵本タイプの小冊子などもありますので，それらを利用するのもよいでしょう。がんになった親をもつ子どもをサポートするための情報サイト（「Hope Tree（ホープツリー）〜パパやママががんになったら〜」https://hope-tree.jp/）も参考になるかもしれません。

親とどう向き合えばよいでしょうか

　がんになったことを親御さんに伝えるか，伝えないか迷う方も多いと思いますが，特別な事情がない限りは，がんになったことを親御さんに伝えましょう。子どもががんになったと知った親御さんは，当事者以上にショックを受ける場合や，自分を責めてしまう場合があります。そのため，伝えるタイミングや伝え方も大切です。特に親御さんが高齢の場合や離れて暮らしている場合は，伝え方の工夫も必要です。直接，顔を合わせて伝えるのが一番望ましいですが，それが難しい場合は，タイミングをみて電話や手紙，メールで伝える，もしくは親類など信頼できる人から親御さんに伝えてもらうなども一つの方法です。

仕事は続けられますか。

A 治療中も仕事を続けることは可能です。仕事を続けられるかどうか迷うときには，一人で即断・即決はせず，まずは職場（産業医や人事，上司など）や担当医に相談してみましょう。がん相談支援センターや患者会などでも相談が受けられます。

解説

🚩 一人で悩まず，まずは相談を

　がんの診断を受けた直後，「治療に専念しなくては」「仕事は無理だろう」「周囲に迷惑をかける」と離職してしまう人がいます。しかし，仕事を辞めてしまうと，治療費の支払いなど経済的な不安を抱え込んでしまったり，再就職先が決まらずに苦労することもあります。

　乳がんの治療は外来通院が主流になり，治療をしながら働くこともできるようになってきました。仕事を続けるか，辞めるかの判断は即決せず，まずは落ち着いて，これからの治療計画や今後の見通しについて担当医とよく話し合い，勤務先の休暇制度や働き方の選択肢を確認するとともに，仕事に対するあなたの気持ちを整理してみましょう。

　がん診療連携拠点病院に設置されている「がん相談支援センター」では医療ソーシャルワーカーや社会保険労務士など就労に関する専門家が相談を受けています。また，地域の患者会でも相談を受けている場合があります。一人で悩まず，職場を含めた周囲の人に配慮が必要なことを相談し，これからの新しい働き方を一緒に考えていくことが大切です。

　　■参考になるサイト
　　・国立がん研究センターがん情報サービス　https://ganjoho.jp/public/index.html
　　・一般社団法人CSRプロジェクト　https://workingsurvivors.org/index.html

🚩 使える制度を確認しておきましょう

　休みを取得する制度として，年次有給休暇制度があります。「何日間利用できるのか？」「時間単位で使うことはできるのか？」など，就業規則を確認しましょう。細かいことがわからないときは人事担当者などに聞くとよいでしょう。企業によっては，私傷病休職制度や積立休暇など独自の休暇を整備している場合もあります。どのような休み方や働き方ができるのか，情報を把握しておくことが大切です**表1**。

表1 知っておくと役立つ主な制度

	休む仕組み	お金を支える仕組み（☞Q13参照）	
患者	年次有給休暇 会社独自の休暇制度 雇用主の配慮	傷病手当金 高額療養費 医療費控除 医療費貸付制度 基本手当（失業手当）	障害年金 障害者手帳 生活保護制度
家族	介護休業・介護休暇制度 会社独自の休暇制度 雇用主の配慮		遺族年金

　休み方によっては，収入が減ってしまう場合もありますし，治療のスケジュールや副作用によっては長めの休みが必要な場合もあります。そんなときは傷病手当金を活用してください。傷病手当金は，病気の治療で働けなくなり，休職が必要な際に活用できる健康保険の制度です。2022年1月1日から仕組みが変わり，給付を受けてから通算で18カ月間，給与の約3分の2が現金で支給されます。所定の条件を満たしていれば利用できます（☞Q13参照）。

　従業員数が10人以上の会社では，就業規則を作成することが法律で定められています。休むにしても，辞めるにしても，一度は就業規則に目を通しておきましょう。有期雇用（期間を定めて働いている方）の場合は，雇用契約書や労働契約書に，契約期間中の休暇制度や契約更新の有無，時期などの条件が書かれています。

　活用できる制度がない場合でも，あきらめずに「配慮」を得ることが大切です。病気だけではなく，介護や育児などで，就業規則で定めた範囲を超えた配慮を得て働いている人が職場にいれば前例になります。前例がない場合でも，あなたをきっかけに社内制度を整えていくことができるかもしれません。あなたが働き続けたいと思うなら，職場に求めたい配慮を整理し，あきらめずに交渉してみましょう。

職場への配慮の求め方

　企業には「従業員が安全・健康に働くことができるように配慮する義務（安全配慮義務）」が労働契約法で定められており，配慮が必要な事柄は事前に把握をしておかなければなりません。そのため，立ち仕事ができないなど病気を理由にした働き方への配慮が必要ならば，企業はあらかじめ知っておく必要があります。必ずしも病名を伝える必要はありませんが，配慮してほしい事項があれば伝えておくと，職場は対応しやすいでしょう。

　配慮事項を伝える際には，なるべく具体的な配慮をしてほしい事柄（例：時短勤務にしたい，在宅勤務にしたいなど）と，配慮が必要な期間（例：1カ月程度，半年程度など）も一緒に伝えると，人事は職場の環境調整がしやすくなります。また，配慮してほしい事柄やできないことばかりではなく，あなたができることも伝えて

表2 病気を開示するメリット・デメリット（働いている場合）

メリット	デメリット
・仕事への配慮が得られやすい	・開示しても職務上の配慮が得られない可能性がある
・休暇取得への理解が得られやすい	・希望の部門に（治療完了まで）つけない可能性がある
・隠していることへの精神的負担が軽減する	・将来のキャリア構築へ影響を及ぼす可能性がある

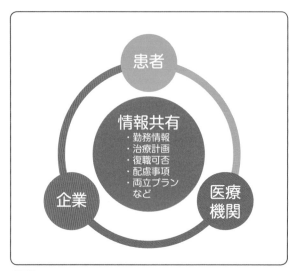

図1 両立支援の考え方

ください。病気に関する情報の開示範囲は，「直属の上司のみ」「人事まで」「部署内まで」など，人それぞれです。利益（メリット），不利益（デメリット）を考えて，こまめなコミュニケーションを心がけましょう**表2**。

🚩 治療と仕事の両立支援の仕組み

　労働者数10人以上の企業に勤務している人で，「治療をしながら仕事を続けたい」と考えている場合は，「治療と職業生活の両立支援プラン」を活用するとよいでしょう。これは，あなたの企業の産業医や保健師，総括安全衛生管理者，安全衛生推進者もしくは衛生推進者が医療機関との間で，働き方や治療計画などに関する情報を共有し，治療と仕事の両立を支援する仕組みです**図1**。

　2018年4月1日からは，「主治医と産業医による情報共有のやりとり」に対して一定の条件下で診療報酬で評価されることになりました。企業を交えて，これからの働き方を考えたいと希望される方は，この仕組みを活用すると職場との情報共有が円滑になります。詳しくは，近くのがん相談支援センターへお問い合わせください。

■参考になるサイト
　・治療と仕事の両立支援ナビ（厚生労働省）　https://chiryoutoshigoto.mhlw.go.jp/

新たに仕事を探すために

　「治療が一段落したので仕事を始めたい」「あきらめていた仕事にチャレンジしたい」など新たに仕事を探す際は，最寄りのハローワークやがん相談支援センターに相談してみましょう。現在，各都道府県に1カ所程度，病院内でハローワークの出張相談が開催されています（長期療養者就職支援事業：厚生労働省）。開催日や開催している病院は指定されているので，がん相談支援センターに確認してください。ほかにも，求人専門誌を活用する，派遣会社や求人サイトへ登録する，親戚や知人など，これまでの人間関係を頼ることも大切です。

　「履歴書に病名は書くの？」「面接のときに病名はいうべき？」と，悩まれる方もいるかもしれません。既往歴は，職務に影響がある事項があれば，その旨を記載しましょう。既往歴を「いうか，いわないか」よりも大切なことは，なぜこの会社を選んだのかという志望動機や職務経歴，働くうえでの配慮事項です。書類作成や面接の際には，これらを整理して，あなたの言葉で伝えましょう。

　求人状況は経済動向に大きく左右されます。企業によっては採用したい年代や，採用したい技術，職業経験が定まっている場合もあります。採用までに時間がかかる場合もありますが，あきらめずに就職相談窓口に問い合わせてみましょう。

■参考になるサイト

・長期療養者就職支援事業（がん患者等就職支援対策事業）
　https://www.mhlw.go.jp/stf/seisakunitsuite/bunya/0000065173.html
・治療と仕事の両立について（厚生労働省ホームページ）
　https://www.mhlw.go.jp/stf/seisakunitsuite/bunya/0000115267.html
・傷病手当金改正（令和4年1月1日施行）
　https://www.mhlw.go.jp/content/12400000/000857062.pdf
・全国健康保険協会　傷病手当金
　https://www.kyoukaikenpo.or.jp/g7/cat710/sb3160/sb3170/sbb31710/1950-271/

Q12 緩和ケアについて教えてください。

A 緩和ケアは，がんに伴うからだや心のさまざまな苦痛症状を和らげ，患者さんやそのご家族がその人らしく過ごせるように支えることです。進行期の患者さんだけでなく，がんと診断された時点から療養の経過を通じて受けることができるケアです。

解説

🚩 緩和ケアとは

　乳がんになったことで患者さんとそのご家族は，さまざまな苦痛や問題を抱えます。それは単に痛みといった身体的な症状だけでなく，不安や落ち込んだ気分，日々の生活で生じる社会経済的な問題，そして，その人自身の人生の意味や生きる価値についての悩みなどです。

　緩和ケアとは，こうした身体的な苦痛や気持ちのつらさなどを少しでも和らげるための対処を行い，患者さんあるいはそのご家族も含めて支援することです。QOL（生活の質）を保つことで自分らしく過ごしていただくことを目的としています。

(1)緩和ケアを受ける時期

　かつて，「緩和ケア」は「終末期に提供されるケア」ととらえられていた時期があったため，治療ができなくなった人のための最後の医療・ケアと誤解されがちでした。緩和ケアは病気の状態や時期に関係なく，診断された時点から療養の経過を通じていつでも受けることができ，それにより全体的に安定した状態で治療を受けられるようにするものです。また，治癒を目指した手術や，抗がん薬などの治療が難しくなった時期でも，希望する生活を保てるように，さまざまな支援をします。

(2)緩和ケアで受けられる支援

　乳がんの診断や転移・再発の診断を受けて，不安な気持ちになったときや気分が落ち込んだときには，看護師による看護相談や，臨床心理士によるカウンセリングを受けることが可能です。また，心身の緊張を和らげて十分に睡眠をとれるように薬剤が処方されることもあります。

　一般的に，痛みが強いと体力を消耗し，QOLが低下し，治療自体もつらくなります。痛みを十分に和らげることは，患者さんの生活を支えるうえでとても重要なことの一つといえます（☞Q59参照）。痛みの治療〔医療用麻薬（オピオイド）を含む〕によって命を縮めることはないことが証明されています。がんに伴う多くの痛みは，適切な治療によって80〜90％は改善できるといわれています。

また，抗がん薬治療（化学療法）やホルモン療法などの薬物療法，放射線療法の副作用や，病気の進行によって，だるさ，吐き気，食欲不振などを生じることがあります（☞Q37，47，48参照）。また，咳や呼吸のつらさ，便秘，腹部の張り感，上肢のリンパ浮腫，皮膚の発赤・滲出液（ほっせき）（しんしゅつえき）など，病状によってさまざまな症状が現れることがあります。このような症状に対して，いろいろな治療と支援を組み合わせて症状緩和を行っていくことができます。

（3）緩和ケアを受けられる場所

　緩和ケアを行っているのは，緩和ケアを専門としている緩和ケア病棟・ホスピスだけではありません。基本的な対応は担当医によって行われますし，一般病院でも緩和ケアチームという多職種の医療スタッフ（身体症状・精神症状の緩和を専門とする医師，看護師，薬剤師，ソーシャルワーカーなど）がかかわることによって，より適した症状緩和が行われるようになってきました。緩和ケア外来を設置して，通院しながら緩和ケアを受けることができる医療機関もあります。もちろん，緩和ケアチームのない病院でも緩和ケアを行っているところはあります。

（4）緩和ケアを在宅医療として受けたいとき

　在宅医療とは，加齢や病気などにより，通院が困難になった患者さんの自宅等を医師や看護師，薬剤師などが訪れ，診察や治療，生活指導などの医療行為を行うことをいいます。ケアマネージャーやホームヘルパーなどが療養上の支援を行います。近年では，入院ではなく，自宅で療養できるよう，訪問診療などの形で在宅医療として積極的に緩和ケアを取り入れている診療所や訪問看護ステーション，訪問リハビリテーションなども増えています。病院と同じようにさまざまな症状を緩和する治療やリハビリを受けることができます。40歳以上の方なら介護保険制度（☞Q13参照）を利用して，家族の介護負担を軽減するサポートの導入やベッドなどの福祉用具の購入・貸与が可能です（40歳未満の方でも，自治体によっては条例で支援を受けることができますので，居住している自治体にお問い合わせください）。

🚩 緩和ケアに関する情報の入手先

　緩和ケアチームは各都道府県のがん診療連携拠点病院などに設置されています。緩和ケア病棟をもつ病院の情報は，日本ホスピス緩和ケア協会のホームページ（https://www.hpcj.org/what/pcu_list.pdf）に掲載されています。また，緩和ケアに関する一般的な知識については，緩和ケア.net（次ページURL参照）や国立がん研究センターがん対策情報センターのホームページ（https://ganjoho.jp/public/dia_tre/treatment/relaxation/index.html）に掲載されています。また，各都道府県のがん診療連携拠点病院には，各地域医療の情報や病院の活動に関する情報を扱っているがん相談支援センター，あるいは地域医療連携室が設置されていますので，直接問い合わせるか，居住地域の役所の保健対策課や保健所にお問い合わせください。

〈緩和ケアに関して医療機関や学会などが運営しているホームページ〉
- 国立がん研究センター がん対策情報センター がん情報サービス
  http://ganjoho.jp/public/index.html
- 日本緩和医療学会　https://www.jspm.ne.jp/
- 日本サイコオンコロジー学会　https://jpos-society.org/
- 日本対がん協会　https://www.jcancer.jp/
- がん情報サイト　https://cancerinfo.tri-kobe.org/
- 日本ホスピス・緩和ケア研究振興財団　https://www.hospat.org/
- 緩和ケア .net　http://www.kanwacare.net/
- 日本ホスピス緩和ケア協会　https://www.hpcj.org/
- 日本在宅ホスピス協会　https://n-hha.com/

コラム　アドバンス・ケア・プランニングとは？

　進行・再発乳がんの治療を受けるときには，病気の進行によって予想される生活への影響，治療を行う場合の益と害，治療を継続しない場合の今後の見込みなどについて，医療者と話し合って決めていくことが大切です。そして，患者さんとご家族や親しい方との話し合いも大切です。まず，患者さんご自身の希望を具体的に伝えておくとよいでしょう。それに対して，ご家族や親しい方は，患者さんの治療や生活について，希望・期待していることとその理由や，ご家族自身の事情などを伝えるとよいでしょう。そして，患者さんとご家族でお互いの希望や考えを理解し合い，患者さんにとっての最善を考えていくことが大切です。

　アドバンス・ケア・プランニングとは，人生の最終段階に備えて，治療についての意向や，患者さん自身で意思決定が難しいときの代理決定をする人を話し合っておくことです。つまり「患者・家族・医療従事者の話し合いを通じて，患者の価値観を明らかにし，これからの治療・ケアの目標や選好を明確にするプロセス」であり，繰り返し話し合いをすることが重要です。このアドバンス・ケア・プランニングの考え方が広まった背景には，諸外国で，患者さんが自分自身での意思決定が難しいときに備えて，あらかじめ希望する治療（希望しない治療）を文書に書いていたとしても，患者さんとご家族が話し合いをしていない場合には，その文書通りに実行することが難しいという問題が起きていたことが挙げられます。

　アドバンス・ケア・プランニングで話し合っておく内容は，今後の治療の希望とその理由，してほしくないこととその理由，どこで療養したいかとその理由，代理決定者の選定などです。さらに，病状が進んだ状況にあっては，水分補給の点滴や蘇生処置などの意向も，その理由とともに話し合っておくとよいでしょう。

アドバンス・ケア・プランニングに関する情報の入手先

　アドバンス・ケア・プランニングに関しては，厚生労働省や研究機関などのホームページで情報が公開されています。ご自身の希望や考え方を記載するリーフレットなどもダウンロードできます。

〈医療機関や学会などが運営しているホームページ〉
- ゼロから始める人生会議「もしものとき」について話し合おう（神戸大学）
  https://www.med.kobe-u.ac.jp/jinsei/
  ーアドバンス・ケア・プランニング（人生会議）リーフレット
  https://www.med.kobe-u.ac.jp/jinsei/acp_kobe-u/acp_kobe-u/acp01/index.html
- アドバンス・ケア・プランニング（日本医師会）
  https://www.med.or.jp/doctor/rinri/i_rinri/006612.html
- 「人生会議」してみませんか（厚生労働省）
  https://www.mhlw.go.jp/stf/newpage_02783.html

乳がん治療に際して受けられる経済面や生活面での支援制度はありますか。

A 乳がん治療に際して，経済的な負担が増えたり生活や就労に制限が生じたりした場合には，高額療養費制度，医療費控除，傷病手当金，生活保護制度など，利用できるさまざまな支援制度があります。また，小児・AYA世代のがん患者等の妊孕性温存治療費助成事業など，新たに開始されている支援制度もあります。

解説

高額療養費制度

　病院などの窓口で同一月（1日〜末日まで）に支払った医療費（保険適用分のみ）が一定額（自己負担限度額）を超えた場合，その超えた金額の払い戻しを受けることができる制度です。自己負担限度額は年齢や収入によって異なります。

　70歳未満の場合，高額療養費は医療機関ごと，医科・歯科別，入院・外来別の計算となり，それぞれ同月に21,000円以上支払った場合に合算することができます。また，調剤薬局（保険薬局）で支払った医療費は，処方箋を発行した医療機関の医療費に含めることができます。さらに負担を軽減できる仕組みとして，多数回該当や世帯合算などがあります。制度内容はたびたび改正されるため，詳細は加入している保険者へ確認しましょう**表1**。

限度額適用認定証

　医療費が高額になりそうな場合は，加入している医療保険から事前に「限度額適用認定証」（低所得者の方は「限度額適用・標準負担額減額認定証」）の交付を受け，医療機関や保険薬局の窓口に提示することで，窓口での支払額が自己負担限度額ま

表1 高額療養費制度の問い合わせ・申請窓口

医療保険の種類	問い合わせ先
全国健康保険協会管掌健康保険（協会けんぽ）	全国健康保険協会の各都道府県支部
組合管掌健康保険	ご加入の健康保険組合
国民健康保険	市区町村役場：国民健康保険の担当課
国民健康保険組合	国民健康保険組合
共済組合健康保険	ご加入の共済保険組合
後期高齢者医療制度	市区町村役場：後期高齢者医療の担当課

※申請に必要なもの：各保険者へお問い合わせください。

でになります。この場合には，一度に高額な医療費を支払ったり，後で払い戻しの申請をしたりする必要がありません。

🚩 医療費控除

　ご本人またはご家族（生計を一つにする親族）が，前年（1月1日〜12月31日）に支払った医療費が10万円（または，所得金額が200万円未満の方は，その金額の5％）を超えた場合に，確定申告をすることで所得税の一部が還付される所得控除制度です。医療費負担軽減のためにある制度ですが，健康保険制度の「高額療養費制度」と税制上の「医療費控除」は異なるものです**表2**。

　医療費控除は，勤務先での年末調整ではできないため，ご自身で確定申告をする必要があります。ただし，すべての医療費について適用されるわけではありません**表3**。

　申請に必要なものや手続き方法については，事前に税務署に確認されることをお勧めします。税務署のホームページも利用してみてください。

《問い合わせ・申請窓口》
　現在お住まいの地域を管轄する税務署

表2　高額療養費と医療費控除の主な違い

	高額療養費	医療費控除
申請先	加入している医療保険者	税務署
還付金	医療費（保険適用分）	税金
申請の時期	随時（翌月以降） ＊2年間は遡及可能	原則，翌年2月16日〜3月15日 （土日祝日と重なるときは翌月曜日） ＊5年間は遡及可能

表3　医療費控除の対象となるもの・ならないもの一例

対象となるもの	対象とならないもの
＊医師，歯科医師による診療費，治療費 ＊医師等の診療を受けるために直接必要な費用（バスや電車を利用した場合の通院費，必要な場合の部屋代，食事代，医療用器具の購入費や貸与の費用） ＊大人用のおむつ代（6カ月以上寝たきり状態で，医師の「おむつ使用証明書」がある場合） ＊薬代（薬局で購入した市販薬等も含む） ＊治療のためのあんま・マッサージ・指圧師・はり師・きゅう師・柔道整復師による施術費用 ＊生殖補助医療の費用 　　　　　　　　　　　　　　　　　など	＊人間ドック，健康診断の費用（検査の結果，病気が発見された場合は控除対象） ＊自家用車通院の場合のガソリン代（出産や骨折など公共交通機関の利用が困難な場合は控除対象） ＊本人，家族の都合による個室料 ＊ウィッグや，専用の下着の購入費 ＊病気の予防や健康増進のためのビタミン剤やサプリメント等の購入費 ＊入院に際し購入した身の回りの品 　　　　　　　　　　　　　　　　　など

🚩 傷病手当金

病気やけがのために会社を休み，事業主から十分な報酬が受けられない場合，その間の所得保障として「傷病手当金」が支給されます（☞Q11参照）。協会けんぽ，健康保険組合，共済組合等に加入している本人（被保険者）が支給対象となり，原則，扶養家族は支給の対象になりません 表4 。

なお，退職日に傷病手当金を受給しているか，受給できる条件を満たしている場合には，退職後も引き続き受給できる場合があります。ただし，退職日に出勤したときは，退職後も続けて給付する条件を満たさなくなってしまうため注意が必要です。

※治療と仕事の両立の観点から，より柔軟な所得保障ができるよう，2022年1月1日から，支給期間が通算化されました。

《支給要件》

次の要件をすべて満たした場合に支給されます。

①療養中であること（入院・外来は問わない）

②労務不能であること

③4日以上仕事を休むこと（連続する3日間の待期期間を含めて4日以上休んだ場合に，その4日目から支給）

④給料（報酬）の支払いがないこと（給料が支払われても，傷病手当の額よりも少ないときは，その差額を支給）

《支給期間》

同一のケガや病気に関する傷病手当金については，支給開始日から通算して1年6カ月に達する日まで

表4 傷病手当金の問い合わせ・申請窓口

医療保険の種類	対象者	問い合わせ先
健康保険	民間企業の会社員等	協会けんぽ（全国健康保険協会）
		加入している各健康保険組合
共済	公務員・教職員等	加入している各共済組合

🚩 雇用保険制度の基本手当

雇用保険制度にはさまざまな給付がありますが，一般に失業手当と呼ばれているものは基本手当といい，求職者給付の中の手当の一つです。失業中の生活を安定させ，働く意思と能力があり，求職活動を行っている場合に支給されます。

ハローワークに来所し，求職の申し込みを行い，いつでも就職できる状態であることが給付の条件となっているため，病気療養中ですぐに働けない場合は対象外となります（傷病手当金との併給はできません）。病気療養中などですぐには就職がで

きそうもないときは，働ける状態になるまで受給期間を最長3年まで延長することができますので，忘れずに手続きをしましょう。延長手続きのタイミングは，30日以上職業に就くことができなくなった日の翌日から起算して1カ月以内です。

《受給要件》

- 労働の意思と能力があるにもかかわらず，求職活動しても職業に就けない人
- 離職日以前2年間に被保険者期間が通算して12カ月以上あること（特定受給資格者または特定理由離職者については，離職日以前1年間に被保険者期間が6カ月以上あること）

《受給期間》

原則として，離職した日の翌日から1年間

《問い合わせ・申請窓口》

現在お住まいの地域を管轄するハローワーク（公共職業安定所）

▶ 障害年金

公的年金加入者である20歳以上65歳未満の者が，病気やけがのために心身に障害が生じ，日常生活で介助が必要であったり，休職や復職を繰り返していたりと，生活や仕事に制限を受ける状態になった場合に，法令により定められた障害等級表による障害の状態にあり，かつ，受給要件を満たしていれば受給できる可能性があります。受給要件としては，①初診日に公的年金（国民年金または厚生年金）に加入していること，②障害認定日に障害等級の状態に該当していること，③保険料の納付要件を満たしていること，などの要件を満たしている必要があります。

問い合わせ・申請窓口は，障害年金申請の原因となった疾患に関する初診日に加入していた年金によって異なります 表5 。

表5 障害年金の問い合わせ・申請窓口

年金の種類	申請窓口
障害基礎年金	市区町村役場の国民年金を担当している窓口 ＊第3号被保険者の場合は年金事務所
障害厚生年金・障害共済年金	年金事務所

▶ 生活保護制度

その人がもっている資産や能力，利用できる制度を活用するなど，その他あらゆる手段を尽くしても生活に困窮している場合に，困窮の程度に応じて必要な保護を行い，健康で文化的な最低限度の生活を保障し，その人が自立して生活ができるように援助することを目的とした制度です。厚生労働大臣が定める基準に基づく最低生活費と収入を比較して，収入が最低生活費に満たない場合に，最低生活費から収入を差し引いた差額が支給されます。最低生活費はお住まいの地域や世帯の構成等により異なります。

現在お住まいの地域を管轄する福祉事務所の生活保護担当課や市区町村役場の福祉窓口

🚩 介護保険制度

40歳以上の方[*]を対象として，加齢や疾病により介護が必要な状態で在宅生活を続けていく際の不安を解消し，また，家族の介護負担を軽減して，誰もが安心して生活できるよう保健・医療・福祉に関するサービスを提供し，在宅生活をサポートするための制度です。所得により，1～3割負担で要介護度に応じたサービスを受けることができます。自治体によっては条例で40歳未満の方も費用等の助成が受けられることもありますので，お住まいの自治体にお問い合わせください。

申請方法やサービス内容は，自治体によって異なる場合がありますのでご確認ください。

[*] 40～64歳の方は16種類の特定疾病に該当している方

《主なサービス》
- 訪問系サービス
- 通所系サービス
- 施設サービス
- 福祉用具（購入・貸与）
- 住宅改修
- 地域密着型サービス

《問い合わせ・申請窓口》

お住まい（住民票のある）の市区町村役場の介護保険担当課

🚩 妊孕性温存治療費助成事業

将来，子どもをもつことを望む患者さんに対して，がん治療前に卵子や受精卵，精子の凍結保存を行う妊孕性温存療法があります。妊孕性温存治療費助成事業とは，妊孕性温存療法が健康保険の適用ではないため，経済的負担を軽減することを目的として，費用の一部を助成する制度です。所得制限はありませんが，年齢や対象疾患等には指定があります。2022年度からは，妊孕性温存療法により凍結した検体（卵子や受精卵，精子など）を用いた生殖補助医療等に係る費用も助成対象に追加されました。指定医療機関で行った生殖機能温存に対する治療が対象となります。助成の対象となる指定医療機関については，厚生労働科学研究補助金研究班ホームページ（http://outcome2021.org/）や各都道府県のホームページでご確認ください。また，助成上限額に関しては自治体によって異なる場合があります。詳しくは，お住まいの都道府県へお問い合わせください。

《問い合わせ・申請窓口》

お住まい（住民票のある）の都道府県の担当課

🚩 アピアランスケアに対する助成制度

がん治療に伴う外見（アピアランス）の変化をカバーする医療用ウィッグ等（医療用ウィッグ，毛付き帽子，ウィッグ装着用ネットなど）や補整具等（補整下着，弾

性着衣，エピテーゼなど）の購入費用の一部を助成する制度です。助成の対象者や金額，対象品目などは各自治体によって異なります。また，現在のところ，実施しているのは一部の都道府県，市区町村に限られます。詳しくは，お住まいの市区町村役場へお問い合わせください。

▐ 小児・AYA世代がん患者の在宅療養費用に対する助成制度

　介護保険の被保険者ではない小児・AYA世代（☞Q53参照）のがん患者さんが，回復の見込みが望めない段階になったときに訪問介護サービスや介護用ベッドなどを利用する場合の費用の一部を助成する制度です。助成の対象者や金額，対象となるサービスなどは各自治体によって異なります。また，現在のところ，実施しているのは一部の都道府県，市区町村に限られます。

　福祉用具に関しては，年齢を問わず社会福祉協議会や福祉用具業者から比較的低料金でレンタルできる場合がありますので，購入前に通院中の医療機関の相談窓口へご相談ください。

▐ 「がん相談支援センター」の専門の相談員に相談してください

　がんの治療やその後の療養生活，さらには社会復帰など生活全般にわたって，疑問や不安を感じたとき，安心して治療と生活の両立ができるよう専門の相談員が一緒に考えます。一人で悩まずに，通院中の病院の相談室や全国のがん診療連携拠点病院に設置されている「がん相談支援センター」にご相談ください。

　■参考になるサイト
　・国立がん研究センター　がん対策情報センター　がん情報サービス
　　https://ganjoho.jp/public/index.html
　　（各種がんに関する正しい情報や療養に役立つ情報，がん相談支援センターに関する情報を探すことができます）

Q14 治療前に行われる検査について教えてください。

A　乳がんの治療は，乳がんの進行状況や性質などを総合的に判断し，その方針を決めていきます。そのため，乳がんの治療を始める前には，「乳がんの性質」と「乳がんの進行状況（ステージ）」や「乳房内での広がり」，「*BRCA1/2*遺伝子の病的バリアントの有無」，「患者さんの全身状態」などを詳しく検査する必要があります。

解説

▌乳がんの進行状況を判定するための検査

　一般的に，乳房超音波検査，乳房MRI検査は「乳房内での病巣の広がりの程度や多発の有無」「反対側の乳房内の病変の有無」を調べるために，全身CT検査は「腋窩リンパ節への転移の有無と程度」「遠隔転移の有無」などを調べるために行われます。

　乳がんの手術術式を選ぶときに，乳房に関しては，乳房部分切除術か，乳房全切除術かを選択する必要があります。乳房部分切除術では，がん病巣とその周囲に広がっている領域を含めて過不足なく切除することが大切です。そのため，しこりを越えた乳管内進展（乳管内で増殖している病変）がないか，ある場合にはその程度はどのくらいか，また，乳房内の離れた場所にがんを疑う異常所見がないかどうかを詳細に確認する必要があります。また，乳房部分切除術ができるかどうかの判断は，術後に残った乳腺および周囲組織で保たれる乳房の形が，患者さんにとって許容できる程度かどうかを予測して行いますが，これは切除する組織の量と切除される領域の位置によって変わってきます。

　適切な手術術式を選択するためにも，乳がんの治療前検査では，乳がんの広がりや別の場所に存在する小さながんの有無を正確に診断することが最も重要です。マンモグラフィや超音波検査である程度判断することは可能ですが，さらに詳細に確認するための検査として，造影剤を用いたCT検査やMRI検査が行われるようになってきています。また，CT検査に比べてMRI検査のほうが小さな病変やその広がりなどがわかりやすいことが知られており，現在では手術前に乳房MRI検査を行う施設が多くなっています。CT検査やMRI検査では「反対側の乳房内の病変の有無」も同時に診断可能です。

　「腋窩リンパ節への転移の有無と程度」は，超音波検査やCT検査，MRI検査でわかることもあります。しかし，これらの検査だけで確実にリンパ節転移をみつけられるわけではありません。そこで，転移があるかどうかわからない場合には，手術の際にセンチネルリンパ節生検（☞Q20参照）を行って，転移の有無を確認します。

もともとリンパ節転移が強く疑われる場合には，超音波を用いながらの穿刺吸引細胞診などを行い，あらかじめ腋窩リンパ節転移の有無を判定しておくことが必要です。穿刺吸引細胞診などで腋窩リンパ節転移があると診断された場合には，センチネルリンパ節生検は行いません。

「遠隔転移の有無」の検査は，やや必要性が異なります。乳がんと診断されたということで，転移の有無を心配される患者さんも多いでしょう。しかし，進行度でステージI，IIと考えられる乳がん患者さんで，治療前のPET検査や骨シンチグラフィで肺転移や骨転移などがみつかる確率はかなり低く，これらの検査で転移疑いと出ても，さらに詳しく検査してみると実際には転移ではないことも多くあります。また，検査の結論が出るまで患者さんにとっては不要な不安を引き起こし，必要のない検査を実施することで余分な費用がかかってしまうことにもなりかねません。以上のことから，ステージI，IIと考えられる乳がん患者さんでは，手術前に，骨シンチグラフィやPET検査で骨転移や全身の遠隔転移などを調べることは必ずしも勧められていません。

■ 乳がんの性質を調べる検査

乳がんの確定診断に用いた生検標本を病理学的にさらに詳しく検査し，乳がんの性質〔悪性度，ホルモン受容体，HER2の状況など(☞Q27参照)〕を確認することで，患者さんの病状の経過(再発の危険性，再発しやすい部位や時期)や，さまざまな薬剤の効き具合を予測することができるようになってきています。これらの情報は，手術術式や，薬物療法に用いる薬剤の決定，薬物療法を行う時期(手術前か手術後か)などを含めて，治療方法を決定する際に必要となります。

■ *BRCA1*，*BRCA2*遺伝学的検査

若年で乳がんと診断された患者さんや，血縁者に複数の乳がん発症者がいる患者さんは，*BRCA1*，*BRCA2*遺伝子に病的バリアント(病気に関連している遺伝子の変化，☞Q65-1参照)を有している可能性があります。これらの病的バリアントの有無は，乳房の手術方法を決める際にも重要な情報となります(☞Q19参照)。また，*BRCA1*または*BRCA2*遺伝子に病的バリアントが確認された乳がん患者さんでは，乳がんを発症した側の乳房に対する切除手術だけでなく，反対側(健側)の乳房に対するリスク低減乳房切除術も保険適用となります。そのため，可能であれば，術式決定より前に*BRCA1*，*BRCA2*遺伝子の病的バリアントの有無を検査することが望ましいと考えられます。以前は，再発乳がんの治療でオラパリブ(商品名 リムパーザ)を使用できるかを判断するコンパニオン診断時の遺伝子検査にのみ保険が適用されていましたが，2020年4月からは，一定の条件を満たした乳がん患者さん*と，すべての卵巣がん患者さんで，BRACAnalysis 診断システムによる*BRCA1*，*BRCA2*の遺伝子検査が保険適用となりました(☞Q52参照)。

*条件：次のいずれかに当てはまる場合。発症が45歳以下，60歳以下のトリプルネガティブ乳がん，2個以上の原発乳がん，第3度近親者以内に乳がんまたは卵巣がんまたは膵がん発症者が1名いる，男性乳がん，HER2陰性高リスク乳がん。

Q15 乳がんのステージとステージごとの治療の流れについて教えてください。

A 乳がんの病期（ステージ）は，しこりの大きさや乳房内での広がり具合，リンパ節への転移状況，他の臓器への転移の有無により分類されます。それぞれのステージに応じた治療の基本的な考え方があります。

解説

▶ 正しい診断の重要性

最適な治療方針を決めるためには，正しい診断が不可欠です。乳がんかどうかという診断だけではなく，その性質や広がりを評価するために，非浸潤がんなのか浸潤がんなのか，ホルモン受容体やHER2の状況，がんの悪性度（グレード）は何か（☞Q27参照），腋窩リンパ節転移はあるのか，進行度（病期，ステージ）はどうか，などを診断することが重要です。これらの情報は，治療を進めながらわかってくる場合もあります。また，糖尿病や心臓病などの併存症（乳がんの発症とは関係なくもっている病気）の有無，年齢などからみた全身状態，患者さん自身の治療に関する希望なども考慮して治療方針を決めます。

▶ 乳がんの病期（ステージ）

乳がんの病期（ステージ）はしこりの大きさや乳房内での広がり具合，リンパ節への転移状況，他の臓器への転移の有無により分類されます 表1 。

▶ 治療の流れ

（1）非浸潤がん（ステージ０） 図1

非浸潤がんは，がん細胞が乳管・小葉の中にとどまる乳がんで，適切な治療を行えば，転移や再発をすることはほとんどないと考えられます（☞Q27参照）。腫瘍の範囲が小さいと考えられる場合には，乳房部分切除術あるいは乳房部分切除術とセンチネルリンパ節生検を行い，術後放射線療法を行います。また，非浸潤がんが広い範囲に及んでいる場合には，乳房全切除術が必要になります。非浸潤がんであれば，微小転移を伴う可能性はとても低いと考えられます。多くの場合，術後に薬物療法を行う必要はありませんが，ホルモン受容体陽性乳がんの場合には，温存乳房内再発や対側乳がんの予防目的で乳房温存療法後にホルモン療法を行うという選択肢もあります。

（2）浸潤がん

浸潤がんは，乳管・小葉の外にまで広がった乳がんを指します（☞Q27参照）。

表1 乳がんの病期（ステージ）分類

病期	しこりの大きさや転移の状況
0期	・非浸潤がん
Ⅰ期 ⅠA期 ⅠB期	・しこりの大きさが2cm以下で，リンパ節転移なし ・しこりの大きさが2cm以下で，同側腋窩リンパ節に微小転移あり
Ⅱ期 ⅡA期 ⅡB期	・しこりの大きさが2cmを超えるが5cm以下で，リンパ節転移なし ・しこりの大きさが2cm以下で，同側腋窩リンパ節レベルⅠ，Ⅱ転移あり ・しこりの大きさが5cmを超え，リンパ節転移なし ・しこりの大きさが2cmを超えるが5cm以下で，同側腋窩リンパ節レベルⅠ，Ⅱ転移あり
Ⅲ期 ⅢA期 ⅢB期 ⅢC期	・しこりの大きさが5cmを超え，同側腋窩リンパ節レベルⅠ，Ⅱ転移あり，または内胸リンパ節に転移あり ・しこりの大きさが5cm以下で，同側腋窩リンパ節レベルⅠ，Ⅱが周囲組織に固定されている，または内胸リンパ節に転移あり ・しこりの大きさは問わず，しこりが胸壁に固定されていたり，皮膚に浮腫や潰瘍，衛星皮膚結節を形成しているもの（炎症性乳がんを含む）で，リンパ節転移なし，または同側腋窩リンパ節レベルⅠ，Ⅱ転移あり，または内胸リンパ節に転移あり ・しこりの大きさは問わず，同側腋窩リンパ節レベルⅢあるいは同側鎖骨上のリンパ節転移あり，または，内胸リンパ節と同側腋窩リンパ節レベルⅠ，Ⅱ両方に転移あり
Ⅳ期	・しこりの大きさやリンパ節転移の状況にかかわらず，他の臓器への転移あり

（臨床・病理 乳癌取扱い規約 第18版，金原出版，2018より作成）

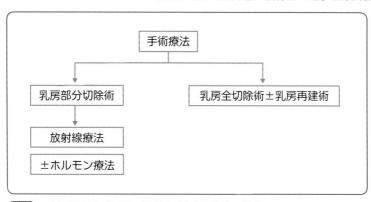

図1 非浸潤がん（ステージ0）に対する治療の流れ

（日本乳癌学会編，乳癌診療ガイドライン①治療編2022年版，p15，金原出版，2022より改変）

乳がんと診断される場合，約80％以上は浸潤がんです。

▶ステージⅠ～ⅢA **図2**

①腫瘍が比較的小さい場合

腫瘍の大きさが比較的小さく，マンモグラフィで広い範囲に石灰化が広がってい

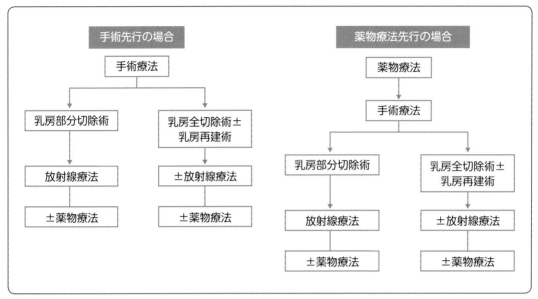

図2 ステージⅠ～ⅢAの早期乳がんに対する治療の流れ

(日本乳癌学会編, 乳癌診療ガイドライン①治療編2022年版, p17, 金原出版, 2022より改変)

ないような場合には乳房部分切除術が可能です。腫瘍が乳頭に近くても乳房部分切除術ができることもあります。乳房部分切除術を選択した場合には, 原則として術後放射線療法を行う必要があります。必要に応じて術後薬物療法を行います。

②腫瘍が比較的大きい場合

●手術→術後薬物療法

腫瘍が比較的大きく, 乳房部分切除術が困難であると考えられる場合, 乳房全切除術を行います。ステージⅠでも, マンモグラフィで広い範囲に石灰化が認められたり, CTやMRIで乳房内にがんが広く広がっていると考えられる場合には乳房全切除術を行います。

●術前薬物療法→手術

腫瘍が大きいため, そのままでは乳房部分切除術ができない場合でも, 術前に薬物療法を行い, 腫瘍が小さくなれば乳房部分切除術が可能になる場合があります。術前薬物療法でどの薬剤を選択するかは, 基本的には術後薬物療法での考え方と同じです(☞Q30参照)。

▶局所進行乳がん(ステージⅢB, ⅢC) **図3**

乳房表面の皮膚や胸壁にがんが及んでいる, 炎症性乳がん(☞Q28参照)となっている, 鎖骨上リンパ節にまで転移が及んでいる, などの場合は, 遠隔転移を有しない局所進行乳がんといわれます。まずは, 手術を可能にするために薬物療法を先行します。薬剤の選択は, ステージⅠ～ⅢAに準じます。薬物療法を行った後に, 乳房のしこりや腫れていたリンパ節が縮小し, 手術が可能になった場合には, 手術や放射線療法などの局所療法を追加することを検討します。

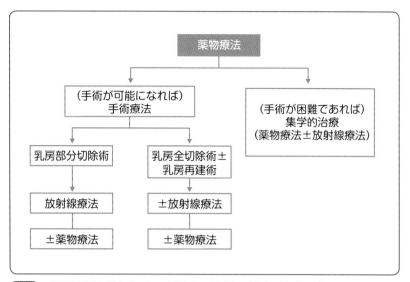

図3 局所進行乳がん（ステージⅢB，ⅢC）に対する治療の流れ

（日本乳癌学会編，乳癌診療ガイドライン①治療編2022年版，p41，金原出版，2022より改変）

▶遠隔転移を伴っている乳がん（ステージⅣ）

　この場合は，転移乳がんとして全身治療を行います。治療の目的，流れについては，Q41，42を参照してください。原発病巣に対しては，疼痛，出血，感染などがある場合には，手術，放射線，モーズ軟膏などの局所療法を行います。

Q16 乳がん治療に使われる薬剤にはどのようなものがありますか。

A 乳がんに対して行われる薬物療法には，ホルモン療法（内分泌療法），抗がん薬治療（化学療法），分子標的治療などがあり，乳がんのそれぞれの特徴に応じて薬物療法が選択されます。エストロゲン受容体の発現とHER2の過剰発現の有無は，治療選択に大変重要です。エストロゲン受容体陽性乳がんにはホルモン療法薬が使用され，HER2陽性乳がんには抗HER2薬が用いられます。また，ホルモン療法薬と併用される分子標的治療薬にはCDK4/6阻害薬とmTOR阻害薬があります。また，*BRCA1*または*BRCA2*の病的バリアント（☞ Q65参照）を認める方の乳がんにはPARP阻害薬が使用されます。トリプルネガティブの転移・再発乳がんには，PD-L1陽性であれば，抗PD-1抗体や抗PD-L1抗体が使用されます。骨転移には，骨関連事象を抑制するためにデノスマブやゾレドロン酸が使用されます。

解説 🚩 **ホルモン療法（内分泌療法）**

　ホルモン療法には，作用の異なる3つの方法，すなわち，①乳がん細胞内のエストロゲン受容体とエストロゲンが結び付くのを邪魔する方法と，②体内のエストロゲンの量を減らす方法，③エストロゲン受容体の発現を減少させる方法があります。

　①タモキシフェン（商品名 ノルバデックス），トレミフェン（商品名 フェアストン）

　タモキシフェン，トレミフェンなどの抗エストロゲン薬は，乳がん細胞内のエストロゲン受容体とエストロゲンが結び付くのを邪魔しつつ，代わりに自分がエストロゲン受容体にくっつくことで，がん細胞の増殖を抑えたり，乳がんの細胞死を誘導したりします**図1**。

　タモキシフェンやトレミフェンは閉経前と閉経後のどちらの患者さんにも使われる経口薬です。有害事象として多くみられるのは，ほてりや関節痛などの女性ホルモンに関連する症状です。まれに，血栓塞栓症や無顆粒球症（白血球の中で好中球などの一部の成分が極端に減少すること）などの重篤なものが起こることがあります。

　②LH-RHアゴニスト：ゴセレリン（商品名 ゾラデックス），リュープロレリン（商品名 リュープリン）

　閉経前の女性では，脳の視床下部というところから下垂体に，性腺刺激ホルモン（LH）を出す指令〔性腺刺激ホルモン放出ホルモン（LH-RH）〕が出されると，下垂体は性腺刺激ホルモンを出して卵巣を刺激し，卵巣はエストロゲンをつくります。

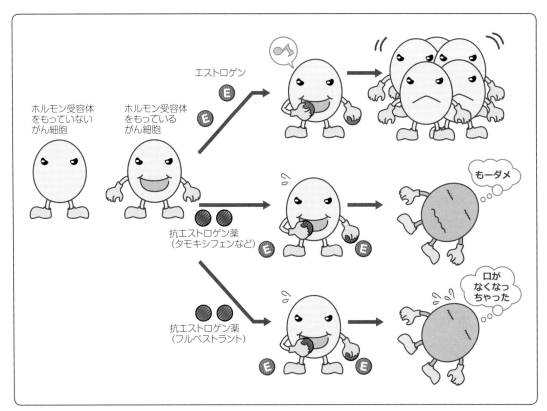

図1 抗エストロゲン薬（タモキシフェン, トレミフェン, フルベストラント）の作用

ホルモン受容体をもっている乳がん細胞は, 女性ホルモン（エストロゲン）の代わりに抗エストロゲン薬を食べてしまい, 増殖できなくなるか死んでしまいます。

　LH-RHアゴニスト製剤は, LH-RHとよく似た構造をもつ物質で, 下垂体を過剰に刺激します。過剰に刺激された下垂体は, 性腺刺激ホルモンを出さなくなるため, 卵巣でエストロゲンがつくられなくなり, 最終的には閉経前の患者さんのエストロゲンの分泌を減らします **図2**。皮下注射薬であり, 1カ月毎, 3カ月毎, 6カ月毎に投与を行うものがあります。LH-RHアゴニスト製剤による過剰な刺激により, 投与してしばらくは, エストロゲンが一時的に増えることがあります。

③アロマターゼ阻害薬：アナストロゾール, レトロゾール（商品名 フェマーラ）, エキセメスタン

　アロマターゼ阻害薬は閉経後の患者さんの体内のエストロゲンを減らす経口の薬です。閉経後は, 卵巣の機能が低下するので, 卵巣ではエストロゲンがつくられなくなります。その代わりに, 副腎（腎臓のすぐ上にある臓器）皮質や卵巣から分泌されるアンドロゲンという男性ホルモンからエストロゲンがつくられるようになります。アンドロゲンがエストロゲンにつくり変えられる過程で働いているのが脂肪組織などにある「アロマターゼ」という酵素です。アロマターゼの働きを阻害する薬（アロマターゼ阻害薬）を使用することで, エストロゲンがつくられなくなります **図3**。

副作用としては，ほてり，頭痛，関節痛，倦怠感や高コレステロール血症，骨密度低下，骨粗鬆症などがあります。骨粗鬆症が進行すると骨折のリスクが高まるため，定期的な骨密度のモニタリングや必要な治療が行われます。

④フルベストラント（商品名 フェソロデックス）

　フルベストラントは乳がん細胞内のエストロゲン受容体に結合し，エストロゲン受容体の発現を特異的に減少させることで，がん細胞の増殖を抑えたり，細胞死を誘導したりします図1。使用開始時は2週毎，その後は4週毎に両側の臀部に筋肉注射を行います。

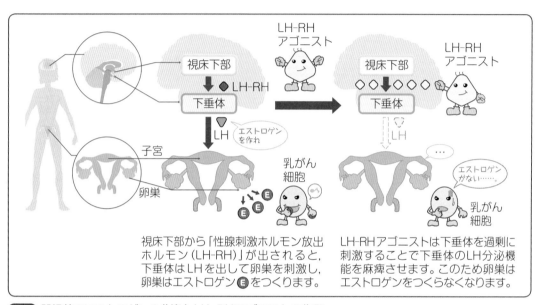

図2 閉経前のエストロゲンの分泌とLH-RHアゴニストの作用

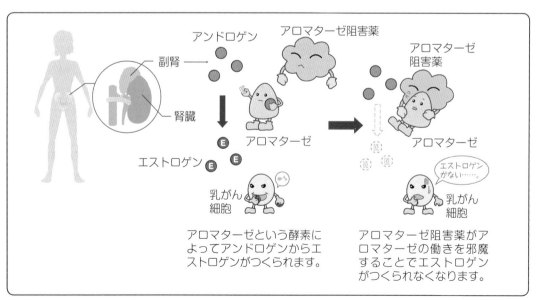

図3 閉経後のエストロゲンの分泌とアロマターゼ阻害薬の作用

閉経後のエストロゲン受容体陽性の転移・再発患者さんに使用しますが，LH-RHアゴニストとCDK4/6阻害薬を併用することを条件に閉経前転移・再発患者さんにも使用することがあります。

副作用は，注射部位の反応はある程度発生しますが，重篤なものは少ないです。

⑤その他のホルモン療法薬

上記以外にも，作用が明確にはわかっていないものの効果のある薬剤として，酢酸メドロキシプロゲステロン（商品名　ヒスロンH）があります。進行・再発乳がんで，ほかのホルモン療法薬が効かなくなったときに使用します。また，いくつかのホルモン療法薬を使用した後にエストロゲンを過剰に投与することでがん細胞の細胞死を誘導できる場合があり，エチニルエストラジオール（商品名　プロセキソール）という薬剤も使用できます。

▶ 抗がん薬治療（化学療法）

化学療法はいわゆる「抗がん薬」を用いた治療です。がん細胞に対する効果が期待される治療ですが，同時にがん以外の正常な細胞に影響を与える可能性があることから，効果があることが確認された薬の組み合わせや，身長・体重などから計算した適切な用量を使用しなければなりません。抗がん薬は通常，外来で治療を行うことが一般的ですが，病状や副作用の管理などを目的に入院して行うこともあります。診察や血液検査などで治療当日の体調をチェックし，治療可能かどうかを判断したうえで，抗がん薬が投与されます。副作用によっては当日，投与を中止したり，減量が必要になることもあります。

一般的には，ホルモン療法や放射線療法と抗がん薬治療を同時に行うことはありません。

①アンスラサイクリン系抗がん薬：AC療法，EC療法

アルファベットの文字が投与する抗がん薬名を示しています。AC療法ではドキソルビシンとシクロホスファミド，EC療法ではエピルビシンとシクロホスファミドが使用されます。アンスラサイクリン系の抗がん薬は術前，術後の治療にも，転移・再発乳がんの治療にも使用されます。通常，3週間に1回のスケジュールで投与されますが，効果を増強させるためにG-CSF製剤という好中球を増加させる薬剤を積極的に使用して2週毎に行われることもあります。以前は5-FUという抗がん薬を併用するFEC療法やCAF療法が広く行われていましたが，AC療法またはEC療法とFEC療法とを比較した試験で予後の改善効果が認められず，むしろ5-FUの副作用が危惧されることから，現在ではFEC療法やCAF療法は勧められません。

副作用としては，好中球減少，吐き気，脱毛などがありますが，制吐薬を積極的に使用することで，以前よりは吐き気の管理がやや容易になってきました。アンスラサイクリン系抗がん薬の注意すべき副作用として，薬物が蓄積すると心臓の収縮力が弱まってくることがあります。手術前後の治療では問題となることはほとんどありませんが，転移・再発乳がんで継続的に治療を行わなければならない場合や，

以前にアンスラサイクリン系薬剤を使用していた場合は，総投与量を把握することが重要となります。

　②タキサン系抗がん薬：ドセタキセル，パクリタキセル，ナブパクリタキセル（商品名 アブラキサン），TC療法

　タキサン系の薬剤は，アンスラサイクリン系の薬剤と同様に術前，術後にも転移・再発乳がんにもよく使用される薬剤です。TC療法はドセタキセルとシクロホスファミドが投与されます。通常，3週間に1回のスケジュールで投与されますが，パクリタキセルは毎週投与されます。パクリタキセルは薬を溶かしている液体の中にアルコールが含まれており，アルコール不耐症の人には使うのが難しい薬剤です。ナブパクリタキセルはアルブミンなどの生体材料が使用されています。アルコール不耐症の人にも使用可能です。

　副作用としては，好中球減少，脱毛などがありますが，吐き気はアンスラサイクリン系薬剤よりは軽いことが多いです。一方，治療を継続していくと，しびれやむくみなどの症状が徐々に強くなっていくことがあります。

　③フッ化ピリミジン系抗がん薬：カペシタビン（商品名 ゼローダ），テガフール・ギメラシル・オテラシルカリウム配合剤（略称 S-1，商品名 ティーエスワン）

　これらの薬剤は点滴ではなく経口で使用する薬剤です。代表的な投与方法としては，カペシタビンは朝夕2週間連続毎日服用，1週間休薬，または，朝夕3週間連続毎日服用，1週間休薬，S-1は朝夕4週間連続毎日服用，2週間休薬（朝夕2週間連続毎日服用，1週間休薬する場合もあります）のスケジュールで行います。

　副作用としては，腹痛や下痢などの消化器症状や手足の皮膚の障害（手足症候群），色素沈着などがあります。脱毛が少ない利点があります。

　④エリブリン（商品名 ハラヴェン），ビノレルビン（商品名 ナベルビン），ゲムシタビン（商品名 ジェムザール）

　これらの薬剤は転移・再発乳がんに使用する薬剤です。代表的な投与方法としては，1週1回投与を2週連続し，3週目は休薬するスケジュールで行います。

　副作用としては，好中球減少，脱毛などがあります。

分子標的治療

（1）抗HER2療法

　抗HER2薬はHER2陽性と診断された乳がんに使用されます。通常，抗がん薬と併用して使用されますが，抗がん薬の規定治療回数が終了すれば，抗HER2薬のみを投与することもあります。心臓の収縮力を弱める副作用が起き得るため，心エコーなどでモニタリングをしながら使用します。

　①トラスツズマブ（商品名 ハーセプチン），ペルツズマブ（商品名 パージェタ）

　どちらもHER2に対する抗体の薬剤です（☞Q27参照）。手術前後の治療にも転移・再発乳がんの治療にも使用されます。トラスツズマブ単独で使用される場合とトラスツズマブとペルツズマブを併用して使用する場合があります。ペルツズマブ

単独で投与することはありません。手術前後で併用する抗がん薬はタキサン系の薬剤であり，アンスラサイクリン系薬剤と併用して使用することはありません。手術前後には，3週毎に1年間投与されます。タキサン系薬剤は3カ月前後で終了するので，残りの9カ月は抗HER2薬だけを継続します。

トラスツズマブやペルツズマブには，好中球減少，吐き気，脱毛などの副作用は少ないですが，初回投与時に発熱やふるえなどのインフュージョンリアクションという症状が出ることがあります（☞Q48参照）。心臓の収縮力が低下する副作用が起きることがありますが，休薬すると回復するといわれています。

②トラスツズマブ エムタンシン（略称 T-DM1，商品名 カドサイラ）

トラスツズマブにエムタンシンという抗がん薬が一体化した薬剤で，抗体薬物複合体と呼ばれています。転移・再発乳がんでトラスツズマブ・ペルツズマブ治療の効果がなくなった方に使用します。術前治療でがんが完全に消失（pCR）とならなかった場合に，術後に使用することがあります。通常，3週毎に投与されます。

副作用としては，血小板減少のほか，トラスツズマブによる心機能抑制などがあります。

③トラスツズマブ デルクステカン（略称 T-DXd，商品名 エンハーツ）

トラスツズマブにデルクステカンという抗がん薬が一体化した薬剤で，トラスツズマブ エムタンシン（T-DM1）より一体化した抗がん薬が多いことがわかっています。HER2陽性の転移・再発乳がんで最初の抗HER2療法に効果がなくなった方が対象になります。3週毎に投与されます。T-DM1と比較しても高い効果が認められました。

副作用としては，吐き気や白血球減少，貧血，血小板減少などがあります。特に注意すべき副作用として間質性肺炎があります。空咳（からぜき）が続く場合や発熱，呼吸困難などがあれば担当医に相談してください。

④ラパチニブ（商品名 タイケルブ）

経口薬の抗HER2薬です。抗体ではなく低分子化合物といわれる種類の薬で，HER2の機能を抑える働きがあります。通常，カペシタビンもしくはアロマターゼ阻害薬と併用して使用します。

副作用としては，下痢や口内炎や皮疹などがあります。併用するカペシタビンによる副作用にも注意が必要です。

（2）ホルモン療法と併用される分子標的治療薬

①CDK4/6阻害薬：パルボシクリブ（商品名 イブランス），アベマシクリブ（商品名 ベージニオ）

CDK4/6阻害薬は，腫瘍の増殖に関連する細胞周期を促進する働きをもつCDK4とCDK6を阻害する分子標的治療薬です。ホルモン受容体陽性HER2陰性の転移・再発乳がんに対して，アロマターゼ阻害薬やフルベストラントなどのホルモン療法薬と同時に使うと，ホルモン療法薬だけを使用した治療よりがんの進行を遅らせる

ことができます。日本では，パルボシクリブとアベマシクリブの2つの種類の
CDK4/6阻害薬が承認されています。アベマシクリブはリンパ節転移陽性，再発高
リスクのホルモン受容体陽性HER2陰性の初発乳がんに対しても，術後2年間の投
与が承認されています。パルボシクリブの最も重要な副作用は好中球減少症であ
り，定期的な採血によるチェックが必要となります。場合により，適切な薬の減量
や休薬を行うことがあります。そのほか疲労感や脱毛が起こることもあります。ア
ベマシクリブの副作用は，パルボシクリブと異なり，血液毒性が少なく下痢の頻度
が高いといわれています。

②エベロリムス（商品名 アフィニトール）

エベロリムスは，腫瘍の増殖に関連する伝達経路にかかわるmTORタンパクの
働きを阻害する薬です。アロマターゼ阻害薬のエキセメスタンと同時に使うと，が
んの進行を遅らせます。一方で，正常な細胞にも働いてしまうため副作用は増えま
す。主な副作用は，口内炎，貧血，呼吸困難，高血糖，疲労感，間質性肺炎，肝酵
素の上昇などです。

（3）その他の分子標的治療薬

①オラパリブ（商品名 リムパーザ）

オラパリブは*BRCA1*または*BRCA2*の病的バリアント（☞Q65参照）を有するい
わゆる遺伝性乳がん卵巣がんの方に使用するPARP阻害薬といわれる種類の薬剤で
す。PARP阻害薬はDNAの一本鎖DNA修復にかかわるPARPという分子を阻害す
る薬剤です。*BRCA1*または*BRCA2*遺伝子に病的バリアントのある遺伝性乳がん卵
巣がんの場合，発生した腫瘍では二本鎖DNA修復機構が欠失していることがわ
かっています。その腫瘍に対してPARP阻害薬を使用すると一本鎖DNA修復も阻
害され，DNA損傷が修復されず，がん細胞は死に至ります。オラパリブを転移・
再発乳がんに使用する場合にはアンスラサイクリン系薬剤，タキサン系薬剤を使用
されたことのある方が対象になります。HER2陽性の乳がんには使用しません。

オラパリブは経口薬であり，朝夕で服用します。副作用としては，吐き気や嘔吐
のほかに，貧血，血小板減少などがあります。

オラパリブは，*BRCA1*または*BRCA2*の病的バリアントを有する再発リスクの高
い初発乳がんに対しても有用性が示されており，2022年8月に術後療法としての使
用が日本でも承認されました。

②アテゾリズマブ（商品名 テセントリク），ペムブロリズマブ（商品名 キイトルー
ダ）

免疫チェックポイント阻害薬に分類される薬剤です。アテゾリズマブはPD-L1
を標的にする薬，ペムブロリズマブはPD-1を標的にする薬で，PD-1とPD-L1の
結合により弱められていた，がんに対する免疫細胞の力を取り戻す作用がありま
す。それぞれの薬剤を使用することができる条件が違いますが，PD-L1陽性のト
リプルネガティブ転移・再発乳がんに使用します。それぞれ単独で使用することは

なく，抗がん薬と併用します。

　これらの免疫チェックポイント阻害薬の副作用は，抗がん薬とは異なります。甲状腺機能低下や下垂体機能障害，間質性肺炎，1型糖尿病などが起こることがあるため，呼吸器内科や内分泌内科など，さまざまな専門科とよく連携しながら治療を行っていく必要があります。

　③ベバシズマブ（商品名 アバスチン）

　ベバシズマブは，がん細胞に栄養や酸素を運ぶ新しい血管がつくられるのを防ぐことにより，がん細胞を兵糧攻めにすると考えられる分子標的治療薬で，「血管新生阻害薬」とも呼ばれます。ベバシズマブは2週間に1回点滴し，抗がん薬（パクリタキセル）と一緒に使うことで，がんが小さくなる効果を高め，がんの進行を遅らせます。正常な組織にも働いてしまうので，高血圧，たんぱく尿，粘膜からの出血（鼻血，歯ぐきからの出血），白血球の減少などの副作用が増えます。そのため，メリットがデメリットを上回る患者さんを慎重に選んで使用する必要があります。

　④デノスマブ（商品名 ランマーク），ゾレドロン酸

　デノスマブやゾレドロン酸は，骨転移した場所で骨を壊す細胞の働きを弱める効果があります。骨折や痛みの出現のリスクを下げることが認められています。重要な副作用として顎骨壊死があります。治療開始前に歯科を受診し，必要な歯科治療を行っておくことが必要です（☞Q51参照）。また，デノスマブを投与するときは低カルシウム血症を防ぐために，カルシウムとビタミンD₃とマグネシウムの配合剤（商品名 デノタス）を内服します。

初期治療の考え方について教えてください。

A 初期治療は，病状や患者さんの希望に合わせて，最適な局所療法と全身治療を組み合わせ，微小転移を根絶して乳がんの再発を抑え，乳がんを完全に治すこと（治癒）やより長い生存期間を目指すものです。

解説

▐ 初期治療とは

　他の臓器への明らかな転移（遠隔転移）がない乳がんと診断された患者さんが，最初に受ける治療を「初期治療」と呼びます。「初期治療」というのは，すでに起こっているかもしれない微小転移を根絶し，乳がんを完全に治すこと（治癒）やより長い生存期間を目指すものです。初期治療には，手術，放射線療法といった局所療法と，化学療法（抗がん薬治療），ホルモン療法（内分泌療法），抗HER2療法やCDK4/6阻害薬といった分子標的治療などによる全身治療が含まれます。

▐ 微小転移の考え方

　乳がんは，骨，肺，肝臓，脳などに転移することがあります。乳がんがしこりとしてみつかったとき，またはみつかる前から，すでにからだのどこかにがん細胞が微小転移の形で存在すると考えられています。このような微小転移が分裂・増殖し，1cm前後の大きさになると，CT，MRIやPET-CT，骨シンチグラフィなどの画像診断で遠隔転移としてみつかるようになります。

　微小転移はしばしばタンポポの種に例えられます。タンポポの種は，風に吹かれて遠くの土地まで飛んでいき，発芽に適した場所で芽を出しますが，芽を出して花を咲かせるまではみつけることはできません。それと同じように，乳がんと診断された時点ですでに微小転移が存在する場合があります。微小転移があるかどうかは，乳がんの性質（☞Q27参照）や発見された時期により異なります。微小転移を伴う確率は腫瘍の大きさや腋窩リンパ節転移の有無や程度，悪性度（グレード）など，さまざまな検査結果から推定します。「初期治療」では微小転移を根絶するために，個々の患者さんに最適な手術，薬物療法を選択し，放射線療法の適応を判断することが大切です。

乳房に対する標準的な手術の方法は何ですか。

A 乳房部分切除術あるいは乳房全切除術のいずれかになります。乳房全切除術の場合，乳房再建を行うこともあります。担当医とよく相談をし，納得ができる方法を選択しましょう。

解説 ■ **現在の標準的な手術**

　乳がんは，初期の段階では乳房内にとどまり，次第に乳房周囲のリンパ節**図1**に転移を起こし，さらにリンパの流れや血液の流れに乗って全身に広がっていくとの考え方から，かつては乳房やリンパ節にとどまっているがんを取り切る目的で，広範囲の切除が行われていました。しかし，近年，乳がんは比較的初期の段階から，がん細胞の一部が全身に広がるという考え方が主流になり，乳がんが治るかどうかは，どれだけ広くがんを切除するかということよりも，手術をした時点で，目にみえないがん細胞が全身にどの程度残っているかと，薬物療法の効果の有無によって決まる，ということがわかってきました。そのため，現在は必要以上に大きな手術を行うことはなくなりました。それぞれの患者さんに応じた手術を行い，病理結果から微細ながん細胞が全身へ広がっている可能性を予測しながら，全身（薬物）療法（化学療法，ホルモン療法，分子標的治療），局所療法（放射線療法，追加手術）が行われています。

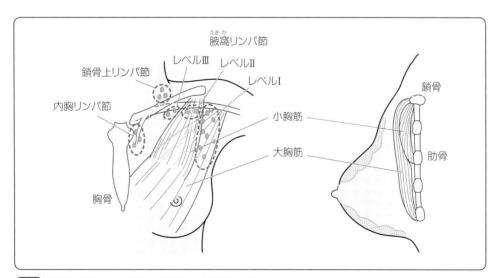

図1 乳房の解剖　大胸筋，小胸筋と領域リンパ節

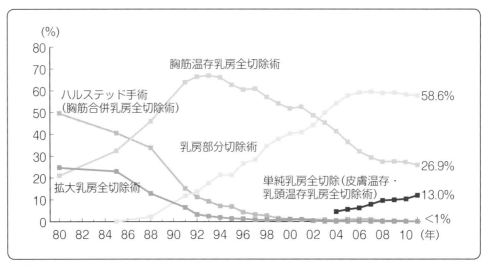

図2 乳がん手術方法の変遷 〔Breast Cancer. 2015；22(3)：235-44. より改変〕

　現在の乳がん手術には，①局所のがんを取り除く治療，②病理結果からがんの性質を知る検査，という2つの目的があり，乳房に対する標準的な手術の方法は，「乳房部分切除術」あるいは「乳房全切除術」になります。「乳房部分切除術」は，乳房を部分的に切除し，がんを取り除く方法で，「乳房全切除術」は，大胸筋と小胸筋を残してすべての乳房を切除する方法です（リンパ節に関する手術について☞Q20，21参照）。

　乳房温存療法（乳房部分切除術＋放射線療法）は，生存率について乳房全切除術と同等の治療成績が得られることが示され，乳房部分切除術が行われる割合が増加しました**図2**。

　担当医と手術の方法を決める際には，ご自身の病状（ステージ，がんの大きさや広がりなど）を把握すること，治療法のメリット，デメリットを理解すること，そしてご自身の希望を医師に伝えることが大切です。具体的な手術のイメージに関してはQ24が参考になります。

▶ 乳房の皮膚を残して乳腺組織のみを切除する方法

　乳房全切除では，乳房の皮膚を温存した方法（皮膚温存乳房全切除術）があり，この方法と同時に乳房再建を行うことにより，乳房のふくらみを保つことができます。この方法は，特にがんの広がりが大きい非浸潤性乳管がん（☞Q15, 17, 27参照）や，複数のがんのしこりが同じ側の乳房内の離れた部位に認められるなどの理由で乳房部分切除術が難しい乳がんに対して，行われることが多い方法です。

　乳房の皮膚に加えて，乳頭，乳輪を残す方法（乳頭温存乳房全切除術）もあります。この方法は，標準的な方法（乳房部分切除術や乳房全切除術）と比べて生存率や再発率に差がないことを示す大規模な臨床試験の結果はありませんが，乳房再建術と同時に行うと乳房の形がきれいに保たれやすいため，乳房再建術の普及とともにこ

の手術も増えてきました。ただし，残した乳頭・乳輪の血流が悪いと壊死を起こしてしまうことがあるため，しこりと乳頭や皮膚との間の距離が離れている早期乳がんのみが対象となります。この治療を希望される場合は，十分習熟した医師のもとで，その利点，欠点を理解したうえで，治療を受けることをお勧めします。

内視鏡手術（鏡視下手術）

　内視鏡手術は，皮膚を数カ所小さく（数センチ程度）切開し，先端にレンズやはさみのついた管をそこから入れて手術するもので，皮膚を大きく切開して行う手術に比べて，患者さんのからだへの負担が少ない手術として主に腹部や胸部の手術に用いられています。乳がんの手術においても取り入れている施設があり，保険診療として行うことができます。しかし，乳房はからだの表面にある臓器で，乳房部分切除術の場合には手術によるからだへの負担もそれほど大きくないこと，内視鏡手術が通常の手術に比べ時間が長くかかることなどから，普及には至っていません。

　また，内視鏡手術で確実にリンパ節郭清ができるか，長期的にみて再発の危険性がないかなどのデータはまだ不足しており，統一した手術手技もまだ確立していません。内視鏡手術（鏡視下手術）を受ける場合は，十分習熟した医師のもとで，その利点，欠点を理解したうえで，治療を受けることをお勧めします。

からだへの負担がより少ない治療

　患部にメスを入れずに，乳がんの治療をしようとする試みも進められつつあります。その一つがラジオ波焼灼療法であり，これはがんに針を刺し，その先端からラジオと同様の周波数帯の電磁波を出して，がんを熱で死滅させる方法です。もう一つの方法としてFUS（集束超音波療法）があり，MRI検査で認識されたがんをねらって，虫メガネの原理でがんに超音波のエネルギーを集中させ，がんを焼き切ってしまう方法です。

　こうした治療は「低侵襲治療」と呼ばれ，一部の施設で導入され，臨床試験（☞Q8参照）として患者さんの同意を得て行われ，近年その治療成績が示されてきました。しかし，少人数の患者さんを対象とした短期間の経過観察による成績しかないこと，その適応，治療方法，治療効果判定方法に統一されたものがないことが問題点として挙げられています。現時点では，実施する場合には臨床試験として行われるべき治療で，標準治療（☞Q7参照）とはいえません。当然，保険診療の対象ともなりませんので，このような治療を希望する場合には，標準治療を受けないことの不利益なども十分に考慮すべきです。

手術をしなくてもよい乳がんはありますか

　がんが乳管の中にとどまっている早期の状態を「非浸潤性乳管がん（ductal carcinoma *in situ*；DCIS）」といいます。米国の過去のデータから，非常におとなしいタイプのDCIS（低グレードDCIS）では，乳がんに対する手術を受けた人と受け

なかった人の生存率に差がないという結果が発表されました。その結果から，手術をしなくてもいい乳がんがあるのではないかという論議が生まれました。しかし，手術不要と解析された病変が本当にDCISだったのか（がんではない病変だったのではないか）不明である点，手術をしなかった場合も数年後により進行した浸潤がんとして再発した報告が複数ある点などから，現時点では，たとえ低グレードDCISであっても手術をしなくていいとはいえません。手術をしなくていいかどうかを調べるために，診断のための針の太さや，経過観察としての検査内容を細かく規定した研究が進められています。これらの研究結果から，将来的には，手術をしなくてもいい乳がんがあるかどうかが判明するでしょう。

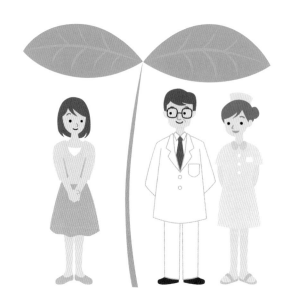

Q19 乳房温存療法は，どのような場合に適応となりますか。

A 乳房温存療法は，ステージⅠ，Ⅱの浸潤性乳がんおよび非浸潤性乳管がん（主に腫瘍径3cm以下）に適応となります。また，腫瘍径が大きな場合でも，術前薬物療法により腫瘍が縮小すれば乳房温存療法は可能となることがあります。ただし，術後放射線療法ができない場合は，基本的にはお勧めできません。

解説

乳房温存療法の目的と考え方

乳房温存療法（乳房部分切除術＋温存乳房への手術後の放射線療法）は，ステージが0，Ⅰ，Ⅱ期の乳がんに対する標準的な局所療法です（☞Q15，17参照）。乳房温存療法の目的は，乳房内での再発率を高めることなく，整容性の面からも患者さんが満足できる乳房を残すことにあります。そのためには，乳がんの広がりを術前画像検査で正確に診断して，それをもとに適切な乳房部分切除術を行うこと，そして手術後に適切な放射線療法（原則的には必須）を行うことが重要です。

乳房温存療法に適した腫瘍の大きさ

腫瘍の大きさが何センチまでなら乳房温存療法の適応になるかについては，基準が設けられているわけではありません。日本では，局所再発（温存乳房内再発）をできるだけ少なくすることや，整容性の面で満足できる形を残せることを考え併せて，腫瘍の大きさ3cm以下を乳房温存療法の適応としてきました。しかし，最近では，がんを完全に取り切ることができて，整容性の面でも良好な手術が可能と判断された場合は，腫瘍の大きさが3cmより大きくても適応となることがあります。また，腫瘍が大きな場合でも術前薬物療法により腫瘍が縮小すれば，乳房温存療法は可能となることがあります。

非浸潤性乳管がんの乳房温存療法

ステージが0期の非浸潤性乳管がんでは，乳房温存療法と乳房全切除術では生存率に差はなく（手術例を集計した報告では，10年生存率は乳房温存療法で95〜100％，乳房全切除術で98〜100％），病変の範囲が限局している場合には，乳房温存療法が選択肢となります。がんが広範に及ぶ場合は，乳房温存療法では術後に温存乳房内再発の危険があるため，乳房全切除術が勧められます。

乳房温存療法の適応にならない場合

　以下のいずれかに該当する場合は，原則として乳房温存療法が適応にならず，通常，乳房全切除術が行われます。

①2つ以上の腫瘍が，同じ側の乳房の離れた位置にある場合
②腫瘍が広範囲にわたって広がっている場合（マンモグラフィで，乳房内の広範囲に微細石灰化が認められる場合など）
③以下の理由などで，温存乳房への放射線療法が行えない場合（☞Q33参照）
　a）温存乳房への放射線療法を行う姿勢がとれない
　b）妊娠中である＊
　c）過去に手術した側の乳房や胸郭へ放射線療法を行ったことがある
　d）活動性の強皮症や全身性エリテマトーデス（SLE）などの膠原病を併発している
④腫瘍の大きさと乳房の大きさのバランスから，乳房部分切除術後の乳房が整容性の面でよくないことが予想される場合
⑤患者さんが乳房温存療法を希望しない場合
＊妊娠中でも出産後まで放射線療法を待つことができると判断される場合には乳房温存療法は可能です。

　また，遺伝性乳がん（BRCA1/2遺伝子の病的バリアントをもつ方など）では，それ以外の乳がんと比べて乳房温存療法後の温存乳房内再発のリスクが高くなる可能性が心配されることから，乳房温存療法は積極的には勧められません。乳房温存療法を行うことのメリット，デメリットについて担当医と十分話し合って行うかどうかを決めましょう。

乳房部分切除術後の追加治療について

　温存した乳房にまだ多くのがん細胞が残っている（断端陽性）と予想される場合は，追加切除や乳房全切除術が推奨されます。断端陽性であっても温存した乳房に残っているがん細胞が少ないと予想される場合は，全乳房照射後にさらに部分的に放射線療法を追加（ブースト照射）する方法も有効であると考えられており，追加切除の代わりに放射線療法で対応する場合もあります。また，若年（39歳以下）の患者さんでは，断端陰性でもブースト照射の追加による再発率の低下が報告されており，ブースト照射を行うことが勧められます。

温存乳房内再発について

　乳房温存療法後に残した乳房にがんが出現することがあり，これを「温存乳房内再発」と呼びます。この原因には2つあり，1つは，乳房を部分切除した際に目にみえないがんが隠れていて残ってしまい，かつ手術後に放射線療法や薬物療法を行っても生き残り，あとで大きくなって再発としてわかったもの，もう1つは，まったく新しい乳がんが同じ乳房内にできたものです。この2つを厳密に区別することは困難で，温存乳房内再発に関する多くのデータがどちらも含めた結果になっていま

す。治療は，原則として乳房全切除術が勧められます。再度の乳房部分切除術が可能な場合もあると考えられますが，局所の再々発のリスク因子が明らかにされておらずお勧めはできません。

センチネルリンパ節生検について教えてください。

A 触診や画像診断など術前の検査で腋窩リンパ節への転移がないと判断した場合は，センチネルリンパ節生検を行います。そして，病理検査でセンチネルリンパ節に転移がないか，あるいは転移があっても一定の条件を満たす場合は，腋窩リンパ節郭清を省略することが可能です。

解説 ▌ センチネルリンパ節生検とは

　センチネルリンパ節とは，乳房内からのリンパ流が最初にたどりつくリンパ節と定義され，乳がん細胞が最初に転移しやすいリンパ節と考えられます **図1**。このセンチネルリンパ節をみつけて摘出し，その中にがん細胞があるかどうか（転移の有無）を顕微鏡で調べる一連の検査を「センチネルリンパ節生検」と呼びます。

　センチネルリンパ節生検が開発される前は，ほぼすべての患者さんに腋窩リンパ節郭清を行っていました。腋窩リンパ節郭清（☞Q21参照）には転移の有無や転移したリンパ節の個数を調べ（診断），それを取り除く（治療）という2つの目的がありますが，最終的にリンパ節に転移がなかった場合には，治療としてのリンパ節郭清は必要なかったことになります。

　腋窩リンパ節郭清によって，手術後のわきへのリンパ液の貯留，わきの感覚の異常，腕のむくみといった合併症や後遺症が引き起こされるなど，リンパ節郭清は，患者にとって術後の悩み事につながる可能性があります。そこで，リンパ節郭清を

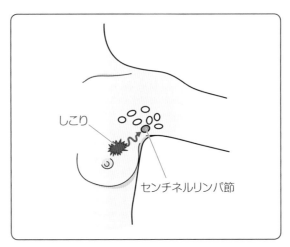

図1 センチネルリンパ節（乳房から最初にリンパ流を受けるリンパ節）

行わず，リンパ節転移の有無を調べる方法としてセンチネルリンパ節生検が開発され，世界中で実施されています。

　センチネルリンパ節にがん細胞がなければ，それ以外のリンパ節に転移がある可能性は非常に低いと考えられますので，腋窩リンパ節郭清を省略できます。センチネルリンパ節に転移がある場合は，原則として腋窩リンパ節郭清を行いますが，センチネルリンパ節の転移が微小（2mm以下）であった場合は，その他のリンパ節に転移が存在する可能性は低いため，腋窩リンパ節郭清を省略することも可能です。

　さらに，センチネルリンパ節に2mmを超える転移があっても，一定の条件（条件：①センチネルリンパ節への転移が2個以下，②乳房のしこりの大きさが5cm未満，③術後に腋窩を含む放射線照射を施行，④術後薬物療法を施行，など）を満たす場合には，腋窩リンパ節郭清を省略しても生存率は低下せず，遠隔再発率も上昇しないという報告から，腋窩リンパ節郭清を省略することも可能です。腋窩リンパ節郭清を省略するかどうかは，これらのデータをもとに担当医と手術前によく相談して決めてください（☞Q21参照）。

▶ センチネルリンパ節生検の方法

　通常，センチネルリンパ節生検は乳房の手術の際に同時に行います。腫瘍の周りや乳輪に微量の放射性同位元素（わずかな放射線を発する物質，アイソトープ）あるいは色素を注射すると，その放射性同位元素（または色素）はリンパ管を通じてセンチネルリンパ節に集まります。放射線が検出されたり，色に染まったりしたリンパ節（センチネルリンパ節）を摘出して，転移の有無を顕微鏡で調べます。最近では，蛍光色素と赤外線カメラを用いた蛍光法も普及してきました。

　なお，センチネルリンパ節生検は，確立された標準的な方法ですが，具体的な手技については，各施設でかなりばらつきがあります。例えば，センチネルリンパ節をみつけるのに使う薬剤や，それらを乳房のどこに注射するかも施設によってさまざまです。また，熟練した乳腺外科医を中心としたチームが行っても，センチネルリンパ節がみつからない場合もあります。

▶ センチネルリンパ節生検の信頼性

　センチネルリンパ節生検は，大規模な臨床試験の結果，十分信頼できる方法であることが確認されています。つまり，センチネルリンパ節への転移の有無で腋窩リンパ節郭清をするかどうかを決めた患者さんと，センチネルリンパ節への転移の有無にかかわらず腋窩リンパ節郭清を受けた患者さんでは，生存率が変わらないということが報告されています。

▶ センチネルリンパ節生検の合併症

　センチネルリンパ節生検に用いる色素で，まれにアレルギー症状が出ることがあります。また，皮膚に色素の跡が残りますが数週間で消えます。一方，放射性同位

元素を使用する場合，その量は非常に微量なため，人体に悪影響はほとんどありません。

　センチネルリンパ節生検でもリンパ浮腫（術後の腕のむくみ），腕やわきのしびれや痛みなどが起きる可能性はありますが，腋窩リンパ節郭清によるものと比べて明らかに少ないことも報告されています。

▶ 術前化学療法後のセンチネルリンパ節生検

　術前化学療法を行う患者さんに対するセンチネルリンパ節生検は，術前化学療法前の画像診断などにより腋窩リンパ節転移がないと判断された患者さんでは，術前化学療法の前あるいは後のいずれでも実施可能です。一方，術前化学療法前に腋窩リンパ節転移があった患者さんでは，たとえ術前化学療法後の画像診断で腋窩リンパ節転移が消失したと考えられても，通常のセンチネルリンパ節生検の信頼性は不十分である可能性があり，現時点では腋窩リンパ節郭清省略が標準的な方法とはいえません。センチネルリンパ節生検の信頼性を向上させるために，もともと転移と診断されたリンパ節に目印をつけてそれを確実に摘出する，通常のセンチネルリンパ節生検よりも多めにリンパ節を摘出するといった工夫が必要とされています。

▶ 非浸潤がんの場合

　がん細胞が乳管・小葉の中にとどまっている非浸潤がんの場合には，理論的にはリンパ節転移は起こらないため，腋窩リンパ節郭清はもちろんのこと，センチネルリンパ節生検すら行う必要はないと考えられます。ただし，非浸潤がんかどうかを手術前に正確に診断することは困難です。手術前の針生検で非浸潤がんと診断されても，しこりが触れる場合や範囲が広い場合などには，そこに小さな浸潤（乳管の外にがんが出ている部分）が含まれている可能性があります。

　したがって，浸潤がんの可能性がある場合には，センチネルリンパ節生検を行ったほうがよいと考えられます。一方，浸潤がんの可能性が少ない場合には，まず乳房部分切除術を行い，病理検査の結果，浸潤がんが認められた場合に，センチネルリンパ節生検を行うかどうかを判断することも可能です。ただし，乳房全切除術が行われる場合や，乳房部分切除術であっても，腫瘍が乳房の外上側に広範囲に存在する場合などには，後日，センチネルリンパ節生検を行うことが技術的に難しいため，乳房の手術と同時にセンチネルリンパ節生検を行うことが勧められます。

Q21 どのような場合に腋窩リンパ節郭清が必要でしょうか。

A 手術前に腋窩リンパ節に転移があると診断された場合は，腋窩リンパ節郭清を行います。一方，手術前に腋窩リンパ節に転移がないかまたは疑いと診断された場合は，まずセンチネルリンパ節生検（☞Q20参照）を行い，センチネルリンパ節への転移の有無を調べます。そこに転移がなかった場合は腋窩リンパ節郭清を省略できますが，転移があった場合は腋窩リンパ節郭清を行います。ただし，転移があっても微小転移の場合や，一定の条件を満たせば微小転移より大きい転移であっても，腋窩リンパ節郭清を省略することが可能と考えられます（☞Q20参照）。

解説

■ 腋窩リンパ節郭清とは

「腋窩リンパ節」は乳がんが転移する頻度が最も高いリンパ節です。腋窩リンパ節は腋窩の脂肪の中に埋め込まれるように存在しており，リンパ節の取り残しがないよう周りの脂肪も含めて一塊に切除することを「腋窩リンパ節郭清」と呼びます。切除した後で，脂肪の中からリンパ節を取り出して転移の有無を病理検査（顕微鏡検査）で調べます。リンパ節に転移がある場合は，転移がない場合と比べて，手術後に他の臓器に転移が出現する危険性が高いことがわかっています。

腋窩リンパ節郭清は，乳がんに対する標準治療として，1900年代におよそ1世紀にわたり行われてきました。腋窩領域への再発を防ぐ最も確実な治療ですが，術後の合併症や後遺症（上腕挙上障害，知覚障害，浮腫など）に悩まされてきました。しかし，2000年代前半から，よりからだへの負担が少ないセンチネルリンパ節生検が普及し始め，現在では，手術前に腋窩リンパ節への明らかな転移はないと診断された早期乳がんでは，まずセンチネルリンパ節生検を行うようになりました。センチネルリンパ節への転移の有無を調べ，転移がない場合や転移があっても一定の条件を満たせば腋窩リンパ節郭清を省略できます。大きな転移が多数あった場合は腋窩リンパ節郭清を行います。一方，手術前の検査（画像検査および細胞診，針生検など）で腋窩リンパ節転移があると診断された場合には，最初から腋窩リンパ節郭清を行います。センチネルリンパ節生検については，Q20を参照してください。

■ なぜ腋窩リンパ節郭清を行うのか

腋窩リンパ節郭清を行う目的は2つあります。1つは，腋窩リンパ節への転移の有無やその転移個数を調べるという「診断」の目的と，もう1つは再発を防ぐという

「治療」の目的です。

　腋窩リンパ節への転移の有無（存在診断）は，リンパ節郭清を行わなくとも，センチネルリンパ節生検によって判断が可能となりました。しかし，センチネルリンパ節に転移がある場合は，センチネルリンパ節生検だけでは全体のリンパ節転移個数までわからないので，追加で腋窩リンパ節郭清を行うことで転移個数を確認します。転移個数が多いほど再発の危険性が高くなることが知られており，術後の治療方針を決めるために転移個数を知ることは重要であるといえます。

　次に，再発を防ぐという「治療」の目的については，腋窩リンパ節郭清が適切に行われた後の腋窩リンパ節再発はまれであり，達成されるといえます。一方で，腋窩リンパ節郭清をすること自体が，骨，肺，肝臓などの遠隔転移再発を予防する効果があるかどうかについてはさまざまな議論があります。過去に行われた多くの臨床試験を検討すると，腋窩リンパ節郭清を行わないと術後の再発の危険性が少し高くなることも示されています。

　したがって，術前に腋窩リンパ節に転移がある場合には，腋窩リンパ節郭清を行うべきであると考えられています。センチネルリンパ節生検で転移がみつかった場合に，腋窩リンパ節郭清を省略するかどうかについてはQ20も参照してください。

▶ リンパ節郭清の範囲

　腋窩リンパ節郭清の範囲は，わきの下から鎖骨に向かって，レベルⅠからⅢに分けられます 図1 。リンパ節転移は一般にレベルⅠからレベルⅡ，Ⅲへと順に進んでいくと考えられています。したがって，腋窩リンパ節郭清は一番転移しやすいレベルⅠから順に行います。リンパ節郭清はレベルⅠからⅡまで郭清すると，通常十数個のリンパ節が切除されます。リンパ節の個数は患者さんによって異なるため，郭清個数よりも，郭清範囲が正確に取り切れているということが重要です。

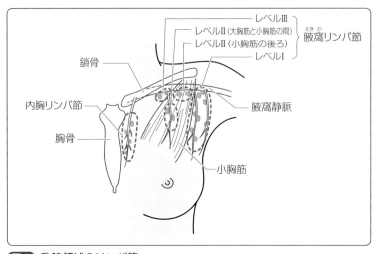

図1 乳腺領域のリンパ節

以前は，レベルⅠからⅢまで郭清することが一般的で，ときに胸骨の裏側にある内胸リンパ節や鎖骨の上にある鎖骨上リンパ節も郭清することがありました。しかし，このように広く郭清しても再発の危険性が減少するとは限らず，むしろ腕のむくみなどの合併症が出ることが多いため，現在ではレベルⅠまたはⅡまでの郭清にとどめ，転移を疑うリンパ節がレベルⅢにある場合のみ郭清を追加することが多いのです。

乳房再建について教えてください。

A 乳房再建には，自家組織（自分のからだの一部）を用いた再建法と人工乳房（インプラント）で行う再建法があります。また，行う時期も乳房全切除術と同時に行う一次再建と，乳房全切除術後に期間をおいて行う二次再建があります。

解説

▌乳房再建について

　乳房再建は，手術によって失われた乳房を，形成外科の技術によって再建する方法です。乳房を失うことで，温泉に入れない，バランスが悪い，パッドがわずらわしい，といった不便や不自由さを感じる人も少なくありません。乳房再建を行うことで，これらの精神面や肉体面の問題が改善することもあります。

　乳房再建によって再発が増えたり，再発の診断に影響したりすることはありません。しかし，乳房再建の方法（自家組織か人工乳房か）や時期（一次再建か二次再建か），そして完成までの手術の回数（一期か二期か）もさまざまで，放射線療法との関係や，乳房の手術をする施設の状況，乳房再建をする形成外科医の技術など，検討すべき問題はたくさんあります。乳房再建を検討したい方は，手術前に自身の希望を担当医に伝え，必要に応じて形成外科医を紹介してもらい，よく相談することをお勧めします。

▌乳房再建の方法について

　乳房再建は大きく分けて，自家組織による方法と人工乳房（インプラント）による方法があります。

（1）自家組織による再建

　自家組織による再建とは，患者さんのからだの一部の組織を胸に移植する方法で，主に①腹部の組織を移植する方法と，②背中の組織を移植する方法の2つがあります。

①　腹部の組織を移植する方法

　腹部の組織を移植する方法には，「腹直筋皮弁法」という，腹部の皮膚，脂肪，筋肉に血管を付けたまま胸に移植して乳房をつくる方法**図1**と，「穿通枝皮弁法」といって腹部の脂肪とそこに栄養を送る血管だけを移植して乳房をつくる方法があります。腹直筋皮弁法では，腹部の組織を切り取る際に筋肉を一部取るので，腹筋が弱くなり，腹壁瘢痕ヘルニアを起こすことがまれにあります。腹部の手術を受けたことのある方や，将来の妊娠・出産を希望されている方にはこの方法は適していま

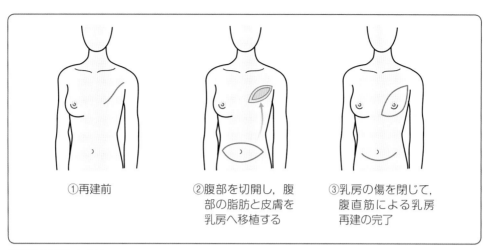

①再建前

②腹部を切開し，腹部の脂肪と皮膚を乳房へ移植する

③乳房の傷を閉じて，腹直筋による乳房再建の完了

図1 腹直筋皮弁法

せん。腹直筋皮弁法の手技は比較的簡単なため，専門医がいれば，どこの病院の形成外科でも実施可能です。これに対し穿通枝皮弁法は，脂肪に栄養を送る血管を探して，これを付着させて脂肪を切り取り，移植し，顕微鏡でみながら胸やわきの下の血管と縫い合わせるため，非常に高度な技術を要します。腹直筋は犠牲にならないので，腹筋が弱くなることはありませんが，血管が詰まると脂肪全体が壊死してしまうため，高度な技術を伴う手術であり，限られた施設，形成外科医しか行えないという欠点があります。どちらの方法も下腹部に傷が残ることは同じです。

② 背中の組織を移植する方法

背中の組織を移植する方法を「広背筋皮弁法」といい，背中の皮膚，脂肪，筋肉に血管を付けたまま胸に移植して乳房をつくる方法です**図2**。背中の組織を切り取る際に，背中に傷が残ります。背中の筋肉を切り取っても他の筋肉が補うので，日常生活に支障はほとんどありません。この方法は乳房のボリュームが比較的小さい方や腹部の手術を受けたことのある方，将来の妊娠・出産を希望されている方に適した方法です。ただし，移植した組織の中の使われなくなった筋肉が時間とともに萎縮（廃用性萎縮）し，再建した乳房が小さくなってしまうことが欠点です。

（2）人工乳房（インプラント）による再建

はじめにエキスパンダーという皮膚を伸ばす袋を胸の筋肉の下に入れ，その袋の中に生理食塩水を徐々に入れて皮膚を伸ばし乳房の形にふくらませます。その後，エキスパンダーを人工乳房（インプラント）に入れ替えるという方法が一般的です**図3**。乳房の大きさや残っている皮膚の状態によっては，エキスパンダーは挿入せずに乳房全切除術時にインプラントを入れて1回で完成させることもあります。再建手術は乳房全切除術のときの傷を切開して行いますので，新たな傷はできません。インプラントはシリコンでできているので，その後のマンモグラフィ検査（手術していない側の乳房）にも問題ありません。しかし，エキスパンダーやインプラントは人工物なので，感染を起こした場合には，いったん取り除いて感染を治療

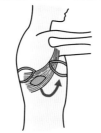
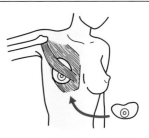

①背中を切開し，広背筋を皮膚の
　内側から乳房の位置へ移動させる

②乳がん手術時の傷を開き
　エキスパンダーを挿入する

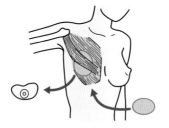
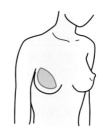

③生理食塩水を注入し，皮膚が十
　分に伸びたところでエキスパン
　ダーとインプラントを入れ替える

④広背筋皮弁法による再建
　の完了

図2 広背筋皮弁法＋インプラント

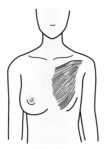
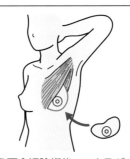
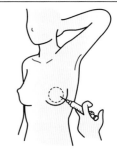

①再建前

②乳房全切除術後，エキスパ
　ンダーを挿入する（生理食
　塩水注入）

③1カ月ごとに約3～6
　カ月間，生理食塩水
　を追加注入する

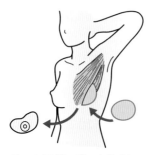
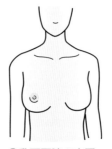
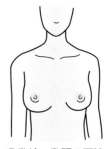

④エキスパンダーを抜去し，
　インプラントに入れ替える

⑤乳房再建の完了

⑥乳輪・乳頭の再建

図3 インプラント

表1 各乳房再建方法の特徴

	自家組織を使う方法		インプラントを使う方法
乳房再建の方法	腹直筋皮弁法 穿通枝皮弁法	広背筋皮弁法	エキスパンダー＋インプラント
手術のための入院	最低術後2週間		最低術後1日〜数日
手術時間	腹直筋皮弁法，広背筋皮弁法：4時間前後 穿通枝皮弁法：6〜8時間		エキスパンダーの挿入： 　30分〜1時間 インプラントへの入れ替え： 　30分〜1時間
手術のからだへの負担	大きい	比較的大きい	比較的小さい
傷	組織を取った腹部に残る	組織を取った背中に残る	乳房全切除術の傷のみ
通院での治療	数週に1度の診察のみ		エキスパンダーへの生理食塩水の注入のため数週に1度の診察のみ（約3〜6カ月間）
仕上がり後の手ざわり	自然	自然，ただし脂肪が少ないのでボリュームが足りないことがある	インプラントなので，やや硬い感じ
放射線療法後の適応	可能	可能	症例による
大胸筋欠損の人の適応	できる	できる	できない
費用	保険適用	保険適用	保険適用（ステージⅡ以下）

し，完治しないと再建を再開することはできません。また，まれではありますが，術後にブレスト・インプラント関連未分化大細胞型リンパ腫（BIA-ALCL）を発症することがあります。インプラント挿入後の10年を超える長期の安全性はデータが限られており，将来的に入れ替えが必要な場合があります。

　もともと下垂のある乳房は，自家組織による再建を行った乳房と比べて左右の対称性が劣りますし，再建していないほうの乳房は加齢とともに下垂してくるので，左右のバランスが悪くなることがあります。その際には，再建していない側の乳房を豊胸したり，挙上したりして，バランスを合わせることが必要になります。また，エキスパンダーには一部に金属が使われているものが多く，その場合，エキスパンダー挿入中はMRI検査を受けることができません。

　いずれの方法でも，乳頭や乳輪の再建は，乳房を再建して位置や形が安定するのを待って行います。それぞれの方法には特徴がありますので，どの方法で行うかは，乳房切除の術式やご自身の希望を考え併せたうえで選択します**表1**。

乳房再建の時期と名称について

　乳房再建法には，①再建を行う時期と，②再建術の回数（何回に分けて再建を行

うか）によって名称があります。①については，乳がんの手術と同時に再建手術を行う場合を「一次再建」，乳がんの手術後に期間をおいて改めて再建する場合を「二次再建」といいます。②については「一期再建」と「二期再建」があります。エキスパンダーで皮膚を伸ばさずに自家組織またはインプラントにより1回で乳房を再建する方法を「一期再建」といい，最初の手術でエキスパンダーを挿入して皮膚を伸ばしてから，2回目の手術でインプラントに入れ替える再建法を「二期再建」といいます。これらの「一次，二次」「一期，二期」という言葉を組み合わせて再建術のやり方を表現します。

　また，「同時再建」とは，乳がん手術の際に同時に自家組織やインプラントで再建すること（一次一期再建）を指します。患者さんの立場からすると，一度の手術で乳がん切除と再建が同時に行えるという点では，一次再建が望ましいと考えられます。近年，同時再建が増えてきましたが，再建まで気持ちが回らない，病院の方針として一次再建をやっていない，乳がんの再発の不安がある，乳がんの進行の程度などによっては二次再建のほうが望ましい場合があります。これらのことを考慮して，患者さん，形成外科医，担当医の3者で手術前によく話し合って，それぞれの患者さんに適した手術時期を選択することをお勧めします。

放射線療法と乳房再建

　乳房全切除術を受けた人でも，腋窩リンパ節転移が多数の場合やしこりが大きい（5cm以上）場合では胸壁や首の付け根（鎖骨周囲）に放射線を照射することがあります（☞Q34参照）。放射線療法は，皮膚やその周囲組織にダメージを与え，皮膚が弱くなったり，伸びにくくなったりします。そのため，放射線療法後の人工物による二次再建は術後の合併症の発生率が増加することが報告されていますので，選択する際は担当医と十分に相談が必要です。また，放射線療法後の自家組織による二次再建はできる場合もありますが，創部の治りや整容性がよくないことがあります。インプラントを挿入した状態（一次再建）での放射線療法についても，インプラントへの影響を考慮しつつ慎重に進めなければなりません。手術後の病状によっては放射線療法を受ける可能性があることを念頭に置きつつ，手術前に担当医とインプラント挿入後や自家組織再建後に放射線療法をするとどのような影響があるかを十分相談することをお勧めします。通常，自家組織（自分の筋肉や脂肪）よりインプラントを用いた再建乳房に照射するほうが合併症は多くなります。また，人工物による再建の場合，インプラントを入れる前に，エキスパンダーという皮膚と周囲の組織を伸ばす器具を入れることがあります。合併症や乳房再建の完遂などの面から，一般的にはインプラントに入れ替えてから照射することが望ましいとされてきましたが，入れ替え前（エキスパンダー挿入中）と後の照射を比べると，重篤な合併症の頻度や再建の見た目には差がないため，抗がん薬治療（化学療法）などのタイミングにより必要と判断されれば，エキスパンダー挿入中の照射も許容されます。

費用と保険適用

　乳房全切除術後の乳房再建は，自家組織による乳房再建と，インプラントによる乳房再建のいずれも保険適用が認められています。しかし，すべての施設においてインプラントによる乳房再建が実施できるわけではありません。また，再建乳房への乳頭形成も，保険診療の対象になっていますが，それぞれの費用は手術の内容によって異なり，施設によっては自費診療として行っている場合もあります。いずれの術式の場合でも必ず手術前に形成外科医に相談し，入院日数や費用などについて十分理解しておく必要があります。

乳房再建後 (特にインプラントによる再建) の日常生活上の注意点

①術後しばらくはドレーンが留置されているので，感染予防のため留置部位を清潔に保ちましょう。

②ドレーン抜去後に血液やリンパ液などの体液が体内にたまった場合は，超音波画像で位置を確認しながら，注射器を使って体液の穿刺除去を行うことがあります。

③退院後は可能な範囲で手術した側の腕のストレッチや運動を行い，二次的な肩関節拘縮（硬くなり動かしにくくなること）を予防しましょう。

④インプラントの劣化や破損は触診や超音波検査で診断できるので，定期検診時に乳房と合わせてインプラントのチェックも行ってもらいましょう。

⑤再建途中に使用する下着については，再建方法に合わせて勧められる場合があります（☞Q26参照）。乳房再建の担当医にご相談ください。

⑥エキスパンダーには一部に金属が使われているものが多く，その場合，エキスパンダー挿入中はMRI検査を受けることができません。MRI検査を受ける際には，乳房再建の担当医に確認が必要です。

⑦日常生活に関しては，エキスパンダーやインプラントが安定した状態になれば通常通りで構いません。肩こりや腰痛などに対するマッサージも問題ありませんが，再建部分へのマイクロ波温熱治療などは控えてください。飛行機に乗ることは問題ありませんが，エキスパンダーには金属や磁石が入っているため，保安検査場で金属探知機に反応する可能性があります。運動に関しては，エキスパンダー挿入中は，ランニングやエアロビクス，水泳など過剰な運動は避けましょう。開始時期に関しては創部の状態も含め医師への相談が必要です。

乳房再建後 (特にインプラントによる再建) の主な合併症

　日本乳房オンコプラスティックサージャリー学会による2020年度乳房再建用エキスパンダー／インプラント年次報告によると，エキスパンダー挿入術後の合併症は11.8％（486/4,135件）あり，うち抜去や入れ替えを要した症例は3.6％（150件）でした。

人工乳房（インプラント）挿入術後の合併症は4.3%（152/3,506件）あり，うち抜去や入れ替えを要した症例は0.9%（33件）でした。合併症の内訳は，感染22%，術後出血・血腫42%，皮膚壊死・術後創離開18%，その他38%でした。術前に薬物療法を行った後の乳房再建についても合併症はそれほど増えないといわれていますが，注意して慎重に行う必要があります。また，特殊な合併症として，ブレスト・インプラント関連未分化大細胞型リンパ腫（BIA-ALCL）があります。これはT細胞性のリンパ腫と呼ばれるもので，死亡率は低いとされていますが，乳がんとは異なる悪性腫瘍です。罹患率はインプラント挿入症例10万例あたり年間0.1～0.3%と推定されています。罹患した患者さんについての海外からの報告では，インプラントを入れてから平均9年ほどで発生し，8割の患者さんでインプラント周囲に液体がたまり大きく腫れてくるとされています。

　以上のように，乳房再建では合併症も起こり得るため，メリット・デメリットをよく理解したうえで再建を受けるかどうかを決めましょう。

▌乳頭・乳輪再建

　乳がんの手術で乳頭・乳輪を切除した場合は，乳頭・乳輪の再建を行います。手術は比較的短時間で終わり，多くの場合，日帰りで行うことができます。

（1）乳頭の再建

　①切除していない側（健側）の乳頭に大きさがある場合は，健側の乳頭を一部切除して採取し，乳頭切除した側（患側）に移植します。

　②健側の乳頭に採取するだけの大きさがない場合や，今後に授乳を考えている場合は，患側の乳頭周囲の皮膚に切り込みを入れてはがし，立体的に縫い合わせます。

（2）乳輪の再建

　①乳輪の色に近い，色の濃い皮膚を移植したり，健側の乳輪に大きさがある場合は，健側から移植したりします。

　②健側の乳輪に大きさがない場合は，入れ墨をしますが，何年か経つと徐々に色が薄くなるので，再着色が必要になります。

　以上の方法を組み合わせて，乳頭・乳輪をつくりますが，装着タイプの人工乳頭・乳輪もありますので，担当医とよく相談して決めてください。

Q23 乳がん手術後の合併症・後遺症について教えてください。

A 乳がん手術後の主な合併症・後遺症としては，上肢のリンパ浮腫や手術跡の痛みなどがあります。上肢リンパ浮腫とは，腋窩リンパ節郭清や放射線療法が原因でリンパ液がたまって腕が腫れた状態になることです。上肢リンパ浮腫を予防するためには，スキンケアをはじめとするセルフケアが大事ですので，日常生活の中で習慣にするとよいでしょう。
術後の痛みは，多くの場合，数カ月で和らぎますが，長引く場合もあります。軽快しない場合は担当医に相談しましょう。

解説 ▌ 上肢リンパ浮腫の原因と予防

　人間のからだには，血液が流れる血管と同じように，リンパ液が流れるリンパ管があり，全身に張りめぐらされています。リンパの流れは，栄養素や老廃物などを運ぶ働きをしています。腋窩リンパ節郭清または腋窩リンパ節郭清と放射線療法を行うとリンパ液がたまって腕や指が腫れることがあり，「上肢リンパ浮腫」と呼ばれています。

　仕事や家事，子どもや孫の世話，介護などでは，とかく頑張りすぎてしまいがちですが，腕に負担をかけないよう休憩を取りながら作業することが大切です。また，皮膚に傷ができると腕の血液の循環量が増え，リンパ液が皮下組織にとどまり浮腫を生じやすくなるばかりでなく，細菌感染が新たな浮腫の発症や悪化を引き起こす可能性があるので，注意してください。腋窩リンパ節郭清をした側の腕には鍼・灸や，強い力でのマッサージ，また美容目的のリンパドレナージやマッサージは行わないようにしましょう。後述するように，リンパ節郭清後のリンパ浮腫に対する治療としてリンパドレナージを専門にしている看護師など医療従事者によるリンパドレナージは受けても構いません。また，採血や血圧測定も行って構いません。点滴や注射に関しては今のところ一定の見解がありませんが，特に抗がん薬の点滴は抗がん薬が漏れた際の症状の悪化が懸念されることから避けたほうがよいです。

　術後しばらくは，手術をした側の肩や胸・背中が腫れぼったいなどの症状が続くことがありますが，これは手術自体の影響であることが多いです。上肢リンパ浮腫の特徴的な初期症状はありません。しかし，術前と比べ10mm以上腕回りが太くなると，上肢リンパ浮腫が現われていると考えられます。

　近年，腋窩リンパ節手術は縮小傾向にあり，重症の上肢リンパ浮腫が起こる頻度は減ってきましたが，センチネルリンパ節生検を受けただけでリンパ浮腫が起こる場合もまれにあり，予防と早期治療は大切です。日頃のスキンケア（清潔・保湿）

を心がけ，けがや虫刺されを予防するとともに，窮屈な衣服やアクセサリー，手術した側の腕に負担のかかる運動を避けることなども重要です。なお，予防の段階では圧迫療法もリンパドレナージも不要です。

▶ 上肢リンパ浮腫の治療

　上肢リンパ浮腫の治療としては，複合的治療が有効です。複合的治療とは，①弾性着衣(スリーブやグローブ)や，弾性包帯(バンデージ)による圧迫療法，②圧迫療法をしている状態での運動療法(エクササイズ)，③用手的(手で行う)リンパドレナージ，④尿素配合の保湿クリームなどによるスキンケア，を適宜組み合わせる治療法です。スキンケアは基本的に予防の場合と同様の要領で行います。集中治療はこれらを2～4週間のサイクルで実践し，定期的に腕の周囲の測定や腕の体積の計測を行い，治療効果を確認します。改善がみられたら，次は維持療法として，スキンケア，日中の弾性スリーブ，運動療法などを継続するとともに標準体重を保つようにします。セルフリンパドレナージや波動型マッサージ器の有効性は証明されていません。あくまでも圧迫療法を基本に組み合わせて行うことが重要で，圧迫療法以外は単独では持続的な効果が期待できません。

　複合的治療でも改善しない場合は手術治療を検討することがあります。外科的治療であるリンパ管細静脈吻合術では，以前は比較的径の大きな静脈(直径1～2mm)とリンパ管をつないだり，静脈へリンパ管を数本差し込んだりする方法が行われてきました。近年は，より小さな血管径(直径0.3～0.8mm)の静脈に直接リンパ管をつなぐリンパ管細静脈吻合術が開発されていましたが，一般的な手技ではなく，その効果は不確定なため，まだ標準術式としてのコンセンサス(合意)は得られていません。また，薬による治療は有効でないばかりか，重篤な肝機能障害などの副作用が報告されており，行わないほうがよいでしょう。

▶ 痛み(術後数年後)について

　手術を受けたことによる，胸部からわき，上腕にかけての痛み，違和感やしびれなどの知覚異常は，多くの場合，術後数カ月で和らぎます。しかし，神経痛のようにきりきりとした感覚の痛みや鈍痛などは，数年以上経っても消えない場合があります。このような慢性的に痛みが続く状態は，「乳房切除後疼痛症候群」と呼ばれています。その原因は，はっきりとわかっていませんが，手術や放射線療法や抗がん薬治療による神経の損傷が関与しているのではないかといわれています。手術後10年が経過しても約2割の患者さんに認められるという報告があり，決してまれなことではありません。多くは，再発とは関連のない術後の慢性的な痛みであり，頻度や程度は時間が経過するにつれて軽減してくることが多いのですが，術後長期にわたり日常生活上の妨げになるような痛みが続く場合は，悩まずに担当医に相談してみましょう。対処法としては他の神経痛の治療と同じような薬剤(鎮痛薬，抗うつ薬，抗けいれん薬，局所麻酔薬，医療用麻薬など)を使用することが多いです。

Q24 手術後の乳房がどうなるか不安です。どうしたらよいでしょうか。

A 手術の創あとの位置や乳房の変形の程度について，担当医によく聞くことが大切です。具体的な手術の創あとの状態を，絵や写真でみせてもらい，イメージをもつことも役立つと思います。また，ご自身の希望を担当医に伝えるとよいでしょう。

解説

🚩 乳がんの手術

（1）乳房全切除術

　乳房全切除術は，乳頭，乳輪，乳房のふくらみを含めてすべて切除する手術で，皮膚の一部を一緒に切除することになります。切除したあとは，皮膚を縫い合わせて手術は終了です。通常の手術後の状態としては，筋肉（大胸筋，小胸筋）は残されているものの，乳房のふくらみが消失し，胸の真ん中近くから横あるいはわきの下に向けて，少し斜めの手術の創あとがつくことになります。がんのしこりの位置，患者さんの体型（肥満型，やせ型，中肉中背など），乳房のボリュームの大小によって，手術の創あとのつき方は違います。また，特に大きなボリュームのある乳房を切除した場合には，術後乳房の重さの左右差によって，肩こり，脊椎側彎症などが起きることがあります。現在，重さの左右差を補整するパッドや専用の下着が多く販売されており，これらを着用することで調整できます。手術後にわきの下にたまるリンパ液の量が少なくなり，手術の創あとが治る頃（1カ月から遅くとも3カ月）には補整下着を用意するとよいと思います（☞Q26参照）。看護師などの医療スタッフに相談するとよいでしょう。手術の創あとの治りやすさには患者さん自身の持病や生活習慣も関係します。例えば，糖尿病や喫煙者の方は治りが悪く，処置が長引くことがあります。

（2）乳房部分切除術

　乳房部分切除術は，乳がんの存在する乳房の一部分のみを切除して，できるだけ乳房を残す手術方法です。以前は，がんのある部分を含めて乳房の4分の1程度を切除する扇状部分切除術が多く行われていましたが，術後の乳房の形は満足できるものではありませんでした。最近では，手術の前に，MRI検査，超音波検査などで乳房内でのがんの広がりを詳しく調べることにより，円形に近い形で切除する円状部分切除術が可能な方が多くなりました。切除する範囲が狭くなったことに伴い，手術の創あとも小さくすることができるようになってきました。

　しかし，患者さんにとっては，手術の創あとが乳房のどこにつくかがとても気に

なると思います。医師はしこりの真上の皮膚を切るのが最も簡単なのですが，そうすると手術の創あとが非常に目立つことがあります。腫瘍が皮膚まで広がっていなければ皮膚を切除する必要はなく，皮膚のどこを切るか（手術の創あとがどこにつくか）を患者さんはある程度希望することが可能です。まず患者さんは，自分の希望を担当医に伝えてみましょう。例えば，わきの下の縦のラインでやってほしい，乳輪に隠れるラインでやってほしい，胸の開いたドレスを着ることが多いので胸元に手術の創あとはつけないでほしい，乳房の下はブラジャーで隠れるので変形してもよいが，胸元部分のボリュームは保ってほしい，などです。腫瘍のある場所，乳房の大きさ，切除する必要のある乳房の量などによって制限はありますが，担当医とよくご相談ください。

▶ その他の手術への希望

　乳がんの広がりによっては，乳房部分切除術を強く希望しても乳房全切除をしたほうが安全な場合があります。このような場合には，希望に応じて皮膚温存乳房全切除術や乳頭温存乳房全切除術（☞Q18参照）で一期または二期乳房再建（☞Q22参照）を行う場合があります。細かな適応があり，すべての方で実施できる方法ではありませんが，自分の乳頭・乳輪を残したいという希望があれば，担当医にしっかりと伝えてみてください。

Q25 手術後の生活では，どのようなことに注意すればよいのでしょうか。

A 退院するときには，ほとんど身の回りのことはできるようになっていますが，無理をせずに徐々にからだの調子を戻していくようにしましょう。
手術で腋窩リンパ節郭清をした場合は，腕や肩のリハビリテーションが必要です。通常は，術後翌日～7日前後から開始します。

解説

術後の生活・仕事

　手術が終わって退院するときには，多少の支障はあっても身の回りのことはほとんどできるようになっています。しかし，無理はしないことが大切です。徐々にからだを戻していくようにします。　仕事に復帰する時期は個人差があり，手術の方法や手術後の治療方針，個人の価値観や会社の考え方によっても違ってきます。乳房を切除し，腋窩リンパ節郭清をしても，通常，術後1～2カ月くらいたてば，軽い運動ができるようになってきます。仕事の復帰や運動の開始時期については，医療スタッフや職場の担当者と相談しましょう。術後の食事や生活習慣についてはQ60を，就労支援についてはQ11をご参照ください。

術後の創について

　ドレーン（リンパ液などの滲出液をからだの外に出すための管）が抜けて退院する頃には，手術の創はシャワーや入浴で濡らしても大丈夫です。ドレーンが入っていない場合には，入院中からシャワー可能な場合もあります。手術創やその周囲は時間経過とともに赤みや腫れが引いてきますが，「創から滲出液が出てきた」「皮膚が赤く腫れてきた」など，創に関して心配なことがあれば，ご自分で判断せず，医療スタッフに相談してください。

術後のリハビリテーションについて

　手術で腋窩リンパ節郭清を行う（☞Q21参照）と，リンパ液の流れが悪くなり，創がつっぱり，腕や肩を動かさないことで，術後の後遺症として肩関節の動きの制限（拘縮）が起きることがあります。これを予防するために，腋窩リンパ節を郭清したときはリハビリテーションを行う必要があります。開始時期は，ドレーンが抜けて（手術後1週間前後）から開始する考え方と，ドレーンを入れたまま手術の翌日くらいから開始する考え方の2通りがあります。本格的なリハビリテーションを早くから開始すると，手術でリンパ節を切除した場所に体液がたまりやすい（漿液腫

やseroma と呼びます）といわれています。

　リハビリテーションで肩の周りの筋肉を十分に動かし，背中のリンパ管の働きを促進することでリンパ浮腫の予防にもなると考えられます。手術後のリハビリテーションは手術直後や入院中だけでなく，退院後も継続して行う必要があります。家庭の中でできる簡単な運動などもありますので，看護師やリハビリテーションスタッフに聞いてみましょう。

　センチネルリンパ節生検（☞Q20参照）を受け，腋窩リンパ節郭清を行わなかった場合は，腕や肩の動きに対する影響や手術後のリンパ浮腫の可能性は少ないと考えられるため，リハビリテーションは基本的には必要ありません。しかし，まれに拘縮やリンパ浮腫を発症することもあるので，日常生活の中にリハビリテーションの動作を意識的に取り入れるとよいでしょう。

▶ リハビリテーションの例

　各項目10回で1セットとし，1日3セット程度行います。
　①腕の挙上運動 図1
　②壁のぼり運動 図2
　③肩関節運動 図3

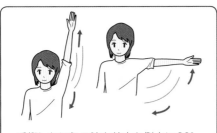

手術したほうの腕を前方と側方に90°以上上げます。腕を上げにくい場合は両手を組んで上げるようにします。

図1 腕の挙上運動

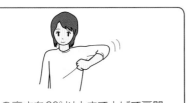

肘の高さを90°以上まで上げて肩関節を回します。

図3 肩関節運動

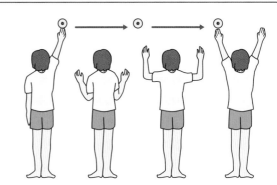

手術をしていないほうの腕を伸ばし，手の届く一番上にマークを貼り，目標にします。壁に向かって立ち，両手を肩の高さに置き，息を吸いながらゆっくり指先を壁に沿って伸ばします。息を吐きながらゆっくり肩の高さまで下ろします。これを1日数回行い，1日ごとに手の届く高さを上げていきます。

図2 壁のぼり運動

手術後の下着やパッドは，どのように選んだらよいですか。

A 手術後の下着やパッドは，手術の創部を保護しながら，ボディイメージやからだのバランスを整えることに役立ちます。手術方法や治療の段階，からだの回復状態に合わせて必要なものを選びましょう。できるだけ試着をして，自分のからだと気持ちに合うものをみつけましょう。

解説

■ 手術後の下着とパッドの役割

乳がん手術後の下着とパッドには，術後の胸を保護して衝撃から守る役割があります。また，パッドで，ふくらみを補ってボディイメージを整え，左右の重さのバランスをとることでからだに歪み（ゆが）をつくりにくくなります。洋服のシルエットが整い，行動を制限されることなく仕事や日常生活を送ることができる場合もあります。

必ずしも乳がん専用のブラジャーを着用する必要はありませんので，あなたのからだと気持ちに合う下着を選ぶとよいでしょう。

■ 手術方法に応じたブラジャーとパッドの選び方

乳房全切除術後（☞Q18参照），乳房再建をしない場合は，必要に応じて，乳がん手術後専用ブラジャーやシリコンパッドなどで補整することもできます（☞101ページ，**図3,4** 参照）。シリコンパッドは，ボリュームを補いながら，乳房のようなやわらかさで手術創部を衝撃から守るクッションになり，左右のバランスを整えて肩や腰にも負担をかけません。

乳房部分切除術後（☞Q18参照）は，創（きず）の痛みや乳房全体の腫れが軽減したら，手術前の下着も着けられますが，ワイヤーが当たる部分や締め付けが気になるときは，ワイヤーが付いていないブラジャーや乳がん専用ブラジャーを試してみましょう。乳房部分切除術後でも，切除部分が大きいときは，パッドで補整することができます。

腋窩リンパ節郭清をした場合（☞Q21参照）や放射線療法後は，リンパの流れが悪いこともあるので，締め付けやくい込みがあるものは避けるようにしましょう。

なお，乳房再建術を受ける場合には（☞Q22参照），その方法により，再建中に着用する下着について担当医から指示が出されることがありますので確認してみましょう。

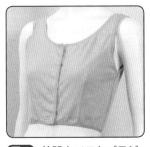

薄型ウレタンパッド

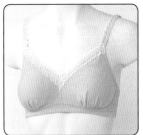
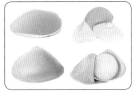
軽量パッド(右は中身)

図1 前開きソフトブラジャー　　　図2 ソフトブラジャー

🚩 下着やパッドは手術後の段階と回復状態に合わせて変えていく

手術後の段階に応じて，着けやすいブラジャーやパッドは変わっていきます。

(1)手術直後→(2)手術後の痛みが和らぐまで→(3)手術創部が落ち着いて通常の生活に戻るときまで，術後の回復状態も考慮しながら必要なものを選びましょう。手術で切除する範囲や大きさ，また手術後の回復状態や感じ方は一人ひとり違います。心配なときは，専用ブラジャーやパッドを扱う専門店もありますので，できるだけ試着をして，サイズや着け心地を確認しながら，自分のからだと気持ちに合うものをみつけましょう。下着やパッドのパンフレットや情報については，担当看護師などの医療スタッフに聞いてください。

(1)手術直後／放射線療法中

痛みなどで腕があまり大きく動かせない場合があるので，着脱が楽な前開きで，やわらかな下着が適しています図1。胸元の開きが小さく，手術創部を大きく覆い保護するものを選びましょう。手術前に薄型のウレタンパッドも一緒に準備すると，退院後すぐの外出でも洋服のシルエットに影響することはありません。このタイプの下着は放射線療法中も使用できます。

(2)手術後の痛みが和らぐまで

手術創部とわき，アンダーや背中も締め付けすぎないようにしましょう。ノンワイヤーで肌にやさしい素材のソフトブラジャーやカップ付きキャミソールに，軽量のパッドの組み合わせがよいでしょう図2。一般的なカップ付きキャミソールでも構いませんが，術後の胸のラインに合わないことがあります。

(3)手術創部が落ち着いて，通常の生活に戻るとき

手術創部が落ち着いたら(1〜2カ月後頃から)，手術前と同じ下着を使用できますが，心配なときは，乳がん手術後専用ブラジャーもあります図3。胸元やわきをカバーし，カップ部のポケットには軽量パッドはもちろん，重さのあるシリコンパッドを入れることができます図4。通常の生活に戻ると，からだを動かすことが増えるので，適度にホールド力があるブラジャーと，ある程度重さがあるシリコンパッドが，ずれ上がりを防ぎ，安定感を与えます。専用ブラジャーは，乳房全切除術後や乳房部分切除術後だけでなく，再建中や再建後も使えるものもあります。いずれも，正しいサイズを選ぶことが大切で，試着をしたり，返品交換できる店舗

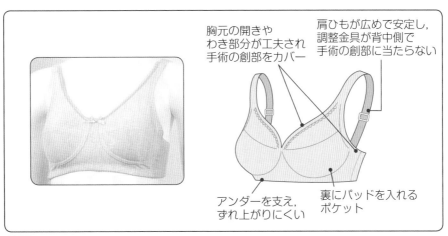

図3 乳がん手術後専用ブラジャーとその特徴

胸元の開きや
わき部分が工夫され
手術の創部をカバー

肩ひもが広めで安定し,
調整金具が背中側で
手術の創部に当たらない

アンダーを支え,
ずれ上がりにくい

裏にパッドを入れる
ポケット

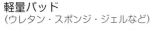

軽量パッド
（ウレタン・スポンジ・ジェルなど）

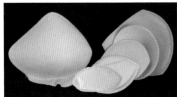

シリコンパッド
（全切除用・部分切除用）

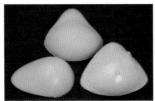

粘着式シリコンパッド

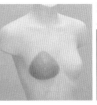

オーダーメイド
人工乳房

手術後すぐや,楽に過ごしたい
ときは,ウレタン,スポンジ,クッ
ション,ジェルなどの軽量パッド
を組み合わせてボリュームを補
います。ソフトブラジャーにも,
専用ブラジャーにも使えます。

乳房のようなやわらかさのシリコンパッドは,専用ブラジャー
のポケットに入れて使い,左右のボリュームと重さのバランス
を整えます。暑さやムレを軽減する温度調整素材品や,今まで
のブラジャーが使える粘着式もあります。オーダーメイドの人
工乳房は,接着して温泉にも入れますが,接着剤とリムーバー
での着脱となり,価格は高額です。

図4 手術後のパッド

での購入が安心です。大切なことはご自身が心地よいと感じるものを選ぶことで
す。

　なお,乳房再建術を受ける場合（☞Q 22参照）,エキスパンダーを入れて皮膚を
伸ばす過程で,医師から下着の指示がないときは,ボリュームの変化に対応できる
カップ部に伸縮性のあるノンワイヤーブラジャーで,エキスパンダーがずれにくい
デザインのものを選びましょう**図5**。

　また,温泉に入るときや子どもと入浴するときなどに創部をカバーする入浴
着**図6**,からだを動かしてもずれにくい乳房手術後専用のスポーツブラジャー**図7**,
パッドを入れるポケットが付いた水着などもあります。施設によっては,入浴着の
使用が禁止されている場合もありますのでご確認ください。

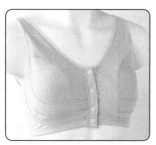 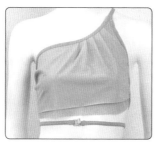 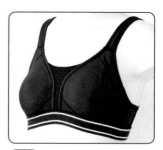

図5 再建中も使える　　図6 入浴着　　図7 乳がん手術後専用
　　ソフトブラジャー　　　　　　　　　　　　スポーツブラジャー

※図1～7の写真は一例

🚩 胸部補整具などへの助成

　自治体によっては胸部補整具（補整下着，補整用シリコンパッド，人工ニップル等）の購入にかかった費用の一部を助成する仕組みもありますので，お住まいの自治体へお問い合わせください（☞56ページ，Q13の「アピアランスケアに対する助成制度」参照）。

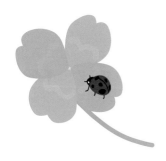

病理検査でどのようなことがわかりますか。

A 病理検査により，乳房のしこりや分泌物などの原因がどのような病気によるものかを判断します。また，乳がんの場合，その種類や性質，広がりや進行度を明らかにします。病理検査では生検で得られた組織と手術で得られた組織いずれも対象となります。これらにより，その後の手術や薬物療法，放射線療法などの治療方針が決定されます。

解説

病理検査

患者さんのからだから採取された組織や細胞を染色し，顕微鏡で観察する検査を「病理検査」，その結果を「病理診断」といいます。病理検査は病理医が担当しています。乳腺に関する診療で病理検査が行われる場面は，大きく2つに分けられます。

1つは，乳房のしこりや分泌物の原因がどのような病気によるものかを判断し，症状の原因が悪性（がん）か良性かを診断する場合です（☞Q2参照）。この場合の病理検査には，症状の原因と思われるところの組織を針や小さな手術で取ってくる「生検」と，細い針を用いて細胞を採取する「細胞診」があります（☞Q3参照）。

もう1つは，乳がんと診断された後に，その生検標本や手術で切除された標本を観察し，乳がんの種類や性質，広がりや進行度（どこのリンパ節に，何個の転移があるかなど）を診断する場合です。手術中の断端判定や，センチネルリンパ節転移の判定も病理検査の一部です。このような情報は，その後の手術や薬物療法，放射線療法などの治療方針決定に必要不可欠です。

乳がん組織の病理検査では何を検査していますか

病理検査では，浸潤の有無，腫瘍の大きさ，がんの種類（組織型 **表1**），がん細胞の悪性度（グレード），リンパ節転移の有無と個数，脈管侵襲（がん周囲の血管やリンパ管にがん細胞が侵入しているかどうか），ホルモン受容体の有無や発現割合，HER2タンパクの過剰発現あるいは*HER2*遺伝子増幅の有無，がん細胞の増殖能（増えやすさ）（Ki67陽性がん細胞の割合など），PD-L1の発現などを検査しています。主要な病理診断項目を **表2**（109ページ）に示しました。これらの項目と年齢，月経の状況（閉経の有無）などをもとに，術前・術後の治療を選択します（☞Q15, 17参照）。がんの組織型のうち，まれなものを「特殊型がん」といいますが，その中には性質が通常の乳がん（浸潤性乳管がん）とは異なるものがあります。そのため，特殊型がんの場合には，その性質に応じた治療法が選択されることがあります（☞

Q28参照）。

非浸潤がんと浸潤がんおよび組織型

　乳がん細胞のほとんどは，乳汁をつくって分泌する乳腺組織の一番末梢部分（乳管末梢から小葉に至る部位 **図1**）に発生し，時間が経過すると，乳管・小葉の周囲（間質）に広がります。がん細胞が乳管・小葉の周囲に広がることを「浸潤」といいます。この浸潤の有無によって，乳がんは大きく非浸潤がんと浸潤がんに分けられます。非浸潤がんは，がん細胞が乳管・小葉の中にとどまる乳がんで，適切な治療を行えば，転移や再発をすることはほとんどありません。一方，浸潤がんは，乳管・小葉の周囲に広がった乳がんで，後述の脈管侵襲を介して転移や再発をする危険性があります **図2**。浸潤がんは浸潤性乳管がんと特殊型がんに分類されます（☞Q28参照）。特殊型がんは浸潤がんの1〜2割程度と報告されています。

表1 組織型

組織型
非浸潤がん
非浸潤性乳管がん
非浸潤性小葉がん
微小浸潤がん
浸潤がん
浸潤性乳管がん
腺管形成型，充実型，硬性型，その他
特殊型がん
浸潤性小葉がん，管状がん，篩状がん，粘液がん，髄様がん，アポクリンがん，化生がん*，浸潤性微小乳頭がん，分泌がん，腺様嚢胞がん，その他
Paget病

*「化生がん」はさらに，扁平上皮がん，間葉系分化を伴うがん（紡錘細胞がん，骨・軟骨化生を伴うがん，基質産生がん，その他），混合型に分類される。
（臨床・病理 乳癌取扱い規約 第18版，金原出版，2018より改変）

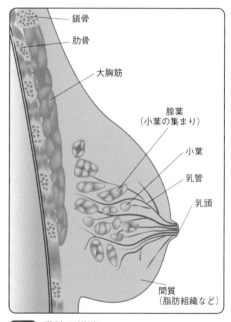

図1 乳腺の構造

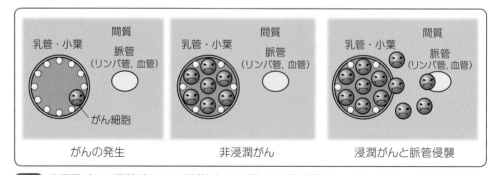

図2 非浸潤がんと浸潤がんおよび脈管（リンパ管，血管）侵襲

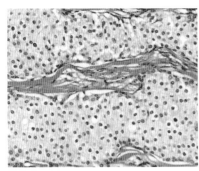 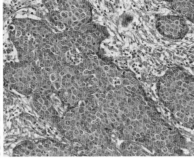 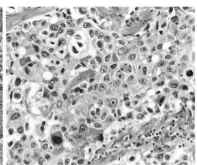

悪性度の低いがん（グレード1）　　悪性度が中間のがん（グレード2）　　悪性度の高いがん（グレード3）

図3 がん細胞の悪性度

がん細胞の悪性度

　がん細胞の悪性度とは，顕微鏡でみたがん細胞の形から判断するもので，わかりやすくいうとがん細胞の顔つきのことです。浸潤がんでは，がん細胞の悪性度が高いと転移・再発のリスクが高くなります。悪性度は，グレード1〜3の3段階に分けられます**図3**。

脈管侵襲

　血管やリンパ管は「脈管」ともいい，がん周囲の血管やリンパ管の中にがん細胞がみられることを脈管侵襲といいます**図2**。乳がんが，肺や骨，肝臓などの乳腺以外の臓器に転移する場合，がん細胞は脈管を通ります。このため，病理検査で脈管侵襲が確認されると，転移・再発するリスクが高くなります。

ホルモン受容体

　ホルモン受容体とは，エストロゲン受容体（estrogen receptor; ER）とプロゲステロン受容体（progesterone receptor; PgR）のことで，乳がんにこのどちらかが陽性であれば，「ホルモン受容体陽性乳がん」といいます。ホルモン受容体陽性乳がんでは，女性ホルモンであるエストロゲンが，エストロゲン受容体に結び付いて，がん細胞が増殖するように刺激します。乳がんの70〜80％がホルモン受容体陽性乳がんで，このような乳がんでは，体内のエストロゲンの量を減らしたり，エストロゲンががん細胞のエストロゲン受容体に結び付くのを邪魔したりする薬を用いるホルモン療法が有効です（☞Q16参照）。ホルモン受容体の有無は，乳がんの組織を用いた免疫組織化学法という病理検査でわかります。ホルモン受容体陽性乳がんでは，がん細胞の核が茶色く染まります**図4**。より強く染まる細胞の割合がより高いほど，ホルモン療法の効果が高いことがわかっています。

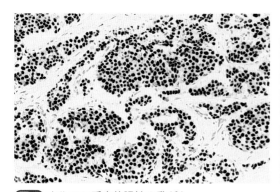

図4 ホルモン受容体陽性の乳がん
免疫組織化学法でがん細胞の核の中のホルモン受容体が茶色く染まっています。

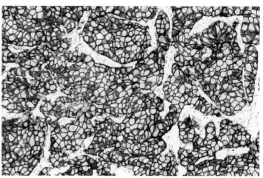

図5 HER2タンパクの過剰発現がある乳がん
免疫組織化学法でがん細胞の表面のHER2タンパクが茶色く染まっています。

🚩 HER2とは

HER2とは，<u>H</u>uman <u>E</u>pidermal Growth Factor <u>R</u>eceptor type 2（ヒト表皮成長因子受容体2型）の略です。HER2タンパクは，細胞の表面に存在して，細胞の増殖調節などに関係しますが，たくさんあると，細胞増殖の制御が効かなくなります。乳がんの15 〜 25 % では，がん細胞の表面に正常細胞の1,000 〜 10,000倍ものHER2タンパクが存在しています。このような乳がんを「HER2タンパクの過剰発現がある乳がん」と呼びます。このような乳がんでは，HER2タンパクをつくるように司令を出す遺伝子の数も増えており，この状態を「*HER2*遺伝子の増幅がある」といい，HER2タンパクの過剰発現がある乳がん，*HER2*遺伝子の増幅がある乳がんを「HER2陽性乳がん」といいます。

HER2タンパクの過剰発現あるいは*HER2*遺伝子の増幅があるHER2陽性の浸潤がんは，そうでないものに比べて，悪性度が高く，細胞が増殖しやすく，転移・再発の危険性が高いことが知られています。しかし，トラスツズマブ（商品名 ハーセプチン），ペルツズマブ（商品名 パージェタ），ラパチニブ（商品名 タイケルブ）など，HER2陽性乳がんに対するさまざまな薬の登場で，予後が大幅に改善されました（☞Q42参照）。

HER2についての検査は，がんの転移・再発の危険性を予測したり，抗HER2薬の有効性を予測するために行われ，現在の乳がん診療においてはとても重要な検査の一つです。具体的には，乳がん組織を用いてHER2タンパクの過剰発現を調べる免疫組織化学法 **図5**，または*HER2*遺伝子の増幅を調べる*in situ* hybridization（ISH）法で検査します。ISH法には，FISH法やDISH法などがあります。通常は，まず免疫組織化学法でHER2タンパクを検査し，必要に応じて，ISH法で*HER2*遺伝子検査を追加します。

🚩 がん細胞の増殖能，Ki67

1個の細胞が2個に，2個の細胞が4個に増えることを「細胞の増殖」といいます。

一般的に，細胞が増殖する能力（増殖能）の高い（細胞が増えやすい）乳がんは低い乳がんに比べて，悪性度が高いといわれています。Ki67は細胞増殖の程度を表す指標です。Ki67陽性の細胞は，増殖の状態にあると考えられています。したがって，Ki67陽性細胞の割合が高い乳がんは，増殖能が高く，悪性度が高いと考えられます。具体的には，前述のホルモン受容体と同様，乳がん組織について免疫組織化学法という病理検査を行います。しかし，今のところ，病理標本のつくり方や，陽性細胞をどのように数えるか，また，陽性の細胞がどれくらいあれば陽性率が高いと考えるのかなどについて，一定の決まりがありません。そのため，Ki67をどのように調べるのが一番良いのかについての研究が，日本を含め，世界的に行われています。

▶ サブタイプ分類

病理検査の結果で，「サブタイプ分類」の説明をされることがあります。サブタイプ分類は，本来，乳がん組織の多数の遺伝子発現検査の結果によってわかるものですが，多数の遺伝子発現検査をすべての患者さんで実施するのは高価であり，検査施設も充実していないため，遺伝子発現検査の代わりに，上記のホルモン受容体（エストロゲン受容体，プロゲステロン受容体），HER2，悪性度（グレード），Ki67の結果に基づいて，便宜的に分類して，サブタイプ分類を模した名付けをします。乳がんのサブタイプとして，「ルミナルA」，「ルミナルB」，「HER2」，「トリプルネガティブ」などの説明を受けることがあります。例えば，「トリプルネガティブ」とは，エストロゲン受容体，プロゲステロン受容体，HER2いずれも陰性のことで，ホルモン療法や抗HER2療法の効果が期待できません。「ルミナル」とはホルモン受容体陽性のことで，「ルミナル」であればホルモン療法の効果が期待できます。そのうち，「ルミナルA」は予後が比較的良好でホルモン療法単独での効果が期待されるタイプ，「ルミナルB」はホルモン療法に加え抗がん薬治療（化学療法）を行うことも考えたほうがよいタイプです。しかし，このような分類はあくまでも便宜的なものであり，本来の遺伝子発現検査によるものではありません。また，分類の基準が厳密には定まっていないため，混乱をきたしやすいという問題もあります。実際の治療方針はさまざまな情報を組み合わせて決定されますので，「サブタイプ」だけを気にしすぎるのは望ましくありません（☞Q29参照）。

▶ PD-L1とは

PD-L1とは，programmed cell death 1 ligand 1（プログラム細胞死リガンド1）の略です。PD-L1は，がん細胞に対する免疫を抑制したり停止させたりする働きをもち，がん細胞はPD-L1をもつことでがんを攻撃する免疫細胞から逃れています。免疫チェックポイント阻害薬はこの仕組みをブロックすることでがん細胞を攻撃します（☞Q42参照）。

PD-L1についての検査は，ホルモン受容体陰性かつHER2陰性（トリプルネガティブ乳がん）の転移・再発乳がんに対して行われ，免疫組織化学法が用いられま

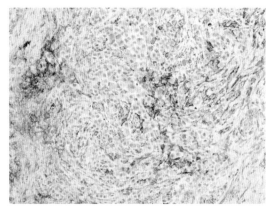

図6 PD‒L1陽性を示す乳がん
免疫組織化学法でがん細胞と周りの炎症細胞の表面のPD‒L1タンパクが茶色く染まっています。

す。PD‒L1が陽性の場合は，免疫チェックポイント阻害薬を使用します。PD‒L1タンパクの検出には複数の抗体が用いられますが，これは免疫チェックポイント阻害薬の種類によって使い分けられます。アテゾリズマブ（商品名 テセントリク）に対してはSP-142，ペムブロリズマブに対しては22C3という抗体が用いられ，それぞれ厳密に定められた基準で診断が行われます**図6**（☞Q42参照）。

🏳 多遺伝子アッセイ

　最近，乳がん患者さんに対して，さまざまな遺伝子検査が行われるようになりましたが（☞Q52参照），その一部である多遺伝子アッセイは病理標本を使って行います。多遺伝子アッセイは，患者さん一人ひとりの乳がんの性質をより詳しく知るために，乳がん細胞にある遺伝子の発現の仕方や活性度を調べる検査で，欧米を中心に行われています。現在，商用化されているものにはOncotype D X やMammaPrintがあります。手術で採った乳がんの組織について，Oncotype DXは21個の遺伝子を，MammaPrintは70個の遺伝子を解析し，再発の危険度を予測します。患者さん個人個人に合った，最適な治療計画を立てる〔特に抗がん薬治療（化学療法）を加えるかどうかの決定の〕助けになることが期待され，日本でも検査が可能です。特にOncotype DXについては日本人を対象とした研究も行われており，有用であることが確認されています。Oncotype DXは2021年8月に薬事承認され，2022年12月現在，保険適用に向けての整備が行われているところです。検査を実施するには，通常の臨床情報や病理検査結果に基づく条件が細かく規定されています。この検査の必要性および実施の可否については乳腺専門医の説明を受けることが勧められます。

表2 病理レポートに記載される主要な病理診断項目

項目	記載事項，略語等
占居部位	A, B, C, D, C', E, E'
手術法	乳房の術式＋リンパ節の切除範囲
組織型	☞104ページ，Q27の**表1**参照
大きさ 　浸潤径 　浸潤径＋乳管内進展巣	 最大径×直交する径（mm） 最大径×直交する径（mm）
病理学的T因子	pT0, pTis, pT1 (mi, a, b, c), pT2, pT3, pT4(a, b, c, d) ▶右方ほど浸潤径が大きい
リンパ節転移の有無	部位，転移個数/検索リンパ節個数
病理学的N因子	pN0, pN1(mi, a, b, c), pN2(a, b), pN3(a, b, c) ▶右方ほどリンパ節転移が高度 (sn) の付記がある場合はセンチネルリンパ節についての評価
断端の評価	がんと断端の最短距離の方向，距離（mm）
リンパ管侵襲	Ly0（なし），Ly1（あり）
静脈侵襲	V0（なし），V1（あり）
組織学的波及度	g（乳腺組織），f（脂肪組織），s（皮膚），p（大胸筋），w（胸壁） ▶右方ほど広がりが大きい
病理学的グレード分類（いずれか） 　核グレード分類 　組織学的グレード分類	 Grade 1, 2, 3 Grade I, II, III ▶数値が高いほど悪性度が高い
ホルモン受容体（いずれか） 　J-score 　Allred score 　陽性細胞割合	 Score 0, 1, 2, 3a, 3b TS(0, 2-8) = PS(0-5) + IS(0-3) 陽性がん細胞数/カウントがん細胞数 (%) ▶数値が高いほど発現が高い
HER2 　免疫組織化学法 　ISH法	 スコア0, 1, 2, 3（0, 1は陰性，3は陽性，2はISH法へ） HER2/CEP17比，*HER2*遺伝子平均コピー数 ▶数値が高いほど発現が高い
Ki67陽性率	陽性がん細胞数/カウントがん細胞数 (%) ▶数値が高いほど増殖能が高い
治療効果判定 （薬物/放射線療法後）	Grade 0, 1a, 1b, 2a, 2b, 3 ▶数値が高いほど効果が高い

（臨床・病理 乳癌取扱い規約 第18版，金原出版，2018より改変）

乳がんのなかには，通常の乳がんとは異なる特殊なタイプ（組織型）がありますか。

A 乳がんのなかには，浸潤性小葉がん，粘液がん，管状がん，化生がん，浸潤性微小乳頭がん，腺様嚢胞がんなど，通常の浸潤性乳管がんとは異なる特殊型があります。特殊型の乳がんでは，予後や薬物療法の適応基準が異なる場合があります。また，炎症性乳がんや潜在性乳がんといった特殊な病態もあり，それぞれの病態に応じた治療が望まれます。

解説

▶ 特殊型（☞ Q27 **表1** 参照）

（1）浸潤性小葉がん

浸潤性小葉がんの発生頻度は，日本では欧米に比較して低く，全乳がんの5％程度を占めますが，近年増加傾向にあります。浸潤性小葉がんは通常の乳がんに比べて複数の乳がんが出現することが多いのが特徴です。対側の乳房にがんがみられることもあります。ホルモン受容体陽性，HER2陰性など，予後良好の特徴を示すものが多いですが，手術して10年以上経って再発したり，消化管や卵巣・子宮など，通常の乳がんが転移を起こしやすい場所とは異なる場所に転移を起こすことがある，という特徴もあります。多形浸潤性小葉がんと呼ばれる悪性度の高い亜集団や，ホルモン受容体陰性の浸潤性小葉がんのなかには，予後不良なものもあります。

（2）粘液がん

粘液がんの発生頻度は全乳がんの3％程度です。粘液がんは純粋型と混合型に分類され，混合型では多くの場合，通常型の乳がんが併存します。純粋型の粘液がんは病気の進行が比較的ゆっくりで，ホルモン療法が有効なタイプが多いのが特徴です。通常の乳がんでは，しこりの大きさが治療後の予後に影響しますが，純粋型の粘液がんでは，しこりがやや大きくても通常の乳がんほど予後が悪くないことが知られています。したがって，純粋型の粘液がんの場合，腋窩リンパ節転移がなければ，しこりがやや大きくても，再発予防目的の薬物療法はホルモン療法だけで十分である場合が多いと考えられています。混合型の場合は通常型の乳がんに準じた治療を行います。

（3）管状がん

管状がんの発生頻度は全乳がんの0.5％未満で，上記の粘液がんよりもさらにまれなタイプです。管状がんは，粘液がんよりもさらに病気の進行が緩やかで，1cm未満でみつかることが多いです。管状がんの予後は非常に良好で，ホルモン療法が有効なタイプが多いので，腋窩リンパ節転移がなければ，再発予防目的の薬物療法

はホルモン療法だけで十分であると考えられています。ただし，管状がんがみつかった場合，他の乳がんがみつかることが多いという特徴もあるので，注意が必要です。

（4）化生がん

　化生がんの発生頻度は日本では全乳がんの2％未満です。細胞がその臓器特有の性質と別の性質をもつ細胞に変化することを「化生」といいますが，これががんで生じたものを化生がんと呼びます。化生がんの性質変化はさまざまですが，一般的に通常型の乳がんに比べて急速に大きくなります。腺扁平上皮がん，扁平上皮がん，紡錘細胞がん，基質産生がんなどが含まれ，ほとんどがエストロゲン受容体陰性・プロゲステロン受容体陰性・HER2陰性のいわゆるトリプルネガティブ乳がんです。通常の乳がんと比較してリンパ節転移は少ないとされますが，肺や脳への転移が多くみられます。化生がんは抗がん薬治療（化学療法）の効果が乏しく，予後が良くないという報告もありますが，症例数が少ないためわかっていないことも多いです。

（5）浸潤性微小乳頭がん

　浸潤性微小乳頭がんの発生頻度は全乳がんの1％程度ですが，通常の乳がんを含む他のタイプのがんと併存するものを含めると発生頻度は3 〜 7％とされます。浸潤性微小乳頭がんはリンパ管への侵襲やリンパ節への転移が通常の乳がんと比較して多くみられ，予後は不良との報告もありますが，治療は通常の浸潤性乳管がんに準じて行います。

（6）腺様嚢胞がん

　腺様嚢胞がんの発生頻度は全乳がんの0.1％程度で，粘液がんや管状がんよりもさらにまれなタイプの乳がんです。腺様嚢胞がんの多くは，エストロゲン受容体陰性・プロゲステロン受容体陰性・HER2陰性のいわゆるトリプルネガティブ乳がんに分類されます。しかし，腺様嚢胞がんは，トリプルネガティブ乳がんであるにもかかわらず，その予後は良好であることから，腋窩リンパ節転移がなければ，再発予防目的の抗がん薬治療（化学療法）は行わなくてもよいと考えられています。

特殊な病態の乳がん

（1）炎症性乳がん

　炎症性乳がんとは，しこりを認めず，皮膚が急性乳腺炎のときのように赤くなることを特徴とする乳がんです。炎症性乳がんの発生頻度は全乳がんの約0.5 〜 2％程度で比較的まれな病態です。炎症性乳がんと似ている急性乳腺炎は，授乳期に多くみられる細菌による感染症ですので，授乳期でないにもかかわらず乳房に発赤を認めたときには，炎症性乳がんの可能性がないかどうかを調べることが勧められます。炎症性乳がんに対しては，抗がん薬治療（化学療法）を行った後に，手術や放射線療法などの乳房に対する局所療法を組み合わせた治療が一般的に勧められます。

（2）潜在性乳がん

　がんが最初にできた場所である「原発部位」がわからないがんを「原発不明がん」

と呼びます。腋窩リンパ節転移がみつかったにもかかわらず，視触診やマンモグラフィ・乳房超音波検査，さらには乳房MRIなどの精密検査を行っても乳房内には異常を認めない原発不明がんは，乳房内のどこかに乳がんが隠れていると考えることが妥当なため，「潜在性乳がん」とも呼びます。腋窩リンパ節転移でみつかった潜在性乳がんに対しては，乳がんに準じた治療を行うことが推奨されます。乳房に対する局所療法として，手術か放射線療法のどちらかを行うことが推奨されますが，どちらがより適切かは個々の患者さんの状況をみて総合的に判断することになります。腋窩リンパ節に関しては，転移しているリンパ節を含めた切除（腋窩リンパ節郭清術）を行います。腋窩リンパ節郭清術に加えて，通常の乳がんと同様にサブタイプに応じた薬物療法を行うことが推奨されます。

再発予防のための術前もしくは術後の薬物療法はどのように決めるのでしょうか。

A 乳がんの性質と再発の危険性(リスク)を予測する因子，患者さんの全身状態，治療法に対する希望や意向，月経の有無などを考慮して，術前もしくは術後の薬物療法を決定します。

解説

▶ 術前もしくは術後の薬物療法の目的

術前もしくは術後の薬物療法の主な目的は，からだのどこかに潜んでいるがん細胞(微小転移といいます)を根絶して，再発を予防し，より長い生存期間を目指すことです(☞Q30 ～ 32参照)。

▶ 薬の種類と使用する薬の決め方

再発予防効果が確認されている薬物療法は大きく分けて，抗がん薬(化学療法薬)，ホルモン療法薬，抗HER2薬などの分子標的治療薬があります。これらの薬を術前もしくは術後に使用するかどうかは，乳がんの性質と再発のリスクを考慮して決定されます。

▶ 乳がんの性質に応じた薬の選択

(1)ホルモン受容体陽性乳がん

病理検査でホルモン受容体(エストロゲン受容体もしくはプロゲステロン受容体)陽性と診断された乳がん(「ホルモン受容体陽性乳がん」といいます)にはホルモン療法を行います。ホルモン受容体陽性乳がんは，エストロゲンが刺激となり，増殖するものと考えられます。乳がん患者さん全体の70 ～ 80% がホルモン受容体陽性です。がん細胞のホルモン受容体陽性細胞の割合が多いほど，ホルモン療法の効果が得られる可能性は高くなります。

(2)HER2陽性乳がん

病理検査でHER2陽性と診断された乳がん(「HER2陽性乳がん」といいます)には，トラスツズマブ(商品名 ハーセプチン)などの抗HER2薬と抗がん薬を併用します(☞Q16参照)。

(3)ホルモン受容体陰性・HER2陰性乳がん(トリプルネガティブ乳がん)

エストロゲン受容体やプロゲステロン受容体，HER2タンパクのいずれも陽性でない乳がん(3つとも陰性と診断されることから，「トリプルネガティブ乳がん」といいます)は，ホルモン療法や抗HER2薬の効果が期待できないため，これらの治

療は行いません。術前もしくは術後に抗がん薬治療を行うことで対処します。最近では，免疫チェックポイント阻害薬を術前から併用することもあります。

▶ 再発リスクを予測する因子

再発リスクを予測する因子は，腫瘍の大きさ（大きいほうがリスクが高い），リンパ節転移の状態（転移があるほうがリスクが高い），がん細胞の悪性度（病理学的悪性度，グレードが高いほうがリスクが高い），がんの増殖能（Ki67が高いほうがリスクが高い），がん細胞のHER2の状態（HER2があるほうがリスクが高い），脈管侵襲〔切除した標本を顕微鏡でみて，がんの周りの脈管（リンパ管や血管）にがん細胞がどの程度入り込んでいるかを調べる。脈管侵襲があるほうがリスクが高い〕などです（☞Q27参照）。

ホルモン受容体陽性HER2陰性乳がんに抗がん薬治療を行うかどうかについては判断が難しい場合があります。上記の再発リスクを予測する因子を考慮して決定します（☞Q42参照）。OncotypeDX や MammaPrint といった遺伝子検査（多遺伝子アッセイ）を用いることもできます（☞Q27参照）。

腫瘍の大きさ（☞Q15，17参照）が0.5cm未満で腋窩リンパ節転移がなく，上記のリスク因子を伴わない場合には再発の可能性が少ないため，抗がん薬や抗HER2薬は使用しません。

▶ 薬による再発予防の治療を行う根拠とその限界

再発予防の治療は，本来であれば，「再発する人」と「再発しない人」を特定して，再発する人にだけ行うのが理想的です。しかし，どの人が再発するかしないかを正確に予測することは非常に難しく，前述したように，「再発の危険性を予測する因子」を組み合わせて，「再発の危険性の高い群，中くらいの群，低い群」に区別するのが限界です。

再発予防を目的に抗がん薬治療を行うべきかどうかという判断は，ときに難しいことがあります。乳がんの性質や再発のリスクを十分に検討し，再発のリスクが高く，抗がん薬による再発予防効果が高いと判断される場合は，強く抗がん薬治療を勧めることになります。一方，再発のリスクが低く，抗がん薬による再発予防効果が低いと判断される場合は，抗がん薬治療は勧めません **図1**。判断が難しいのはその中間の場合にどうするかという点です。抗がん薬による再発予防効果と副作用などを総合的に検討し，担当医と十分に話し合って，治療法を決めてください。

また，薬物療法により生じる副作用の程度は患者さんそれぞれで違いがあり，患者さんによっては薬物療法の副作用で生活の維持が著しく困難になる場合があります。担当医と薬物療法変更のメリット・デメリットなども十分に話し合い，一度決定した治療法であっても，ときに治療を中断したり，変更したりする判断が必要となることもあります。

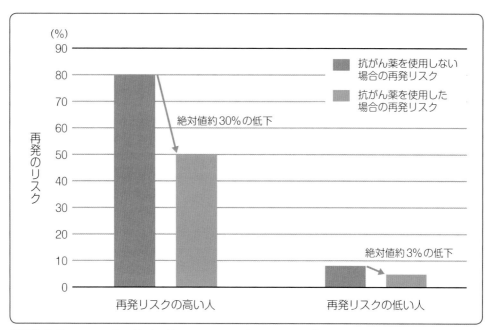

図1 再発リスクによる抗がん薬のメリットの違い（イメージ）

同じ抗がん薬（化学療法薬）を使用しても，再発リスクの高い人には抗がん薬（化学療法薬）のメリットは大きく，再発リスクの低い人には抗がん薬（化学療法薬）のメリットは小さくなります。

Q30 手術前の薬物療法について教えてください。

A 手術前の薬物療法は，転移・再発を防ぐことに加え，手術を行うことが困難な進行乳がんを手術できるようにしたり，しこりが大きいために乳房部分切除術が困難な乳がんを小さくして乳房部分切除術ができるようにする効果があります。また，薬物療法の効果が判断しやすく，その効果により，術後の治療を考えることも可能です。

解説 術前薬物療法と術後薬物療法では，転移・再発を防ぐ効果には明らかな差がないことがわかっています。手術前の薬物療法は，転移・再発を防ぐことに加え，手術を行うことが困難な進行乳がんを手術できるようにしたり，しこりが大きいために乳房部分切除術が困難な乳がんを小さくして乳房部分切除術ができるようにする効果があります。術前薬物療法には，手術前に抗がん薬治療を行う「術前化学療法」とホルモン療法を行う「術前ホルモン療法」があります。

術前化学療法でがんが完全に消失しなかった場合，術後に治療を追加したり，術前とは別の治療を選択することがあります。

🚩 術前化学療法（抗がん薬治療）

（1）術前化学療法の対象となる方

しこりが大きい浸潤がんや，皮膚への浸潤などによりそのままでは手術が困難な局所進行乳がん・炎症性乳がんの場合には，術前化学療法が第一選択となります。手術可能な早期乳がんの場合では，診断時にしこりが大きいために乳房温存療法が困難で，かつ術後化学療法が必要と判断された乳がんで，患者さんが乳房温存療法を希望するときに行います。

（2）術前化学療法に使用する薬剤

術前化学療法に使用する薬剤は，アンスラサイクリン系薬剤やタキサン系薬剤などで，術後に使用する薬剤と同一のものです（☞Q29, 31参照）。治療は3～6カ月の期間で行うのが一般的です。病理検査によりHER2陽性乳がんと診断された場合（☞Q27参照）には，アンスラサイクリン系薬剤に加えて，タキサン系薬剤とトラスツズマブ（商品名 ハーセプチン），ペルツズマブ（商品名 パージェタ）との併用などを考慮します。

（3）術前化学療法のメリット・デメリット

化学療法は術前に行っても術後に行っても，乳がんの再発率や生存率は変わらな

いとされます。術前化学療法のメリットは，しこりが大きく，皮膚に浸潤していたりするために，そのままでは手術が困難な局所進行乳がん・炎症性乳がんが，術前化学療法を行うことで手術可能になったり，しこりが大きいために乳房部分切除術ができない人が術前化学療法を行うことで，しこりが小さくなった場合に乳房部分切除術ができる可能性が出てくることや，手術での切除範囲が少なくて済むことで，より整容性の高い手術ができる可能性があることです。

　術前化学療法により70〜90％の乳がんが小さくなります。原発巣の浸潤がんが消失した場合には，消失しなかった場合と比較して，再発の危険性は約半分になります。原発巣の浸潤がんと腋窩リンパ節転移がともに消失した場合には，消失しなかった場合と比較して，再発の危険性は4分の1程度になります。一方で，術前化学療法中にしこりが大きくなる乳がんがまれにあります。このような場合は，大きくなったと判断した時点で手術を早めに行うことや，別の抗がん薬に変更することを検討します。

　近年，術前化学療法の効果を詳しく評価し，必要に応じて術後薬物療法を変更することにより，予後の改善を図る方法が報告されています。術後に別の治療を選択する例として，術前化学療法を行ってがんが完全に消失しなかったHER2陰性の乳がんに対して，カペシタビン（商品名　ゼローダ）を術後に約6カ月間投与することで再発の危険性を減らすことができる場合があることが報告されています。HER2陽性の乳がんには，術前トラスツズマブを含む抗HER2薬とタキサン系薬剤を併用した術前療法でがんが完全に消失しなかった場合に，術後にトラスツズマブを投与する代わりにトラスツズマブ　エムタンシン（商品名　カドサイラ）を投与することで，再発の危険性を減らせることが報告されています。

　術前化学療法のデメリットは，針生検などの限られた標本で病理診断を行うので，化学療法を行う前の乳がんの状態がわかりにくくなり，術後治療の選択が難しくなる場合があることです。術後化学療法と比較して，温存乳房内再発率が若干高くなるとの報告もあります。

　もともとがんが広範囲に及んでいて，しこりが小さくなっても乳房部分切除術が行えない人や，もともと腫瘍が小さい乳がんの人には，術前化学療法のメリットはありません。

▶ 術前ホルモン療法

（1）術前ホルモン療法の対象となる方

　手術可能なホルモン受容体陽性乳がんに対して，しこりを小さくするために術前にホルモン療法が行われることがあります。閉経後乳がんを対象とした術前ホルモン療法の臨床研究の結果はいくつかありますが，閉経前乳がんでの研究結果はまだ少ないので，臨床研究以外では閉経前乳がんは術前ホルモン療法の対象とはなりません。また，ホルモン受容体陽性細胞の割合が少ない乳がんやHER2陽性の乳がん（☞Q29参照）は，ホルモン療法の効果が低いことが懸念されるため術前ホルモン

療法に適した対象ではありません。

(2)術前ホルモン療法に使用する薬剤

閉経後の乳がんに対しては，アロマターゼ阻害薬が推奨されます。治療期間は明確には定まっていませんが，一般的に6カ月ほどホルモン療法薬を使用します。乳がんが縮小し続けているようであれば6カ月以上使用することを考慮してもよいかもしれません。ホルモン療法薬と抗がん薬を同時に併用した場合の有効性は明らかではなく，臨床研究以外では勧められません。

術後ホルモン療法で使用する薬剤は，術前で使用したホルモン療法薬を計5年もしくはそれ以上となるように使用します。術前ホルモン療法中にしこりが大きくなったときには，術後にホルモン療法薬を変更したり，抗がん薬を追加したりすることを検討します。

(3)術前ホルモン療法のメリット・デメリット

術前ホルモン療法と術後ホルモン療法の再発率や生存率を比較した臨床試験はないため，どちらが治療法として優れているかはわかりません。術前ホルモン療法のメリットは，乳房部分切除術が困難な乳がんでも，しこりが縮小した場合には，乳房部分切除術ができるようになる可能性があることです。もともとがんがかなり広範囲に及んでいて，しこりが小さくなっても乳房部分切除術が行えない人や，もともとしこりが小さい乳がんの人に対する術前ホルモン療法のメリットは明らかではありません。

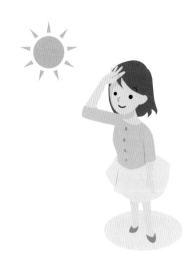

手術後の薬物療法について教えてください。

A 手術後の薬物療法は，手術で切除された乳房やリンパ節の組織を病理検査で詳しく調べ，その結果でわかる乳がんの性質と再発のリスクを総合して決定されます（☞Q29参照）。術後薬物療法の目的は，からだのどこかに潜んでいるがん細胞（微小転移といいます）を根絶して，局所または遠隔再発のリスクを減らし，予後を改善することです。

解説

■ 術後ホルモン療法（内分泌療法）

　病理検査でホルモン受容体（エストロゲン受容体もしくはプロゲステロン受容体）陽性と診断された乳がん（「ホルモン受容体陽性乳がん」といいます）には，術後ホルモン療法（内分泌療法）を行います（☞Q29参照）。エストロゲン受容体，プロゲステロン受容体のいずれも陰性の乳がんは「ホルモン受容体陰性乳がん」といい，ホルモン療法の効果は期待できません。ホルモン療法は，ホルモン受容体陽性の患者さんの手術後の初期治療として行うことで再発や転移を最大で半分ほどに減らし，予後を改善します。

■ ホルモン療法薬の使用法

　ホルモン療法には，作用の異なる3つの方法，すなわち，①乳がん細胞内のエストロゲン受容体とエストロゲンが結び付くのを邪魔する方法と，②体内のエストロゲンの量を減らす方法，③エストロゲン受容体の発現を減少させる方法があります（☞Q16参照）。閉経前と閉経後では体内でエストロゲンがつくられる経路が異なるので，薬剤もそれに合ったものを使用します。

（1）閉経前女性に対する術後ホルモン療法

　再発リスクや年齢を考慮して，タモキシフェン（商品名 ノルバデックス）とLH-RHアゴニスト製剤を併用します。再発リスクが低いと考えられる場合にはタモキシフェンやトレミフェン（商品名 フェアストン）のみを使用します。LH-RHアゴニスト製剤は，下垂体を過剰に刺激することで結果的に卵巣でエストロゲンがつくられなくすることを目指した薬です（☞Q16参照）。閉経前の患者さんでは月経も停止します。しかし，LH-RHアゴニスト製剤による過剰な刺激により，投与してしばらくはエストロゲンが一時的に増えることがあります。そのため，LH-RHアゴニスト製剤開始後しばらくは月経がみられますが，心配ありません。

　LH-RHアゴニスト製剤とアロマターゼ阻害薬の併用も，閉経前の乳がん患者さ

んの術後ホルモン療法の選択肢の一つです。

（2）閉経後女性に対する術後ホルモン療法

　閉経後の乳がん患者さんの術後ホルモン療法薬としては，アロマターゼ阻害薬が勧められます。タモキシフェンやトレミフェンも選択肢の一つです（☞Q16参照）。

（3）ホルモン療法薬の投与期間

　ホルモン療法薬の投与期間は以前は5年間の投与が基本でしたが，近年はリスクに応じて投与期間を延長することも行われています（☞Q32参照）。

（4）アベマシクリブ（商品名 ベージニオ）とホルモン療法薬の併用

　エストロゲン受容体陽性HER2陰性の乳がんの中で，再発リスクが特に高いと考えられる場合に，CDK4/6阻害薬の一つであるアベマシクリブの投与が勧められます。再発リスクが特に高いと考えられる場合とは，①腋窩リンパ節に4個以上の転移が存在する場合，または②腋窩リンパ節に1〜3個の転移があり，腫瘍径が5cm以上または組織学的グレードが3の場合です。このような場合，多くは再発のリスクを下げるために抗がん薬治療や放射線療法が実施されますが，抗がん薬治療，放射線療法が終了した後，ホルモン療法にアベマシクリブを2年間投与することで，さらに再発，遠隔転移のリスクが低下し，予後が改善することが報告されています。この治療は2021年末に保険適用となった新しい治療ですので，そのメリットと，下痢，好中球減少，間質性肺炎などの副作用の説明を担当医から十分に受けたうえで使用するようにしてください。

▐ 術後化学療法（抗がん薬治療）

　術後化学療法として，個々の患者さんに対して推奨される抗がん薬は，現在までの多くの臨床試験の結果から得られたデータ（エビデンス）をもとに，がんの性質やサブタイプ，進行度を考慮して決めることになります。術後化学療法では，薬剤ごとに規定された投与間隔と規定された投与量を守って，できるだけ減量はせずに治療を行っていくことが重要となります（☞巻末の薬剤表，付1，2参照）。薬剤治療の投与間隔を延ばしたり，薬剤の投与量を減らした場合には治療効果が落ちることが知られています。

（1）具体的な化学療法

　術後治療では抗がん薬を1種類ではなく，何種類かを同時に使用することで，効果が最大になることが臨床研究で明らかになっています。アンスラサイクリン系薬剤を含むAC療法（ドキソルビシン＋シクロホスファミド）やEC療法（エピルビシン＋シクロホスファミド）などは再発抑制効果が確認されている標準治療の一つです。通常は3週間毎の点滴の治療となります。副作用の状況によっては，予定どおり行えず休薬し，治療が延長となることがあります。治療効果を高める目的でペグフィルグラスチム（商品名 ジーラスタ）という薬剤を用いて，3週毎の治療を2週毎に行う場合があります〔dose dense AC/EC（ddAC/EC）と呼ばれます〕。治療回数は1つのレジメン（治療法）について4回投与することが基本になります。また，この

アンスラサイクリン系薬剤を使用したレジメンにタキサン系薬剤（パクリタキセルまたはドセタキセル）を追加することにより，さらに再発予防効果が上乗せされます。ドセタキセルは3週毎4回，パクリタキセルは毎週，合計12回の投与が勧められます。また，アンスラサイクリン系薬剤を投与せず，TC療法（ドセタキセル＋シクロホスファミド）を3週毎4回投与する方法もよく使用されています。

術後抗HER2療法（分子標的治療）

　乳がんの病理組織診断でHER2陽性乳がんと判定された多くの症例では，抗HER2療法と抗がん薬治療（化学療法）を併用する必要があります。抗がん薬治療は術前に実施されれば術後の実施は不要となります。

（1）トラスツズマブ（商品名 ハーセプチン），ペルツズマブ（商品名 パージェタ）

　トラスツズマブとペルツズマブはどちらも，HER2タンパクに結合してHER2タンパクの働きを阻害し，がん細胞の増殖を抑える薬（抗HER2薬）です。ペルツズマブは単独で使われることはなく，トラスツズマブと併用します。ペルツズマブを併用することで重篤な副作用が増えるということはありません。手術前後にトラスツズマブか，トラスツズマブ＋ペルツズマブを抗がん薬と組み合わせる治療を行うことで，再発する危険性が半分近くに抑えられます。アンスラサイクリン系薬剤とトラスツズマブやペルツズマブを同時に使用すると，心臓への副作用が増すので通常は避けます。抗がん薬を使わずに，トラスツズマブやペルツズマブだけを投与する方法については効果が確かめられていません。トラスツズマブやペルツズマブは，手術前後あわせて約1年間（12カ月間）の投与になるように実施します。術前に3カ月間の抗がん薬治療と抗HER2療法を行った場合は，術後にトラスツズマブやペルツズマブを残りの9カ月間投与します。術前投与を行っていない場合には，抗がん薬治療と抗HER2療法の併用から開始して，抗がん薬治療終了後，残りの抗HER2療法を行い，合計で1年間投与することになります。

　トラスツズマブの重要な副作用として心臓機能の低下（100人に2〜4人くらい）があります。このため，治療前と治療中は定期的な心臓機能検査が勧められています。トラスツズマブをはじめて投与する患者さんに多くみられる副作用は発熱と悪寒です。インフュージョンリアクションと呼びます。約40％の患者さんで，トラスツズマブ初回投与後24時間以内（多くは8時間以内）に起こりますが，ほとんどは初回のみで2回目以降に起こることはまれです。抗がん薬を併用せずに抗HER2療法を行う場合は，通常，脱毛や吐き気はまずありません。

（2）トラスツズマブ エムタンシン（略称 T-DM1，商品名 カドサイラ）

　トラスツズマブやペルツズマブを使用した術前化学療法で病理学的完全奏効（pCR）が得られなかった場合は，残りの9カ月間にトラスツズマブとペルツズマブを投与する代わりに，トラスツズマブ エムタンシンを9カ月間投与する選択肢があります。トラスツズマブ エムタンシンの投与では，血小板減少などの副作用に加えて，頻度は高くありませんが，吐き気，嘔吐，下痢などの消化器症状や，疲労

感，肝機能障害などが起こることがあります。副作用の程度によってはトラスツズマブ（とペルツズマブ）に戻すことも選択肢の一つです。

▶ 術後オラパリブ療法（商品名 リムパーザ）

オラパリブはPARP阻害薬といわれる種類の薬剤です。オラパリブは，*BRCA1*または*BRCA2*の病的バリアントを有する再発リスクの高い初発乳がんに対しても有用性が示され，2022年8月に術後療法としての使用が日本でも承認されました。投与期間は術後1年間です。

副作用は吐き気や嘔吐のほかに，貧血，好中球減少なども挙げられます。

Q32 ホルモン療法（内分泌療法）は，どのくらいの期間続けたらよいのでしょうか。

A 手術後の再発予防としてのホルモン療法は，これまで5年間の治療が最も多く行われてきました。しかし，最近の臨床試験や臨床研究から，術後5年以上経過した方でも再発するリスクがあることがわかってきており，そのような再発を防ぐために5年以上（計7〜10年間）のホルモン療法をお勧めすることがあります。術後ホルモン療法をどのくらいの期間行うかは，再発予防の利益と副作用などの害とのバランスで決定します。
進行・再発乳がんでは，原則として効果がある間は同じホルモン療法を続けます。

解説 ▌ 手術後のホルモン療法

（1）閉経前患者さんの手術後のホルモン療法

タモキシフェン（商品名 ノルバデックス），またはトレミフェン（商品名 フェアストン）を手術後に5年間服用すると，再発の危険性を最大で半分近くに減らすことができます。さらに長く投与することによって再発を減らすことが期待できる場合には，副作用との兼ね合いを考えて，さらに5年間，計10年間の服用を検討します。

また，LH-RHアゴニスト製剤を併用することで，再発を減らす効果がより高くなることが期待できる場合があります。LH-RHアゴニスト製剤の投与期間は，最近の臨床試験では5年間の投与が多くなっていますが，年齢や再発のリスクなどを考慮して期間を決めましょう。

妊娠を希望する患者さんに対するホルモン療法を中断することの安全性についてはまだわかっていませんが，国際共同臨床試験が行われており，その結果が待たれるところです（☞Q55参照）。

（2）閉経後患者さんの手術後のホルモン療法

閉経とは，年齢が60歳以上の場合か，45歳以上で過去1年以上月経がない場合，あるいは両側の卵巣を摘出している場合のことをいいます。それ以外で，閉経しているかどうかわからない場合は，血液中のエストロゲンと卵胞刺激ホルモンを測定して判断します。

閉経後の患者さんにはアロマターゼ阻害薬，または抗エストロゲン薬であるタモキシフェンやトレミフェンを使います。アロマターゼ阻害薬には，アナストロゾール，レトロゾール（商品名 フェマーラ），エキセメスタンの3種類（いずれも内服薬）

があります。この3種類の薬の効果は，ほとんど同じとされています。

　タモキシフェンを手術後に5年間服用すると，再発の危険性を最大で半分近くに減らすことができます。アロマターゼ阻害薬を手術後5年間服用すると，タモキシフェンを5年間服用するのと比べて，再発する可能性をさらに数％低減させます。また，タモキシフェンを2〜5年間服用している患者さんが，途中でアロマターゼ阻害薬に変更し，さらに2〜5年間服用する方法が有効な場合があります。アロマターゼ阻害薬の副作用（☞Q47参照）が問題となる場合には，タモキシフェンを最長10年間使います。

　アロマターゼ阻害薬の使用期間として，ホルモン療法5年間終了後にアロマターゼ阻害薬を2〜5年追加投与した臨床試験の結果が報告されてきています。アロマターゼ阻害薬の追加により再発の減少をもたらすという結果は出てきましたが，副作用も投与期間の長さとともに増加することから，アロマターゼ阻害薬の追加期間はどのくらいが最適かわかっていません。術後の病理検査で判明したがんの性質や進行度などを勘案し，益と害のバランスを考え，投与期間を決定する必要があります。

（3）リンパ節転移陽性で再発リスクの高い患者さんに対するアベマシクリブ（商品名 ベージニオ）

　通常の術後ホルモン療法に加え，アベマシクリブを最長2年間服用することで，再発のリスクが低下することが示されています。

（4）非浸潤性乳管がん（DCIS）に対する手術後のホルモン療法

　浸潤がんの場合と異なり，乳房内再発や対側乳がん発生の抑制などが目的であり，生存期間の延長には寄与しないことから，益と害のバランスを考慮して，使用するかどうかを決定する必要があります。

▌ 転移・再発に対するホルモン療法

　転移・再発のある患者さんには，効果があればホルモン療法は期間を限定せず，できるだけ長く使用します（☞Q41, 42参照）。

Q33 放射線療法について教えてください。

A 放射線は細胞の中の遺伝子に作用して，がん細胞が増殖したり，生き延びるのを抑制したりします。多くの場合，副作用は軽度で外来治療が可能です。ただし，原則として過去に治療したところに再び照射することはできません。

解説 ▶ 放射線とはどのようなものでしょうか

電球や太陽は光線を出していて目にみえますが，放射線は目にはみえない光線のようなものです。放射線は宇宙から絶えず降り注いでおり，自然界のさまざまな物質から出ていますので，私たちはほんの少しの量ですが，いつも放射線を浴びています。電球の光は熱を感じますが，放射線は熱くも痛くもありません。

放射線の種類はたくさんありますが，がんの治療に使われるのは，X線，γ線，電子線などです。放射線と目にみえる光が大きく異なるのは，物質を通過する力です。目にみえる光は厚紙1枚でもさえぎられて，人間のからだを通過することはできませんが，放射線は人間のからだを通過します。放射線がからだの中の細胞を通過するとき，さまざまな遺伝子にダメージを与えます。そのため，細胞は増殖や生存することができなくなってしまいます。放射線はがん細胞も正常細胞も通過するのですが，がん細胞のほうが放射線によるダメージを受けやすく，正常細胞はダメージを受けにくいうえにダメージを受けても回復しやすいため，がん組織を効率よく攻撃することができます。乳がんに対する放射線療法では，主にリニアックという治療装置を使いますが，これらは通常のX線写真を撮る診断装置よりも格段に高いエネルギーの放射線を発生させるので，からだの奥深くにある病巣でも効率的に攻撃，治療することができます。放射線治療装置から放射線を出力し，からだにあてることを「放射線照射」といいます。

▶ 放射線療法はどうやって進めるのでしょうか

まず，放射線療法の専門医が患者さんを診察し，患者さんが受けた検査（CTなどの画像検査，病理検査など）や治療（手術療法，薬物療法，過去の放射線療法など）の結果などをみながら，どこにどれくらいの量の放射線をあてたらよいかを決めます。次に，患者さんの皮膚に消えにくいインクで目印の線を付けます。正確に放射線を照射するために，実際に放射線をあてる部分の線だけでなく，いつも同じ体勢を取るための基準となるような線も付けます。この線は照射位置を合わせるための大事なものですので，治療が終わるまで付けておきます。下着に色が移ることも多

いので，下着は色が付いてもよいものを着るとよいでしょう。そして，通常は1日に1回，平日に毎日，1回に1〜3分程度，放射線をあてます。治療の回数は，治療部位や目的によって異なります。

▶ 放射線療法を控えたほうがよい場合はありますか

　治療中の膠原病の一部（全身性エリテマトーデスや強皮症）の方は，副作用が強く出るおそれがありますので，担当医とご相談ください。遺伝性乳がん卵巣がん以外の遺伝性乳がんのなかには，放射線療法による二次性悪性腫瘍のリスクが高く，放射線療法をできるだけ控えたほうがよいものもあります。同一部位へは，際限なく何度も照射することはできませんので，すでに照射した範囲や線量，治療の目的に応じて個別に治療実施を判断します。また，妊娠中は放射線療法を避けるべきとされています（☞Q54参照）。

▶ 放射線療法は入院しなくても受けられますか

　多くの場合，放射線療法は外来治療が可能です。しかし，からだの具合がすぐれず通院がつらい場合（骨転移，脳転移など）には入院治療が勧められます。治療期間中の就労は，多くの場合，通院の時間が許す限り可能ですが，スケジュール調整や，放射線療法による疲労から，患者さんによっては通常の就労が困難な場合がありますので，職場とよく相談をしましょう（☞Q11参照）。

▶ 放射線療法による副作用にはどのようなものがありますか

　放射線の副作用は，現れる時期により，急性期副作用と晩期副作用に分けられます（☞Q37参照）。急性期副作用は，治療中から終了後まもなく現れる副作用です。また，晩期副作用は，照射が終わったあと数カ月から数年以降に現れる副作用です。晩期副作用はいったん発生すると治りにくいという特徴があります。

▶ なぜ，過去に放射線照射したところに再び照射することはできないのですか

　放射線の副作用のうち，いったん発生すると治りにくい晩期副作用のほうにより注意が必要です。特に過去に放射線照射したところに再び照射を行うと，初めての照射のときよりも晩期副作用が出やすく，放射線の効果よりもむしろ副作用が前面に現れる可能性が大きくなります。したがって，一部の例外を除いては一度照射したところには再び照射しないというのが原則です。乳がんの場合，この例外となるのは脳転移に対して，全脳照射（脳全体に照射すること）をした後の再発病巣に対する定位放射線照射（病巣にできるだけ絞ってピンポイント照射すること）や，その逆の定位放射線照射後の再発病巣に対する全脳照射，一度放射線療法を受けた後に再び症状が悪化している骨転移に対する再照射などです。そのほかにも再び同じ場所に放射線照射することが可能な場合もありますが，再照射が可能かどうかの判

断は難しく，放射線の副作用と効果を熟知した専門医が細心の注意を払いながら治療する必要があります。なお，過去に放射線照射したところと別の場所であれば，ほとんど問題なく照射できます。

新しい放射線療法にはどのようなものがありますか

（1）加速乳房部分照射

放射線を照射する範囲を乳房のがん摘出部付近に絞って，1回に通常よりも高い量の放射線を照射し，治療回数を減らす（1 ～ 10回程度）治療方法です。しかし，治療法としてはまだ十分に確立されておらず，現時点では基本的には勧められません。

（2）強度変調放射線治療（IMRT）

照射される放射線量をコンピュータ制御により適切に配分し，腫瘍の形状に沿って集中的に照射をする治療法です。

（3）陽子線や重粒子線という特殊な放射線を使った治療

近年，陽子線や重粒子線という特殊な放射線を使った治療が種々のがんに対して行われるようになってきました。しかし，まだ限られた施設でしか行われておらず，乳がんでは健康保険の適用もありません。乳がんの場合には，X線や電子線によって安全かつ効率的に治療できますので，基本的にはこれらの治療は適応にはなりません。また，近年，日本では早期の乳がんに対して陽子線や重粒子線を用いた臨床試験が行われていますが，その結果はまだ明らかになっていません。陽子線で乳がんを治療しようとする動きもありますが，現時点では，綿密に計画された臨床試験でのみ行われるべき治療であり，むやみに受けるべきではありません。

乳房手術後の放射線療法は何のために行うのでしょうか。

A 手術後の放射線療法は，乳房部分切除術後に残った乳房や乳房を全切除した後の胸壁，その周囲のリンパ節からの再発を防ぐために行います。
すべての乳房部分切除術後の患者さん，および乳房全切除術を受けた患者さんのうち，わきの下のリンパ節に転移があった患者さんや，しこりが大きかった（5cm以上）患者さんには，手術後の放射線療法が勧められます。

解説

▶ 乳房部分切除術後の放射線療法は何のために行うのですか

　乳房温存療法における手術（乳房部分切除術）の役割は，目にみえる（画像的に確認できる）がんの部分を摘出することですが，放射線療法の役割は，手術で取りきれなかった可能性のある，微小ながん細胞を根絶することです。手術と放射線療法の両方を行うことで乳房を温存しつつ，乳房内の再発を抑えることが可能になります。

　乳房部分切除術後に放射線療法が必要かどうかについては，海外で多くの臨床試験が行われました。手術で切除した組織の断面を顕微鏡で詳しく調べた結果，断面およびその近くにがん細胞がなかった（「断端陰性」といいます）患者さんに対して，放射線療法を加えた場合と，加えなかった場合を比べた試験では，放射線療法を加えることにより，温存乳房内再発が約3分の1に減ることが明らかになっています。さらに温存乳房内再発を防ぐことにより，生存率も向上させることが示されています。ただし，放射線療法を行っても温存乳房内再発を100％防ぐことはできません。切除断面にがん細胞があった（「断端陽性」といいます）患者さんや，腋窩（わきの下）のリンパ節に転移があった患者さん，年齢の若い患者さんは温存乳房内再発の危険度が高くなるといわれています。また，腋窩リンパ節に転移があった患者さんでは，温存した乳房に加えて鎖骨上窩（首の付け根で鎖骨の上の部分）のリンパ節にも放射線照射を行うことが勧められる場合があります（☞Q35参照）。

　また，非浸潤性乳管がんの乳房部分切除術後も，温存乳房内再発率を低下させることができるため，放射線療法を行うことが勧められています。

▶ 乳房全切除術後の放射線療法は何のために行うのですか

　海外で行われた臨床試験の結果，乳房全切除術の場合でも，胸壁やリンパ節などから再発する危険性が高い場合は，抗がん薬治療やホルモン療法に加えて，放射線療法も行ったほうがよいということがわかりました。

乳房全切除術の後，胸壁や鎖骨上窩のリンパ節に再発が起こると，その再発病巣から全身にがん細胞が広がる危険性があります。放射線療法を行うことにより，これらの場所の再発を減らすことができ，その結果，病気が治る可能性を高めることができると考えられています。局所領域再発（☞Q43参照）の危険性が高く，かつ他の職⋯⋯ ⋯い患者さんでは行うべき治療です。

⋯射線療法を受けたらよいかは，胸壁やその周囲のリンパ節への⋯て異なり，もともとの乳房のしこりの大きさやリンパ節への転⋯ます。局所領域再発の危険度が高いとされる，腋窩リンパ節⋯や，しこりが大きかった（5cm以上）患者さんでは，抗がん⋯のほかに放射線療法を行うことで局所領域再発の危険性を減⋯の危険性も下げることができます。また逆に，しこりが小⋯節への転移がなかった場合には，放射線療法を受けなくて⋯パ節に再発することは少なく，放射線療法を受ける利点は⋯ます。

Q35 乳房部分切除術後の放射線療法はどのように行われるのでしょうか。

A 手術した乳房全体に，1回線量2.0グレイを計23〜25回，総線量で46〜50グレイ程度を照射するのが一般的です。1回線量を増やして15〜20回で照射（寡分割照射）を行う方法も同等の治療として勧められています。腋窩（わきの下）のリンパ節に転移があった場合には，鎖骨上窩（首の付け根で鎖骨の上の部分）へも照射することがあります（☞Q18の図1参照）。

解説

■ 乳房部分切除術後の放射線療法では，どの範囲に照射するのが適切ですか

放射線療法の効果は，放射線を照射した部分にのみ現れます。十分な効果があり，副作用が少ない放射線療法を行うためには，必要かつ十分な照射範囲を決定することが大切です。現在の標準治療は，温存した乳房全体に照射する方法（全乳房照射）です。

最近，欧米ではがんのしこりがあった場所の周囲のみに短期間（1〜10日程度）で集中的に照射する方法（加速乳房部分照射）も試されています。しかし，効果や長期の副作用について，温存した乳房全体に照射する方法と同等かどうかはまだわかっていません。

■ 術後の放射線療法の線量や治療期間はどのくらいが適切ですか

全乳房照射では，手術した乳房全体に対して，原則，平日毎日放射線照射を行います。多くの場合は外来通院で治療可能です。1回の照射時間は1〜3分程度で，放射線療法期間中も基本的には通常の生活が可能です。

放射線療法の効果は，どれだけの総線量を何回に分けて，どれだけの期間に照射したかで決まってきます。一般に，手術後に残っているかもしれない，目にみえない程度の微量のがん細胞に対しては，1回線量2.0グレイで総線量50グレイ程度を約5週間かけて治療する方法が有効とされています。一度にすべての量をあてるのではなく，少しずつ分割してあてるのは，正常組織への影響を小さくして，がん細胞を弱らせて根絶させるためです。毎日続けて照射することにより，がん細胞が次第に少なくなっていきます。途中に長期間の休みを入れてしまうと，同じ総線量を照射しても効果が薄れるのでよくありません。

カナダやイギリスなどでは，治療期間の短縮を目的として総線量42.5グレイを16回に分けて照射する方法や，総線量40グレイを15回に分けて照射する方法（寡

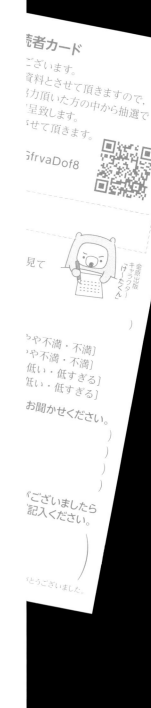

分割照射）が行われてきました。日本でも，1回線量2.5 〜 2.75グレイを15 〜 20回照射する寡分割照射を行う施設が増えてきており，1回線量2.0グレイで照射する方法と同等の治療として勧められています。

■ 全乳房照射後にしこりのあった周囲に追加照射する必要はありますか

全乳房照射後にしこりのあった周囲に追加照射（ブースト照射）を行うことは，乳房内の再発を減少させるのに効果があります。乳房全体に多くの線量を照射することは，副作用が強くなり好ましくありませんが，乳房内の再発の多くはしこりのあった周囲に起こるので，この部分に追加照射をすることで重篤な副作用なしに再発を減らすことができます。

切除断端陽性（☞Q19，34参照）の場合は追加切除を行うことが一般的ですが，わずかな断端陽性の場合は10 〜 16グレイの追加照射で対応する場合もあります。一方，切除断端陰性（☞Q34参照）でがんを取りきれたと思われる場合でも，追加照射によって温存乳房内再発が減るという報告もあります。特に，比較的年齢が若い場合は，温存乳房内再発率がやや高くなる傾向がありますので，断端陰性でも追加照射が必要になることがあります。

■ 乳房以外の部分にも照射する必要はありますか

腋窩リンパ節を郭清（切除）し，リンパ節転移が4個以上あった場合は，鎖骨上窩（首の付け根で鎖骨の上の部分）へ照射範囲を広げることをお勧めします。また，リンパ節転移が1 〜 3個の場合でも，鎖骨上窩への照射を行ったほうがよい場合があります。

乳房温存療法（乳房部分切除術＋放射線療法）でも，腋窩リンパ節への転移が4個以上あった場合には，3個以下の場合に比べて鎖骨上窩などへのリンパ節転移が多いと報告されています。そのような場合，鎖骨上窩への放射線療法が有用であるとする報告があり，米国や日本のガイドラインでは放射線療法を勧めています。腋窩リンパ節への転移が1 〜 3個の場合には，病理学的悪性度，しこりの大きさ，腋窩リンパ節転移の個数などのリスク因子によって，照射をお勧めする場合があります。また，胸骨のわきにある内胸リンパ節への転移はまれですが，腫瘍の位置などの病状によって照射をお勧めすることがあります。

■ 乳房部分切除術後の放射線療法が省略できる場合はありますか

放射線療法は正しく行えば安全な治療ですが，時間や費用がかかり，また軽度ながら副作用もあります（☞Q37参照）。したがって，放射線療法を省略しても，乳房内再発の危険性が変わらないのであれば，それに越したことはありません。放射線療法の省略が考慮される場合としては，もともと乳房内に再発するリスクが低い場合（例：高齢，小さなしこりでホルモン療法が効くタイプなどの場合）が考えら

れます。70歳以上，2cm以下のしこりで，ホルモン療法が有効なタイプの患者さんに対してホルモン療法を行ったうえで，放射線療法を行った場合と行わなかった場合を比べた臨床試験の結果が報告されました。やはり放射線療法を行ったほうの患者さんで温存乳房内再発が少なかったのですが，その差は小さなもので，生存率にも差はありませんでした。したがって，温存乳房内再発のリスクが低い場合，患者さんが十分に説明を受けたうえで納得されれば，放射線療法を省略することもあります。

▶ 遺伝性乳がん卵巣がんの患者さんに対する乳房部分切除術後の放射線療法

BRCA1，BRCA2遺伝子に病的バリアントをもつ遺伝性乳がん卵巣がんの患者さんが乳房部分切除術を選択された場合も，術後の放射線療法は同様に行われます（☞Q19参照）。しかしながら，遺伝性乳がん卵巣がん以外の遺伝性乳がんのなかには，放射線療法による二次性悪性腫瘍のリスクが高く，放射線療法をできるだけ控えたほうがよいものもあります。

Q36 乳房全切除術後の放射線療法はどのように行われるのでしょうか。

A 手術した胸壁（手術した胸の範囲）全体と鎖骨上窩（首の付け根で鎖骨の上の部分）に，総線量で46〜50グレイ程度を約5週間かけて照射するのが一般的です（☞Q18の図1参照）。

解説

■ どのような場合に放射線療法が必要ですか

　乳房全切除術を受けた患者さんでも，しこりの大きい（5cm以上）患者さんや，腋窩リンパ節に転移があった患者さんでは，胸壁（手術した胸の範囲）や周囲のリンパ節に再発する危険性が高いことがわかっています。胸壁やリンパ節の再発を減らすことで病気が治る可能性が高まりますので，再発の危険性の高い患者さんには放射線療法をお勧めします。

　特に，腋窩リンパ節に4個以上転移があった患者さんには放射線療法を強くお勧めします。腋窩リンパ節の転移が1〜3個の場合も，基本的には放射線療法をお勧めしますが，リンパ節転移の個数以外の要素も含めて判断しますので，担当医と相談してください。

　乳房再建を行う場合，上述のようにしこりが大きい，または腋窩リンパ節に転移があり，放射線療法を行った方では再建乳房の合併症の割合が増えます（☞Q22参照）。人工乳房を挿入した状態（一次再建）での放射線療法については，人工乳房への影響を考慮しつつ慎重に進めなければなりません。手術後の病理検査結果によっては放射線療法を受ける可能性があることを念頭に置きつつ，人工乳房挿入後や自家組織再建後に放射線療法をするとどのような影響があるか，手術前に担当医と十分相談することをお勧めします。

■ 乳房全切除術後の放射線療法では，どの範囲に照射するのが適切ですか

　放射線療法の効果は，放射線を照射した部分にのみ現れます。十分な効果があり，副作用が少ない放射線療法を行うためには，必要かつ十分な照射範囲を決定することが大切です。現在の標準治療は，胸壁全体（手術した胸の範囲）と鎖骨上窩（首の付け根で鎖骨の上の部分）を照射する方法です。乳がんが手術で取りきれていない可能性がある場合には，胸壁全体と鎖骨上窩への照射後に，乳がんの病変のあった周囲に追加照射（ブースト照射）を行うことがあります。追加照射は，胸壁の再発を減少させることを目的とします。

また，胸骨のわきにある内胸リンパ節への転移はまれですが，腫瘍の位置などの病状によっては内胸リンパ節にも照射することがあります。

▶ 乳房全切除術後の放射線療法の線量や治療期間はどのくらいが適切ですか

手術した胸壁全体と鎖骨上窩に対して1回線量2.0グレイ，総線量46～50グレイ程度を約5週間かけて行います。一度にすべての量をあてるのではなく，少しずつ分割してあてるのは，正常組織への影響を小さくして，がん細胞を弱らせて根絶させるためです。1回の照射時間は1～3分程度で，放射線療法期間中も基本的には通常の生活が可能です。

放射線療法の効果は，どれだけの総線量を何回に分けて，どれだけの期間に照射したかで決まってきます。一般に，手術後に残っているかもしれない，目にみえない程度の微量のがん細胞に対しては，1回線量2.0グレイで総線量50グレイ程度を約5週間かけて治療する方法が有効とされています。毎日続けて照射することにより，がん細胞が次第に少なくなっていきます。途中に長期間の休みを入れてしまうと，同じ総線量を照射しても効果が薄れるのでよくありません。なお，副作用については Q37 を参照してください。

Q37 乳房手術後の放射線療法の際にみられる
副作用はどのようなものですか。

A 乳房手術後の放射線療法中または治療終了後数カ月のうちに現れる副作用としては皮膚炎，倦怠感，放射線肺臓炎などがあります。皮膚炎はほとんどの患者さんでみられますが，一般的に軽度なものです。それ以外の副作用も頻度は少なく，大きな問題になることはほとんどありません。

解説 ▶ **放射線療法中と終了後まもなく現れる副作用**

　放射線照射による副作用が現れるのは照射した部位に限られます。乳がんの手術後の場合は，放射線照射を行う部位は温存した乳房や手術した側の胸壁，その周囲のリンパ節領域です。頭髪の脱毛やめまいなどはなく，吐き気や白血球減少もほとんど起こりません。放射線をあてている間に痛みや熱さを感じることもありません。放射線がからだに残ることもありませんので，帰宅後，乳幼児などを抱いても安全です。照射期間中に，疲れやだるさを感じる患者さんもいますが，通常は日常生活や仕事をしながら放射線療法を受けることが可能です。

　開始して2〜4週間後くらいで，放射線があたっている範囲内の皮膚が日焼けのように赤くなり，かゆくなったり，ひりひりしたりすることがあります。多くの場合，乳房部分切除術後の患者さんより乳房全切除術後の患者さんのほうが，放射線をあてる範囲が広く，胸壁の皮膚へもしっかりと放射線があたりますので，皮膚の副作用は強くなることがあります。場合によっては皮膚表面がむけたり，水ぶくれのようになることもあります。これらの症状のピークは治療終了後になることがありますが，治療が終了すれば2週間ほどで軽快します。

　照射後は皮膚が黒ずみ，汗腺や皮脂腺の働きが衰え，手で触れると温かく感じたり，皮膚がかさかさしたりすることがあります。乳房部分切除術後の照射の場合は乳房全体が少し腫れて，やや硬くなったり，痛んだりすることもあります。多くの患者さんでは，これらの症状は時間の経過とともに回復するので，将来的に日常生活で苦になることはありません。

　鎖骨上窩（首の付け根で鎖骨の上の部分）にも照射を受ける場合には，食道の一部にも放射線があたることがありますので（特に左乳がんの患者さん），一時的にのどの違和感や飲み込むときの痛みを感じることがあります。

放射線療法中と終了後まもない時期に気をつけることはありますか

倦怠感のあるときは無理をせず休息を取ってください。皮膚が赤くなったり，ひりひりしたりする場合に，皮膚を冷やすことは推奨されていませんが，症状が楽になるようであれば冷やしすぎない程度に冷やしていただいても構いません。かゆみを感じても皮膚をかかないようにしましょう。皮膚の症状に対しては担当医が軟膏などを処方しますので，自分の判断で薬や化粧品などを塗らず，担当医に相談するようにしましょう。また，放射線があたった皮膚は弱くなっているので，絆創膏や湿布などを貼らないでください。からだを洗うときにも強くこすったりしないよう気をつけてください。

鎖骨上窩にも照射を受ける患者さん（特に左乳がんの患者さん）は，ときに食道の炎症が起こりますので，アルコールや香辛料など刺激の強い物，過度に熱い物の摂取は避けてください。

放射線を正確にあてるための皮膚の印は消えないように気をつけましょう。また，消えかけたときにはスタッフが書き足しますので，自分で書き足したりしないようにしましょう。放射線療法が終了しても，放射線があたったところの皮膚の印は無理にこすって消さないようにしましょう。

放射線療法終了後しばらくして現れる副作用

治療後しばらくして（数カ月以降）みられる重大な副作用の頻度は少なく，あまり心配する必要はありません。

放射線が肺に照射されることによって起こる肺炎はまれですが，100人に1人くらいの割合で放射線肺臓炎，100人に2人くらいの割合で器質化肺炎がみられることがあります。典型的な放射線肺臓炎は，放射線が強くあたった部分の肺に，治療後半年以内に発生します。一方，器質化肺炎では放射線がほとんどあたっていない部分の肺にも炎症が広がることが多く，炎症が長引くケースもあります。いずれのタイプの肺炎も症状は，咳や微熱の持続，息苦しさ，倦怠感，胸の痛みなどです。これらの肺炎は症状が軽快した後も，治療後の変化として肺に影が残り，検診などで毎年，指摘されることがあります。

放射線があたった皮膚は汗や皮脂の分泌が減ります。汗が減ることで皮膚の温度が反対側より少し上昇することがあります。皮脂の分泌が減ることで，皮膚がかさかさしたり，かゆくなったりすることがあります。

乳房部分切除術後の患者さんでは，乳房が少し縮んで小さくなることがあります。乳房に放射線をあてることによって乳汁をつくる機能は失われるので，放射線療法後に出産した場合は，照射した乳房から母乳が出ることはほとんどありませんが，反対側の乳房からは授乳できます。

また，腕がむくむこと（リンパ浮腫）がありますが，頻度や程度は手術方法や照射方法によって異なります。かつては，放射線が心臓にあたることで，心筋梗塞な

どの心臓障害が心配されましたが，現在は放射線療法の技術の進歩により，できるだけ心臓にあたらないように照射することが可能です。

▌放射線療法終了後しばらくしてから気をつけることはありますか

咳や微熱が長く続くときは放射線肺臓炎の可能性がありますので，病院（できれば照射を受けた病院）を受診してください。通常，のどの痛みや鼻水などの症状は伴いません。「放射線療法を受けた」という情報が重要ですので，医師にその旨を伝えてください。放射線により起こる肺炎は適切な治療を行うことで治癒します。

放射線があたった皮膚は，赤みがなくなっても保湿を心がけましょう。保湿することで，保湿力の低下した皮膚を健常な状態に保つことにつながります。保湿の方法については担当医に相談するようにしましょう。

手術した側の腕はリンパ浮腫の予防と早期発見に努めましょう（☞Q23参照）。

▌放射線療法で他のがん（二次がん）が発生することはありませんか

この場合の二次がんというのは，乳がんの治療後にその治療が原因で別の部位（例えば反対側の乳房や肺など）にがんが発生することをいいます。乳がんを経験された患者さんは，乳がんの病歴がない女性に比べると，二次がんを生じる割合が高いことが知られています。

しかし，リスクが増加するといっても，二次がんになる患者さんの数はわずかであり，放射線療法による利益は二次がん発症の危険性を上回ると考えられています。

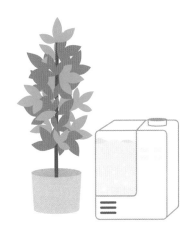

Q38 手術後の放射線療法は術後どのくらいまでに受けたほうがよいのでしょうか。

A 手術後に，特別な理由もなく放射線療法の開始を遅らせることは望ましくありません。手術後の放射線療法は，手術の創（きず）が治り次第なるべく早期に（特に手術後20週以内に）始めることが勧められます。**放射線療法と抗がん薬治療（化学療法）の両方を受ける必要がある場合には，術後化学療法が終わってから放射線療法を開始するのが一般的です。**

解説　乳がん手術を受けた患者さんは，年齢や病気の性質，進行度などによって，放射線療法だけを受ければよい場合と，放射線療法と抗がん薬治療（化学療法）の両方を受けたほうがよい場合があります。①放射線療法だけを受ける場合には，放射線療法はいつ頃までに始めたほうがよいか，②放射線療法と抗がん薬治療の両方を受ける場合には，(1)放射線療法と抗がん薬治療のどちらを先にしたらよいか，(2)抗がん薬治療を先に始めた場合，放射線療法はいつ頃までに開始しないといけないのかが気になると思います。こうした問いに対する明確な答えはないのですが，いくつか明らかになっていることもあります。

▌放射線療法だけを受ける場合，いつ頃までに始めたほうがよいでしょうか

　抗がん薬治療を受けずに放射線療法だけを受ける場合は，手術の創がよくなった時点で治療を始めるのが普通です。しかし，ときには手術後の合併症（創の治りが悪い場合や炎症など）や年末・年始のお休み，個人的な理由などで治療の開始が遅れることがあります。これまでの研究によると，治療開始が遅れるほど残された乳房内の再発が増える可能性が示されています。特に手術から放射線療法の開始までが20週を超えると，生存率も下がる可能性があると報告されています。したがって，特別な理由がない限り，手術後の放射線療法は，手術の創が治り次第なるべく早期に（特に手術後20週以内に）始めることが勧められます。

▌放射線療法と抗がん薬治療の両方を受ける場合
(1) どちらを先にしたらよいでしょうか

　放射線療法と抗がん薬治療（化学療法）の両方が必要な場合，両者の順序には，放射線療法を先に行う場合，抗がん薬治療を先に行う場合，放射線療法と抗がん薬治療を同時に行う場合の3通りが考えられます。どの方法が最も治療効果が高いかを

調べた研究では，放射線療法と抗がん薬治療はどちらを先に行っても長期間の観察では，局所領域再発や遠隔転移，死亡率に差がないことが報告されています。しかし，術後化学療法が必要な患者さんは遠隔転移のリスクが高いと考えられる状況であり，いったん発生すると生死にかかわる遠隔転移を少しでも減らす目的で，放射線療法よりも抗がん薬治療を先に行うことが一般的になっています。治療効果の向上を目的として抗がん薬治療と放射線療法を同時に行う治療については，副作用に問題はなく安全に行えたとする報告もありますが，見過ごすことのできない急性の副作用がみられたとする報告があり，日常診療において，術後療法としての放射線療法と抗がん薬治療を同時に行うことは勧められません。

(2)抗がん薬治療を先に始める場合，放射線療法は遅くともいつ頃までに開始しないといけませんか

　術後化学療法にもさまざまな種類と投与法があり，どのように組み合わせるかで放射線療法の開始時期も異なります。標準的な術後化学療法は3〜6カ月かかり，その副作用からの回復期間を含めると放射線療法の開始は手術後おおよそ4〜7カ月後になります。放射線療法は，予定していた標準的な抗がん薬治療が終わり，副作用がある程度落ち着いた時点で始めても差し支えありません。

　手術前に抗がん薬治療（術前化学療法）を行った場合は，手術後から放射線療法までの期間は，特別な理由がない限り，創が治り次第なるべく早期に（特に手術後20週以内に）始めることが勧められます。

Q39 手術後の経過観察はどのように受けたら よいでしょうか。

A 年1回のマンモグラフィと，定期的な医師の診察を受けることが一般的です。

解説

手術後の検査

乳がんの手術後，患者さんにとって一番心配なことは再発だと思います。再発を防ぐために適切な治療を受けている一方，再発を早期に発見するためにさまざまな検査（CTなどの画像検査や，腫瘍マーカーを含む血液検査）を定期的に受けている患者さんも少なくないと思います。

ただ，これらの検査を症状がないときに定期的に行うことによる，乳がんの生存率向上は示されていません。また，手術後の定期的な検査受診によって再発が発見された患者さんは，何らかの自覚症状によって再発と診断された患者さんに比べ，再発の発見時期が早くなることから，再発と診断されたときからのみかけ上の生存期間が長くなります。しかし，抗がん薬などの治療を受ける期間は長くなりますし，最初に乳がんと診断されてからの生存期間全体の延長にはあまり役に立たないことが，さまざまな研究で明らかになっています。初発の乳がんは小さいうちにみつけて治療することが重要ですが，再発はがん細胞が血液やリンパの流れに乗って，からだのあちこちに運ばれて出てきたものなので，これをすべて根絶するのは大変難しいことです。再発乳がんの治療は進行を抑えたり症状を和らげたりすることを目的に行いますが，再発を早くみつけて早く治療を始めても治療効果が高くなるわけではありません。したがって，再発の早期発見よりも，再発の芽が潜んでいる可能性のある手術後や手術前に，しっかりと再発予防目的の治療を受けることが重要です。

一方，マンモグラフィは温存した乳房の局所再発や，対側乳房にできる異時性乳がんの診断に有効で，これらのがんはより早期に発見することで生存率の向上が期待できますので，乳がん手術後の経過観察中でも年1回のマンモグラフィは推奨されます。

腫瘍マーカーの役割

腫瘍マーカーとは，がん細胞がつくる物質，または，がん細胞に反応して正常細胞がつくる物質のことで，血液や体液などの中に含まれています。一般的には血液検査によって，その物質がどのくらい存在するかをみて，体内にがんがあるかどう

かを推測したり，治療の効果が出ているかどうかの参考にしたりします。腫瘍マーカーにはさまざまな種類があり，乳がんでは，CA15-3，CEA，NCC-ST-439 などがよく使われます。

腫瘍マーカーは，結果が数値で表れるため，患者さんにとっては比較的わかりやすいものですが，乳がん手術後の再発をチェックする目的にはあまり役に立ちません。腫瘍マーカーは100%正確にがんの再発を示すものではないので，腫瘍マーカーの数値が高くなったとしても必ずしもがんが再発したというわけではなく，また，腫瘍マーカーの上昇がなくても再発している場合もあります。腫瘍マーカーの役割はあくまでも補助的なもので，腫瘍マーカーだけで何かがはっきりわかるわけではありません。数値の変動に振り回されないようにしましょう。

地域医療連携パスの役割

地域医療連携パスとは，がん治療を行う拠点病院と地域のかかりつけ医とが，がん患者さんの治療を協力して行うための治療計画表です。拠点病院で手術や抗がん薬治療などの専門的な治療を行った後に，お薬の処方や日常的な検査は地域のかかりつけ医が担当し，節目の検査は拠点病院で行うという流れになります。拠点病院に患者さんが集中する弊害として診療待ち時間の延長などが挙げられ，それに伴い，時間をかけるべき患者さんに十分な時間を取れないことが問題となります。方針の決まった後の定期的な通院先をご自宅近くのかかりつけ医にすることで，通院時間の短縮や通院費用の軽減なども期待でき，日常の体調管理などの相談もしやすい環境が得られます。拠点病院の外来診療をかかりつけ医と分業することで，拠点病院の本来の業務である専門治療に多くの時間をかけることが可能となり，より満足度の高い乳がん治療の実現を目指すのが地域医療連携パスです。地域による違いもあると思いますので，各医療機関の状況を確認しましょう。

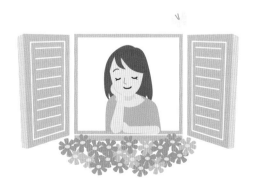

Q40 転移・再発とは，どのような状態なのでしょうか。

A 「再発」は，目にみえない（視触診や画像検査ではわからない）がん細胞の塊が，乳がんになった最初の時点から微小転移としてからだのどこかに潜んでいて，手術，薬物療法，放射線療法などによる初期治療後に，目にみえる（視触診や画像検査で認められる）状態で出てくることです。

手術をした側の乳房やその周囲の皮膚やリンパ節に発生するものを「局所領域再発」といい，骨や肺，肝臓などの乳房から離れた場所に発生するものを「転移」あるいは「遠隔転移」といいます。何らかの症状を伴うこともありますが，まったく無症状の場合もあります。

解説

🚩 転移・再発とは

　乳がんができ始めた初期の頃からからだのどこかに潜んでいるがん細胞（微小転移）が，手術，薬物療法，放射線療法などによる初期治療の後に出てくることを「再発」といいます。手術を受けた側の乳房やその周囲の皮膚やリンパ節に出てくる再発を「局所領域再発」といいます。一方，骨や肺など，はじめにがんができた乳房から離れた別の場所にがんが出てくることを「転移」あるいは「遠隔転移」といいます。

🚩 転移・再発とその症状

　乳がんの再発は，手術後2，3年もしくは5年前後くらいに起こることが多いのですが，10年後や20年後に現れることもあります。再発の時期は，病気の進行度や乳がんの性質によって大きく異なります。再発は，乳がんができ始めた頃から微小転移という形で潜んでいたものが，再発を予防する初期治療もすり抜けて（生き延びて），何年か後にそれが目にみえる（視触診や画像検査で認められる）くらいに大きくなってみつかると考えられます。例えば，肺にがんがみつかり，これが乳がんの転移の場合は，「肺がん」ではなく，「乳がんが肺に転移した（肺転移）」といいます。

　乳がんの遠隔転移は，骨（特に背骨や肋骨）や肺，肝臓，リンパ節などに起こることが多いのですが，その転移する部位や症状は人によってかなり違い，何らかの症状を伴う場合もあれば，まったく自覚症状のない場合もあります。骨に転移した場合は，その部位の痛みを感じることがあります。肺の場合は，息切れや咳が続くことで気がつくことがあります。肝臓は自覚症状が出にくい臓器ですが，右側のお

腹が張ったり，みぞおちのあたりに圧痛（押さえると痛む）を感じることがあります。リンパ節は首付近やわきの下付近の腫れとして自覚することがあります。脳の場合は，頭痛やめまい，手足の麻痺などで気づく場合があります。

局所領域再発とその症状

　局所領域再発は，乳房部分切除術後の乳房や，乳房全切除術後の胸の皮膚や手術を受けた側のわきの下，乳房に近いリンパ節に起こります。皮膚の赤みや皮下のしこりとして自覚されることもあります。

再発の検査

　再発も，「できるだけ早くみつければ，完全に治せるのではないか？」と，多くの方が，さまざまな検査を含む定期検診を希望します。しかし，定期的にさまざまな検査を受けて遠隔転移を早期に発見し，早期に治療しても，症状が現れてから治療を開始しても，はじめに乳がんと診断されてからの全体の生存期間に変わりはありません（☞Q39参照）。特に，血液で簡単に調べられる腫瘍マーカーが，遠隔転移を発見するのに役立つと期待している方も多いようです。しかし，腫瘍マーカーは，がんがからだにあれば必ず高値になるというものではなく，腫瘍マーカーが高値にならないタイプのがんもあれば，別の病気などで高値になることもあります。したがって，腫瘍マーカーをチェックしていれば，遠隔転移を必ずしもみつけられるというわけではありません（☞Q39参照）。ただし，腫瘍マーカーが徐々に高くなってきたときは，画像診断など他の検査も行って再発かどうかを調べます。

　遠隔転移がみつかった場合，最新の医療技術や薬剤でもそれらの病巣にあるがん細胞を完全に消すことは極めて困難なのが現状です。症状や病巣の広がりなどを考え，いかにがんの進行を抑えていくか，症状が出てこないように，もしくは症状を減らすことを目指した治療を継続的に行っていきます（☞Q41, 42参照）。

　からだのどこかが少し痛いだけでも，「再発ではないかしら」と心配する患者さんもいらっしゃるでしょう。もちろん，何か気になる症状があった場合には，躊躇せずに担当医に正確に伝え，その原因を突き止めるために必要と判断された場合は，適切な検査を受けてください。しかし，神経質になりすぎて念のためにということで数カ月ごとに検査を受け続けることは，利益もなく，医療費も無駄になってしまいますのでお勧めできません。再発予防の治療はしっかり受けたと自信をもち，バランスのとれた生活を心がけることが肝心です。一方で，反対側の乳房にできる新たながんは，早くみつければ，より完全に治せる可能性が高いため，乳がん術後には年1回のマンモグラフィを受けることが推奨されています。

転移・再発の治療について教えてください。

A 再発の治療は，局所領域再発と遠隔転移再発の2つで大きく異なります。
局所領域再発の場合は，切除可能であれば，再発巣を手術で切除した後，必要に応じて放射線療法や薬物療法を行い，さらなる再発を予防します。切除が難しい場合には放射線療法や薬物療法を行います。
一方，遠隔転移再発の場合は，がんの治癒を目指すのではなく，がんの進行を抑えたり症状を和らげたりしてQOL（生活の質）を保ちながら，がんと共存するための治療を行います。

解説

▌局所領域再発の治療 (☞Q43参照)

　局所領域再発のみで遠隔転移のない場合は，治癒を目指して治療します。乳房部分切除術で残した乳房に再発した局所再発（温存乳房内再発）の場合は，通常，乳房全切除術を行います。乳房全切除術後の胸の皮膚や，手術した乳房側の周囲のリンパ節に再発した場合は，切除できると判断されれば，がんの部分を切除し，以前に放射線療法を同じ場所に行っていなければ，追加で放射線療法を行うのが一般的です。手術後に薬物療法を行う場合もあります。切除が難しい場合には，まず，腫瘍の性質に応じた薬物療法を行い，切除可能になった場合は切除も検討します。放射線療法を行うこともあります **図1**。

▌遠隔転移の治療

　遠隔転移は，乳房から離れた部分に乳がんが出てきたものですが，画像検査でみえている病巣以外のどこかにも，目にみえない（画像検査などでとらえることのできない）がん細胞が潜んでいると考えられます。現在の治療法では，これらの全身に潜んでいるすべてのがん細胞を根絶するのは難しいのが現状です。画像検査でみえている遠隔転移の病巣のみを手術で切除しても，画像検査ではみえないがん細胞はからだのどこかに潜んでおり，それらが増殖してくると考えられます。さらに，手術そのものは，からだに負担をかけますし，手術前後にしばらくは薬物療法を行うことができない場合があり，通常，遠隔転移に対して手術は行いません。ただし例外として，肺に病巣があるが，乳がんの転移か，肺に新しくできた肺がんかの区別がつかない場合など，診断のために肺の病巣を切除したり，肝臓の場合は病巣の生検を行うことがあります。また，薬がよく効いたときには，今後の症状の出現を防ぐことを目的に手術や放射線療法などを検討することがあります。

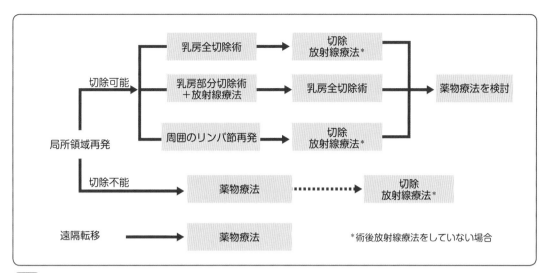

図1 転移・再発治療の大まかな流れ

　遠隔転移の治療は，からだ全体に効果があることが必要ですので，薬による治療が基本となります**図1**。乳がんに有効な薬にはさまざまなものがあり，効果をみながら治療を続けます。こうして，がんの進行を抑えたり症状を和らげたりすることでできるだけQOLを保ちながら，がんと共存することができます。糖尿病や高血圧といった慢性疾患と同じように，転移・再発がんの治療は，病気を抑えながら長く付き合うという戦略で進めます。再発の診断を受けた人の中には，このようなやり方で治療を続けながら，長い間元気に過ごされている方も多くいます。担当医とじっくり作戦を立ててください。

転移・再発の治療に使う薬の決め方

　転移・再発乳がんの治療法は，①がん細胞の性質（ホルモン受容体の有無，HER2の状況），②患者さんのからだの状態（転移・再発の状況，症状，体調，閉経の状況，臓器機能が保持されているかどうか），③患者さんのご希望などを考慮に入れ，治療効果とQOL，治療によって得られる利益と不利益のバランスをよく考えて決めます。薬にはたくさんの種類があり，一つの治療法を行って効果があるうちはそれを続け，効果がなくなってきたら別の治療法に変更するというやり方で進めます。できるだけQOLが良い状態で長期の生存を目指していくことが目標です（☞Q42参照）。どの薬を先に使用するかは，がんの進行スピードなどによって順番が変わります。

治療効果の判定

　CT，MRI，単純X線写真などの画像検査で確認された転移病巣の大きさを測定し，定期的に同じ画像検査を繰り返します。前回の病巣の大きさと比較することで薬剤や放射線の効果が判定できます。腫瘍マーカーは画像検査の補足として用いられま

す。

　治療開始からおおむね2〜6カ月ごと(3〜4カ月ごとが多い)に同じ検査を繰り返し、同じ病巣を比較します。病巣が小さくなっていたり、変化がなければ同じ治療を続け、明らかに大きくなっていたり、新たな転移巣が出現した場合は、その治療を中止したり新たな治療に変更することが一般的です。画像検査による判定が最優先で、腫瘍マーカーの推移による病状の判定はあくまで画像検査の補足となります。

　一方で、骨転移や胸膜転移、腹膜転移は、良くなっているか悪くなっているかの判断が難しい場合が多いです。この場合は、腫瘍マーカーの推移や患者さんの症状が改善しているか、などを参考とします。

　PETあるいはPET-CTは、転移・再発病巣を写し出すには大変すぐれた検査機器ですが、治療効果の判定に有用かという点についてはまだはっきりしていません。治療効果の判定にPETを使用するかどうかは担当医とも相談してください。

🚩 多職種の医療スタッフのかかわり

　療養中は乳がんや薬に関連したさまざまな症状が出ることがあります。これらの症状を和らげるための治療は「緩和ケア」や「支持療法」と呼ばれています。緩和ケアは、以前は「終末期に提供されるケア」とされた時期があったため、がんの治療ができなくなった人のための最後の医療・ケアと誤解されがちでした。現在は「がん治療の早期から並行して始めるケア」という考え方に変わり、緩和ケアチームという多職種の医療スタッフ(医師、看護師、薬剤師、ソーシャルワーカーなど)がかかわることによって、症状緩和を行うようになってきました(☞Q12参照)。また、治療薬の副作用、精神面のサポート、子どものケアなど、専門のスタッフが対応できる可能性がありますので、担当医や医療スタッフに相談してみましょう。

Q42 転移・再発の薬物療法について教えてください。

A 転移・再発乳がんに対して使うことのできる薬にはたくさんの種類があります。一つの治療法を行って効果があるうちはそれを続け，効果がなくなってきたら別の治療法に変更するというやり方で進めます。どの薬物療法を行うのかについては，①がん細胞の性質（ホルモン受容体の有無，HER2の状況など），②患者さんのからだの状態（転移・再発の状況，症状，体調，閉経の状況，臓器機能が保持されているかどうかなど），③患者さんのご希望などを考慮に入れ，治療効果とQOL（生活の質），治療によって得られる利益と不利益のバランスをよく考えて決めます。転移・再発乳がんの治療においてはQOLを維持し，より良くすることは非常に大切です。

解説

🚩 転移・再発の治療に使う薬と使い方

　ホルモン受容体陽性乳がんの場合は，ホルモン療法薬を使用します。HER2陽性の場合は，トラスツズマブ（商品名 ハーセプチン）などの抗HER2薬と抗がん薬をあわせた治療を行います。トリプルネガティブ乳がんの場合は，まずPD-L1の発現（☞Q27参照）を確認し，免疫チェックポイント阻害薬が使用できないか検討します。それ以外の場合や，ホルモン療法が効かなくなった場合は，抗がん薬治療（化学療法）の適応になります。*BRCA1/2*遺伝子検査を行い，*BRCA*遺伝子の生殖細胞系列に病的バリアントが認められる場合にはPARP阻害薬のオラパリブ（商品名 リムパーザ）を使用します（☞Q16参照）。どの薬を先に使用するかは，がんの進行スピードなどによって変わります。

🚩 ホルモン受容体陽性HER2陰性転移・再発乳がんに対する薬物療法

　軟部組織や骨のみの転移の場合，あるいは内臓転移があっても，症状がなく，差し迫った生命の危険がない場合，再発までの期間が長い場合には，ホルモン療法から開始します。症状があり，差し迫った生命の危険がある内臓転移（例えば広範な肝転移や肺転移など）には抗がん薬治療（化学療法）から開始します **図1** 。

（1）ホルモン療法

　閉経前の転移・再発乳がんの患者さんのホルモン療法は，卵巣でのエストロゲンの合成を抑えるLH-RHアゴニストを定期的に注射します。若干の違いはありますが，おおむね閉経後の患者さんと同様の治療を行います。

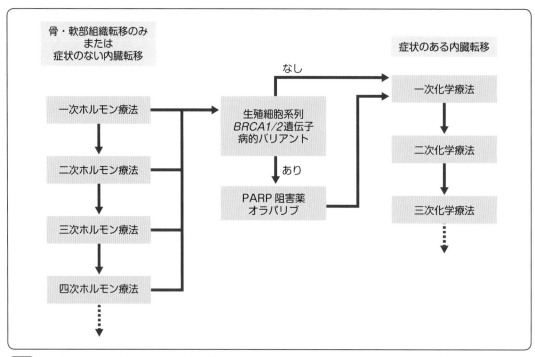

図1 ホルモン受容体陽性HER2陰性転移・再発乳がんに対する薬物療法の基本的な流れ

①アロマターゼ阻害薬：アナストロゾール，レトロゾール（商品名 フェマーラ），エキセメスタン

アロマターゼ阻害薬は，閉経後にもわずかにつくられているエストロゲンをほとんどゼロに近いレベルまで抑えます。転移・再発乳がんの閉経後のホルモン療法としては，第一選択として考えられることが多いです。閉経前の転移・再発乳がんの方にも，LH-RHアゴニストと併用することで使用可能となります。

②フルベストラント（商品名 フェソロデックス）

両側の臀部に使用開始時は2週に1回，その後，4週毎に筋肉注射をします。閉経前の転移・再発乳がんの方にもLH-RHアゴニスト，CDK4/6阻害薬と併用することで使用可能となります。

③抗エストロゲン薬：タモキシフェン（商品名 ノルバデックス），トレミフェン（商品名 フェアストン）

タモキシフェンは閉経前乳がんのホルモン療法としては第一選択薬です。転移・再発乳がんではLH-RHアゴニストと併用します。閉経後の患者さんや男性乳がんにも使用されます。

（2）ホルモン療法と併せて使用する分子標的治療薬

①CDK4/6阻害薬

CDK4/6阻害薬であるパルボシクリブ（商品名 イブランス），アベマシクリブ（商品名 ベージニオ）はホルモン受容体陽性HER2陰性の転移・再発乳がんに対して，アロマターゼ阻害薬やフルベストラントと併用することによって，ホルモン療法薬

だけを使用した治療よりがんの進行を遅らせることができます。

②エベロリムス(商品名 アフィニトール)

mTOR阻害薬であるエベロリムスはアロマターゼ阻害薬のエキセメスタンと同時に使うことで，エキセメスタンだけの治療と比較してがんの進行を遅らせます。

(3)抗がん薬治療(化学療法)

①アンスラサイクリン系抗がん薬：ドキソルビシン，エピルビシン(商品名 ファルモルビシン)

アンスラサイクリン系の薬剤であり，シクロホスファミド(商品名 エンドキサン)と併用して使用されることが多いです。3週に1回，点滴で使用します。術前・術後にも頻用される抗がん薬を，転移・再発乳がんでは術前・術後よりも量を減らして投与します。

②タキサン系抗がん薬：ドセタキセル，パクリタキセル，ナブパクリタキセル(商品名 アブラキサン)

ドセタキセルは通常，3週に1回，点滴で投与します。パクリタキセルは28日を1サイクルとして，1日目，8日目，15日目に点滴で投与します。ナブパクリタキセルは通常，3週に1回，点滴で投与します。

③フッ化ピリミジン系抗がん薬：カペシタビン(商品名 ゼローダ)，テガフール・ギメラシル・オテラシルカリウム配合剤(略称 S-1，商品名 ティーエスワン)

飲み薬の抗がん薬です。カペシタビンは朝夕2週間連続毎日服用，1週間休薬，または，3週間連続毎日服用，1週間休薬，S-1は朝夕4週間連続毎日服用，2週間休薬，または2週間連続毎日服用，1週間休薬のスケジュールで行います。

④エリブリン(商品名 ハラヴェン)，ビノレルビン(商品名 ナベルビン)，ゲムシタビン(商品名 ジェムザール)

21日を1サイクルとして，1日目と8日目に点滴で投与します。

(4)抗がん薬と併せて使用する分子標的治療薬

ベバシズマブ(商品名 アバスチン)

血管新生阻害薬と呼ばれる薬剤です。ベバシズマブは2週間に1回，点滴で投与し，パクリタキセルと一緒に使います。

▶HER2陽性転移・再発乳がんに対する薬物療法

HER2陽性乳がんでは，抗HER2療法と抗がん薬治療の併用により生存期間が延長することが報告されているため，HER2陽性転移・再発乳がんに対しても抗がん薬治療を併用した抗HER2療法が基本となります 図2 。

①トラスツズマブ(商品名 ハーセプチン)，ペルツズマブ(商品名 パージェタ)

トラスツズマブとペルツズマブはどちらも，HER2タンパクにくっつくことでHER2タンパクの働きを阻害し，がん細胞の増殖を抑える，抗体薬といわれる種類の抗HER2薬です。ペルツズマブは単独で使われることはなく，トラスツズマブと併用します。ペルツズマブを併用することで重篤な副作用が増えるということはあ

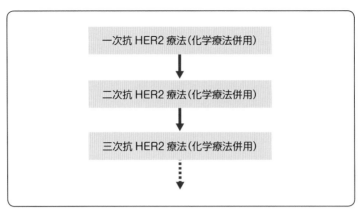

図2 HER2陽性転移・再発乳がんに対する薬物療法の基本的な流れ

りません。トラスツズマブやペルツズマブは，原則，抗がん薬と一緒に使います。ときに年齢や体調を考えてトラスツズマブを単独で使用する場合もあります。トラスツズマブと一緒に使う抗がん薬としては，タキサン系薬剤（ドセタキセル，パクリタキセル）を第一に考えます。これらの効果がなくなった場合は，別の抗HER2薬を使用したり，トラスツズマブと併用する抗がん薬を変更します。使用する抗がん薬には，ビノレルビン，エリブリン，カペシタビンなどがあります。

トラスツズマブの副作用についてはQ31（121ページ）をご参照ください。

②トラスツズマブ エムタンシン（略称 T-DM1，商品名 カドサイラ）

トラスツズマブにエムタンシンという抗がん薬が結合した薬剤です。トラスツズマブ＋タキサンの効果がみられなくなった転移乳がんに対して使用すると，ラパチニブ＋カペシタビンと比較して生存期間が延長されることがわかったため，ラパチニブ＋カペシタビンよりもトラスツズマブ エムタンシンを先に使います。主な副作用は，吐き気，嘔吐，下痢などの消化器症状や，疲労感，肝機能障害，血小板減少です。

③トラスツズマブ デルクステカン（略称 T-DXd，商品名 エンハーツ）

トラスツズマブにデルクステカンという抗がん薬が結合した薬剤です。トラスツズマブとタキサン系抗がん薬の併用療法やトラスツズマブ エムタンシン治療後のHER2陽性乳がんにも高い効果があることが報告されています。トラスツズマブ エムタンシンと比較しても高い効果が認められました。

④ラパチニブ（商品名 タイケルブ）

トラスツズマブ，ペルツズマブと抗がん薬の併用療法や，トラスツズマブ エムタンシンやトラスツズマブ デルクステカンが効かなくなった再発患者さんに使用を検討します。通常，ラパチニブはカペシタビンと同時に使用します。HER2陽性かつホルモン受容体陽性の場合は，アロマターゼ阻害薬と併用することで効果が認められることがあります。

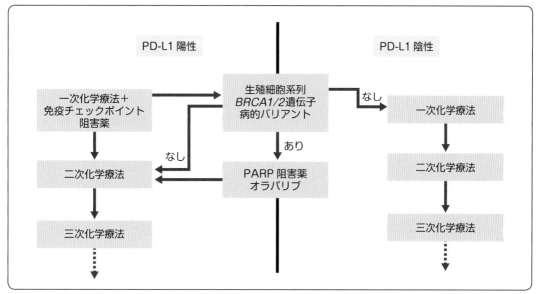

図3 トリプルネガティブ転移・再発乳がんに対する薬物療法の基本的な流れ

トリプルネガティブ転移・再発乳がんに対する薬物療法

　トリプルネガティブの転移・再発乳がんに対しては，抗がん薬治療（化学療法）が基本となります。したがって，治療法はホルモン受容体陽性HER2陰性転移・再発乳がんに対する抗がん薬治療とほぼ同じとなります。ただし，PD-L1が高く発現している乳がんには免疫チェックポイント阻害薬と抗がん薬治療の併用が有効であり，まずそれに応じた治療を行います。

　また，*BRCA1*または*BRCA2*遺伝子の病的バリアントが確認された遺伝性乳がん卵巣がんに対しては，PARP阻害薬であるオラパリブ（商品名 リムパーザ）が使用されます**図3**。

（1）免疫シグナルをコントロールする分子標的治療薬（免疫チェックポイント阻害薬）

①アテゾリズマブ（商品名 テセントリク）

　アテゾリズマブは，PD-L1を標的にする薬で，PD-1とPD-L1の結合により弱められていた，がんに対する免疫細胞の力を取り戻す作用があります。ナブパクリタキセルという抗がん薬と一緒に使用します。

②ペムブロリズマブ（商品名 キイトルーダ）

　ペムブロリズマブは，PD-1を標的にする薬です。ゲムシタビン，カルボプラチンという薬剤，またはパクリタキセルやナブパクリタキセルと一緒に使用します。

（2）遺伝性乳がん卵巣がんに対する分子標的治療薬

オラパリブ（商品名 リムパーザ）

　*BRCA1*または*BRCA2*遺伝子に病的バリアント（☞Q65参照）を有する，HER2陰性の転移・再発乳がんに対して使用します。アンスラサイクリン，タキサンを使用

したことのある方が対象になります。経口薬であり，朝夕で服用します。

🚩 骨転移に使用する分子標的治療薬

デノスマブ（商品名 ランマーク），ゾレドロン酸（商品名 ゾメタ）

通常，デノスマブは4週毎に皮下注射で，ゾレドロン酸は3週毎に点滴で投与します。重要な副作用として顎骨壊死があるので，治療開始前に歯科を受診し，必要な歯科治療を行っておくことが必要です。また，デノスマブを投与するときは低カルシウム血症を防ぐために，カルシウムとビタミンD_3とマグネシウムの配合剤（商品名 デノタス）を内服します。

Q43 局所領域再発（温存乳房内再発，乳房全切除術後胸壁再発，周囲の皮膚やリンパ節再発）の治療について教えてください。

A 「局所領域再発」は，手術をした側の乳房や胸壁（きょうへき），その周囲の皮膚やリンパ節に起こるものをいいます。治療方法は，全身的な再発の一部分なのか，局所的な（乳房や胸壁とその周りだけの）再発なのかで異なります。遠隔転移がない局所領域再発の場合は，さらなる再発リスク低減を目的として，初回手術後に用いた治療なども参考に，全身薬物療法や手術，放射線療法などを適宜組み合わせて行うのが一般的です。遠隔転移を伴う場合は，全身薬物療法を優先します。

解説

🚩 温存乳房内再発

　温存乳房内再発とは，乳房温存療法を受けた後，残された乳房に再び乳がんが発生することです。乳房温存療法では，乳房部分切除術後に，微量ながん細胞を根絶して再発を予防する目的で，残された乳房に放射線療法を行います（☞Q35参照）。しかし，その残された乳房に再び乳がんが発生することがあります。この温存乳房内再発には，最初のがんが残っていてそれが再発したものと，最初のがんとは別に新たながんが発生したものの2種類があります。これらの違いを区別することは難しく，併せて温存乳房内再発としています。

　温存乳房内再発は，定期的な検査でみつかる場合や，自身でしこりを感じ，検査を受けて判明する場合などがあります。治療は，超音波，マンモグラフィ，MRI，CTなどの検査を行い，がんの広がりを判定し，遠隔転移がないことを確認したうえで手術を行います。同じ乳房に放射線療法を2度行うことは望ましくないので，乳房温存療法後の再度の乳房部分切除は基本的には適応となりません。乳房全切除術によって，残された乳房全体を切除するのが標準です。初回の乳房部分切除術後に放射線療法を行っていなければ，再度，乳房部分切除を行い，術後に放射線療法を行うことが可能です。そのほかにも，慎重に適応を吟味することによって，再度の乳房部分切除ができる可能性もあります。再度の乳房部分切除を強く希望される場合には，担当医と十分話し合いましょう。

　一方，再発までの期間が短い，あるいは皮膚全体に赤みを帯びた再発をきたした場合は，がん細胞の悪性度が高く，進行も早いことが多いため，がん細胞が全身へ広がっている可能性があります。このため，抗がん薬治療（化学療法），ホルモン療法，分子標的治療などの全身薬物療法を先に行い，それらの治療効果が現れれば，手術，放射線療法などを考慮します。

乳房全切除術後の胸壁再発

　乳房全切除術後に，その周囲の皮膚，胸壁に再発を起こすことがあります。これらは，しこりとして感じたり，湿疹や虫刺されのような症状でみつかる場合もあります。他の臓器に遠隔転移がなく，胸壁とその周りだけに再発した場合，病気の広がりが小さく，切除が可能であれば手術を行い，以前に放射線療法を受けたことがなければ，術後に放射線療法を併用します。切除が難しい場合でも，病気の広がりが小さく放射線療法の適応となる場合には放射線療法を行います。

　手術や放射線療法を行った後，局所のコントロールと予後改善を目的として抗がん薬治療やホルモン療法などの全身療法を考慮します。ただし，ホルモン療法の投与期間や抗がん薬治療を行うべきかどうかは個々のケースにより違いがあるので，担当医とよく話し合い，決定する必要があります。

　手術から再発までの期間が短い場合（一般的には2年以内）や，胸壁全体が赤みを帯び，広範囲に及ぶ炎症性乳がんのような再発では，がん細胞の悪性度が高く，進行も早いことが多いため，がん細胞が全身へ広がっている可能性があります。この場合は，病気の広がりに関して十分な検査を行ったうえで，抗がん薬治療，ホルモン療法，分子標的治療などの全身薬物療法を先に行い，治療効果が現れれば，手術，放射線療法などを考慮します。

リンパ節再発

　手術を受けた側の腋窩（わきの下）のリンパ節にも，再発することがあります。多くの場合，初回手術でセンチネルリンパ節生検や腋窩リンパ節郭清が行われていますが，そのときに切除されていなかった転移リンパ節が大きくなり，発見されたと考えられます。このとき，肝臓や肺などの遠隔転移が同時になければ，再度，腋窩リンパ節に対して手術することをお勧めします。しかし，同時に遠隔転移がみられたり，手術した側の腋窩以外のリンパ節に再発がある場合は，局所的な再発ではなく，全身的な再発の一部分であると考え，まずは抗がん薬治療，ホルモン療法，分子標的治療などの全身薬物療法を選択します。また，首の付け根（鎖骨上窩）や胸骨のそばのリンパ節（内胸リンパ節）に最初に再発することもあります。この場合にも，まずは抗がん薬治療，ホルモン療法，分子標的治療などの全身療法を行い，再発している部分が初回の手術後に放射線療法を受けていなければ，放射線療法を行うことも選択肢となります。

全身的な再発（遠隔転移）を伴う局所領域再発の場合

　肝臓や肺などの全身的な遠隔転移とともに局所領域再発が起こった場合は，局所領域再発よりも遠隔転移のほうが悪い影響を及ぼすので，全身療法としての抗がん薬治療，ホルモン療法，分子標的治療などを優先します。全身薬物療法を実施しても局所の病巣による症状がある場合は，体力や病状が許せば，症状を取り除く目的で手術や放射線療法などの局所療法を行うことがあります。

Q44　骨転移について教えてください。

A　骨は，乳がんが転移する場所としては一番多く，痛み，骨折，脊髄の麻痺，高カルシウム血症などを起こすことがあります。QOL（生活の質）を損なわないための，さまざまな治療法があります。

解説

▶ 骨に転移するとはどういうことですか

　乳がんが転移する場合，約30％の患者さんでは最初に骨に転移が起こります。血液の流れに乗って乳がん細胞が骨に移り，そこで分裂・増殖するのです。乳がんの術後10年以上経っても骨に転移がみつかることがあります。転移の多い部位は頸椎，腰椎，胸椎といった脊椎の骨（背骨）や，骨盤，肋骨，頭蓋骨，上腕骨，大腿骨などです。乳がんの場合には，肘から先の腕や手，膝から下の脚や足の骨にはほとんど転移は起こりません。

　また，骨転移には，骨が溶けるように変化をする溶骨性骨転移と，骨にカルシウムが異常に沈着する造骨性骨転移があります。乳がんでは溶骨性骨転移が多いのですが，造骨性骨転移の場合や両者が混じったような転移を生じる場合もあります。

▶ 骨転移の症状

（1）痛　み

　骨転移で骨がもろくなると，その部位に応じて，腰椎転移では腰痛，胸椎転移では背中の痛み，大腿骨転移では股関節や太ももの痛み，骨盤転移では腰や骨盤あたりの痛み，上腕骨転移では肩や腕の痛みなどが現れます。このような痛みは骨転移以外の原因でも現れますが，数日から数週間以上にわたって痛みが消えなかったり，強くなっていくような場合には，骨転移の可能性もありますので，担当医に相談しましょう。

（2）骨　折

　脊椎・骨盤・大腿骨など体重のかかる部分の骨に転移が起きると，骨が弱くなり，骨折することがあります。こうした骨への転移がある場合には，立ったり歩いたりして骨に負荷がかかると強い痛みが出ます。骨折の危険性が高い場合には，骨に負担がかかる運動や転倒を避けるようにしましょう。脊椎の圧迫骨折を起こしたり，大腿骨を骨折したりすると立てなくなることもあります。

（3）脊髄圧迫

　脊椎転移で腫瘍が大きくなったり，脊椎の圧迫骨折をしたりすると，脊髄（神経）

が圧迫され，手足のしびれや急に動かなくなるなどの麻痺症状，排尿や排便の異常などが現れることがあります。この場合には急いで治療をしないと，しびれや麻痺が回復しない場合があります。麻痺が生じた場合には，速やかに担当医や病院へ連絡しましょう。

(4)高カルシウム血症

　乳がんが転移した骨からカルシウムが溶け出し，血液中のカルシウム濃度が高くなることがあります。これを「高カルシウム血症」といいます。高カルシウム血症が起きると，のどが渇く，胃のあたりがむかむかする，吐き気，嘔吐，尿の量が多い，お腹が張る，便秘気味になる，ぼーっとする，などの症状が現れます。治療が遅れると脱水症状が強くなり，腎臓の働きが落ちたり，不整脈が起きて命の危険を伴うことがあるため，早急に治療が必要です。

🚩 骨転移の検査

(1)骨シンチグラフィ

　骨シンチグラフィは核医学検査やアイソトープ検査または RI 検査とも呼ばれる放射性医薬品を用いた検査で，骨転移が疑われる場合に実施する検査の一つです。全身の骨を一度に調べることができます。骨シンチグラフィでわずかな骨転移がみつかることもありますが，骨転移とは関係のない外傷，骨折，感染，打撲や関節症などの変化でも異常所見となることがあります。

(2)PET，PET-CT

　骨シンチグラフィと同様に放射性医薬品を用いた検査で，全身の骨を調べることができます。PET や PET-CT では骨転移以外のがん病巣も診断できるメリットがあるため，骨シンチグラフィではなく，PET/PET-CT で検査を行うこともあります。ブドウ糖を使用する検査であるため，血糖値が高い場合には実施できないことがあります。

(3)骨 X 線写真，CT

　骨シンチグラフィや PET/PET-CT で骨転移が疑われる場合，あるいは骨に痛みを感じる場合に骨 X 線写真や CT を撮影します。この検査では，骨の形がどのように変化しているか，あるいは骨がどの程度もろくなっているかなど骨折の危険性を評価するときに役に立ちます。

(4)MRI

　骨転移が疑われる場合，骨転移の部位や範囲を詳細に調べることができます。脊椎転移の場合，脊髄の圧迫の有無や程度もわかります。

(5)血液検査

　血液中のカルシウム値が基準値より高くなっていれば，高カルシウム血症と診断します。また，骨転移がある場合は，骨を溶かしたり，新たに骨を形成したりする細胞が活発に働いているため，それらの活動を反映する骨代謝マーカー〔1CTP，骨型アルカリホスファターゼ（BAP）など〕を測定することもあります。

(6)病理検査

　画像診断で乳がんの骨転移が疑われるけれど，確証がない場合や，今後の治療方針を決めるために，疑わしい部分の腫瘍の一部を採取して調べる（生検）ことがあります。骨の病変に対しては針を刺して組織を採取する針生検や，手術を行って採取する切除生検があります。

■ 骨転移の治療

（1）がんに対する全身治療

　骨転移がある場合には，全身治療も必要です。ホルモン受容体やHER2などを参考に，乳がんに対する抗がん薬治療（化学療法），分子標的治療，ホルモン療法などの全身治療を行います（☞Q42参照）。

（2）骨修飾薬（骨吸収抑制薬）

　がんが骨に転移すると，がん細胞の刺激を受けて，骨を溶かす破骨細胞が活発になり，骨がもろくなり，そのもろくなった部位でがん細胞はさらに増殖していきます。骨転移に対する治療では，破骨細胞の働きを抑えて骨が溶けたりがん細胞が増殖したりするのを防ぐことが重要であり，そのための薬を「骨修飾薬」といいます。代表的なものにゾレドロン酸（ビスホスホネート製剤）やデノスマブ（抗RANKL抗体，商品名 ランマーク）があります。骨修飾薬を使用することで骨転移の進行を防ぎ，痛みを軽減したり，骨に対する放射線療法や外科治療，骨折の頻度を減らしたりすることができます。骨修飾薬は骨転移を治すわけではないので，乳がんに対するホルモン療法や抗がん薬治療と併用して用いられます。ゾレドロン酸は投与後に一過性に熱が出たり，腎機能に影響を及ぼすことがあります。どちらの骨修飾薬でも注意が必要な副作用として血液中のカルシウム濃度が低下する低カルシウム血症と顎骨壊死があり，デノスマブのほうがゾレドロン酸よりもやや発現の頻度は高いとされています。顎骨壊死は，いったん発症すると治りにくく，顎の痛みや噛むことが難しくなったりすることがあるため，予防と治療中の口腔内ケアが大切です。顎骨壊死は虫歯や歯周病があると起きやすいといわれているので，骨修飾薬の治療を受ける場合には，事前に歯科を受診して口腔内チェックを行い，虫歯・歯周病などがあれば治療を受け，治療中も口腔内を清潔に保つように心がけましょう。治療中に歯や歯茎の痛み・腫れが出たり，顎の骨が露出した場合には担当医にすぐに相談しましょう。また，歯科にかかる場合には骨修飾薬で治療をしていることを伝えてください。抜歯や，歯髄（歯の中の神経や血管）に及ぶような歯科治療が必要となった場合は，骨修飾薬の休薬・中止が必要かどうか，歯科と担当医で検討を行います（☞Q51参照）。

　骨修飾薬は，痛みなどの症状がない場合でも，骨転移が認められたら早期から使用することにより，骨転移に伴う痛みが出現するまでの期間や放射線療法・外科治療を実施するまでの期間が延長されますが，使用する期間が長くなると顎骨壊死などの副作用も増える可能性があるため，いつから開始するかは慎重に検討します。

（3）放射線療法

骨転移によって，強い痛みがある場合などは，お薬による全身治療や骨修飾薬に加えて，放射線療法や整形外科的な手術を行う場合があります。放射線療法を行うことで，痛みを和らげたり止めたりすることができます。過去の報告では，60 〜80% の方に痛みを和らげる効果があるとされています。

放射線療法の方法としては，分割照射（30 グレイ /10回，20 グレイ /5回など）と単回照射（8 グレイ /1回など）が行われています。いずれの方法でも痛みを和らげる効果は同等とされます。

（4）整形外科での処置や手術

骨転移があり，痛みが強い場合などには，整形外科医の診察も大切です。大腿骨の骨折がある場合や，骨折のリスクが高い場合には，歩けなくなるのを防ぐために，人工骨頭置換術や，髄内釘を打ち込むといった整形外科的な手術を予防的に行う場合もあります。腰椎や胸椎への転移により骨破壊が進行し，脊椎がからだを支える能力が失われてきた場合には，手術（脊椎固定術）や骨セメント注入といった方法がとられることもあります。

脊椎への転移により，腫瘍や骨が脊髄（神経）を圧迫して麻痺の症状が出現してきた場合には，急いで病院に連絡をしましょう。脊髄の圧迫を解除するために手術を行うことで麻痺の改善が期待できることがあります。

脊椎や大腿骨の手術はからだへの負担もあるため，実施するかどうかは整形外科医とも相談が必要となります。

（5）鎮痛薬

消炎鎮痛薬，麻薬系鎮痛薬（オピオイド）など，さまざまな薬があります。骨転移による痛みは我慢しないようにしましょう（☞Q59 参照）。

（6）高カルシウム血症に対する治療

血液中のカルシウム濃度を下げるための治療が必要です。まずは輸液（水分を点滴する治療）を行い，たくさん尿が出るようにして，カルシウムを尿中へ排泄させます。骨修飾薬（デノスマブもしくはゾレドロン酸）の点滴が効果的ですが，副作用としてデノスマブではカルシウム濃度が低下しすぎることがあったり，ゾレドロン酸では腎臓の働きが悪くなることもあるので，注意深く治療を進めます。

Q45 脳転移について教えてください。

A 脳に転移が起こると，頭痛や嘔吐，麻痺，けいれんなど，さまざまな症状が現れます。手術または放射線療法により，これらの症状を和らげることができます。

解説

脳転移と症状

　乳がんが転移しやすい臓器として，骨，肺，肝臓，脳などが知られています。脳転移が現れる時期は，患者さんによって異なり，初期治療から1年後のときもあれば，10年後のときもあります。転移巣の現れ方も，1個だけの場合もあれば，小さいものが複数個の場合もあります。脳転移の頻度や時期は乳がんのサブタイプによっても異なり，HER2陽性乳がんやトリプルネガティブ乳がんの方がホルモン受容体陽性HER2陰性乳がんよりも頻度が高いとされます。脳転移の症状は一般に，頭痛，ふらつき，嘔吐，麻痺，けいれん，意識障害，性格変化などですが，脳はからだを動かす指令を出しているところなので，転移巣が現れた場所によっても症状が異なります。例えば，手を動かす指令を出す部位に転移巣が現れた場合は，手がしびれたり，動かしにくくなったりします。また，小さな転移巣でもけいれんなどの症状が出ることもあれば，相当大きくなるまで症状が出ない場合もあります。しかしながら，転移を早くみつける目的で定期的に頭部のCTやMRI検査を行ったとしても，生存期間の延長にはつながらないとされており，有効ではありません（☞Q39参照）。

脳転移の治療

　脳は頭蓋骨に囲まれているため，転移巣が大きくなると脳全体が圧迫されて，さまざまな症状が現れます。したがって，治療は，転移巣を小さくしたり，症状を和らげたりすることを目的に行います。主に放射線療法が用いられ，病巣が1つの場合は手術で切除することもあります。また，症状改善の目的でステロイドなどの薬物を用いることがあります。ほとんどの抗がん薬は，脳組織と血管との間にある障壁（血液脳関門）にはばまれ，脳に行き渡らないとされますが，脳転移が起こっている場合にはこの脳組織と血管との間の血液脳関門は壊れているため，脳転移に対しても薬物療法の効果がある程度期待できる可能性はあります。どの治療を行うかは，脳転移巣の数と他の臓器への転移の有無，全身の状態などから決定します。

（1）外科治療

　病巣が1個，大きさが3cm以上で転移による症状がある場合，病巣が手術しやすい場所にあり，他の臓器にただちに生命を脅かすような転移がなく，全身状態が良ければ，外科手術で切除することがあります。脳転移以外の他の臓器への転移がある場合は，手術は勧められないことが多いようです。

（2）放射線療法

　放射線のあて方には大きく分けて2通りあります。1つは，全脳照射といって，脳全体に放射線をあてる方法，もう1つは定位放射線照射といって，病巣のみに放射線をあてる方法です。

　脳転移が1個で脳以外の場所に病巣（肺転移や肝転移など）がない場合には，手術または定位放射線照射を行うことで，脳転移が消失し，その後再発しないことがあります。小さな脳転移が1個の場合では，手術で切除するのと定位放射線照射を行うのでは，どちらも同じくらいの治療効果であるといわれています。その後，定期的な画像検査で注意深く経過観察することが必要ですが，再発をしてしまった場合でも，定位放射線照射を繰り返すことにより，定位放射線照射ができなくなるような増悪を認めるまで全脳照射を回避できる可能性があります。

　脳転移が多発している場合には，全脳照射が基本です。ステロイドの使用のみでも約半数の患者さんで症状が改善しますが，短期間で効果がなくなり，神経症状が再び悪くなります。全脳照射を行えば，約7割の患者さんで症状が和らぎ，ステロイドの使用のみの場合よりも効果の持続期間は長いとされていますので，全脳照射をお勧めします。脳転移病巣が小さくて個数が少ない場合（およそ4個以下）もしくは5〜10個でも全腫瘍の合計体積が小さい場合は，定位放射線照射を行い，脳の中に新たな病変がないか定期的な画像検査を行うことで，全脳照射を回避することが可能である場合もあります。また，脳転移が多発していても，その中のある特定の病巣が原因で起きている症状が急速に進行し，大きな問題となっている場合には，その病巣を手術で摘出したり，定位放射線照射をしたりすることがあります。

①全脳照射の方法と副作用（有害事象）

　全脳照射では，脳全体に放射線を照射します。1回3グレイ×10回の計30グレイを2週間かけて行うのが最も一般的ですが，患者さんの状態に応じて，1回2.5グレイ×15回の計37.5グレイ（3週間），1回2グレイ×20回の計40グレイ（4週間），1回4グレイ×5回の計20グレイ（1週間）など，さまざまな照射スケジュールが用いられます。

　全脳照射の副作用は，だるさやむかつき，食欲不振などで，頭痛が生じる場合もあります。また，神経症状が一時的に悪化することがあります。症状の出方は患者さんの状態によっても差があり，副作用が出た場合でも照射が終わればほとんどはなくなります。頭皮は皮膚炎により少し赤くなり頭髪が抜けます。再び生え始めるには数カ月かかります。照射後，長期間経過してから，集中力が低下したり，根気がなくなったり，学習や記憶の障害などの認知機能障害がみられたりすることもあ

りますが，脳転移が制御できない場合や，抗がん薬が脳に影響を及ぼしている場合もあり，また，学習や記憶の評価方法や時期がさまざまであることなどから，認知機能障害がどこまで全脳照射の影響かを区別することは難しい面もあります。また，脳下垂体の働きが低下して，甲状腺機能の低下など内分泌機能障害が起こることもまれにあります。これらのデメリットと，多発する病巣による症状を全脳照射によって緩和するメリットについて，担当医および患者さんが十分に話し合い，実施を検討することが重要です。

②定位放射線照射の方法と副作用（有害事象）

定位放射線照射は病巣のみにターゲットを絞って放射線を照射します。照射する装置にはガンマナイフ，サイバーナイフ，ノバリスなどさまざまなものがあり，一般的なリニアックを使うこともあります。それぞれの治療法は，放射線を出す方法が違うだけなので，用いる装置によって治療成績に大きな差があるわけではありません。定位放射線照射は，通常，1～5回程度の照射回数で行います。短期間の入院で治療を行う病院が多いようです。

定位放射線照射では，まれに照射した部位に脳壊死を起こすことがあります。また，一度に多数の病巣を治療した場合は全脳照射と同じような症状がみられることがあります。

（3）薬物による治療

脳は他の臓器と異なり，血液脳関門があることなどから，今のところ脳転移に対する抗がん薬治療の評価は確立していません。しかしながら，HER2陽性乳がんの場合には，分子標的治療薬のトラスツズマブ エムタンシン（商品名 カドサイラ），トラスツズマブ デルクステカン（商品名 エンハーツ）やラパチニブ（商品名 タイケルブ）で一定の効果が示されています。放射線療法などの局所療法で脳転移がよくコントロールされているか，あるいは脳転移があっても無症状の場合には，適切な全身薬物療法を考慮します。

髄膜播種（がん細胞が脳と脊髄に広がること）に対する髄注療法（脊髄腔内に抗がん薬を投与すること）の有用性は確立していません。

Q46 転移・再発していることがわかりました。どのように気持ちを整理したらよいですか。

A 現在のご自身のからだや心の状態，ご自身に合った治療は何なのかなどについて，医療スタッフ，特に担当医とその都度話し合うことが重要です。また，がん相談支援センターや患者会，ピアサポートなどさまざまな支援，相談の場があります。自分に合った方法を試してみましょう。

解説

転移・再発がわかったときの心の反応

転移・再発がわかったときのショックや心理的負担は，最初にがんと診断されたときよりも強く感じられることでしょう。再発や転移が判明した多くの患者さんは，これまでの治療に対する無益感や悲哀，怒り，これから起こるかもしれない痛みや症状への不安，身の置き所のない気持ち，死への恐怖，これからの生活の変化に関する不安，人に頼らなければならなくなることに対する心理的苦痛など，さまざまな心の反応を経験されています。再発や転移の事実を受け止めることは誰にとっても困難なことです。乳がんの再発を告げられた患者さんの35％に適応障害（軽いうつ），7％にうつ病（重いうつ）という診断がつくなど，日常生活に支障をきたすほどの苦しい思いをされているという報告もあります。

不安や恐怖に圧倒されそうになったり，生きる意味が揺らいだり，孤立感が生じやすくなったり，つらく悲しい気持ちになることもあるかもしれません。しかし，そのような思いを抱いている患者さんはあなた一人だけではありません。同じ経験をしている仲間がいることを，どうか忘れないでください。あなたは一人ではありません。

医療スタッフとともにできること

では，こうした状況にどのように向き合えばよいのでしょう。まず，何よりも大切なことは，現在の自分の状態や自分に合った治療は何なのかなどについて，医療スタッフ，特に担当医にしっかりと確認し，ともに話し合うことです。そのためには，医療スタッフとの十分なコミュニケーションが必要です。医療スタッフとの認識の行き違いが起こらないためにも，説明される内容がわかりにくい場合には躊躇せずにそれを伝え，納得がいくまで聞いてください。限られた時間の中で，自分が聞きたいことを整理し，1回に聞くことを数項目に絞って具体的に尋ねてみるのがよいでしょう。

📕 気持ちの整理の仕方

転移・再発を告げられた後，体調の不良や痛み・咳など何らかのからだの症状が現れるとき，あるいは家族，友人，メディアやインターネットからさまざまな情報が入ってきたときなど，不安や恐怖をはじめとするいろいろな心の変化が生じてくると思われます。そのときの対処として，「正しい知識」「がんとの付き合い方」「ソーシャルサポート」「リラックス法」が重要といわれています。具体的には，以下の考え方を参考にしてください。

① 「転移・再発＝死」と思い込まないようにしましょう。がんの治療法は日進月歩です。
② 信頼できる方に気持ちを打ち明けてみましょう。患者会やピアサポートに参加してみるのも一つの方法です。積極的に周囲の方から心のサポートを受け，自分の気持ちをコントロールする力を高めましょう。
③ リラクセーションや音楽といった，気持ちをリラックスさせるような方法を積極的に利用しましょう。
④ 心の専門家に相談することをためらう必要はありません。それは精神的に弱いということではなく，がんとうまく取り組むための賢明な行動といえます。

「今後への不安・死の不安」という気持ちを抑え込んだり，その気持ちを消し去ってしまうのは難しいと思います。不安をもちながらも，目の前のことを普段通り行っていくことが重要です。少し先の自分にできそうな具体的な目標を少しずつこなし積み重ねていくことで，先がみえ，不安が軽くなることもあります。一人で頑張りすぎないこと，不安を一人で抱え込まないことが大切です。特に，治療の期間が長くなると予想されるので，仕事や家事，日常生活へ影響が及びます。周りの人に，現在の自分の状態を伝えて，理解と協力を得ておくとよいでしょう。各地のがん診療連携拠点病院にあるがん相談支援センターで相談してみるのもよいでしょうし，不安が強い場合には，心の専門家に相談してみることも解決法の一つです（☞Q9参照）。ステージⅣや転移のある患者さんだけを対象にしたサポートグループもありますので，担当医などに問い合わせてみてください。

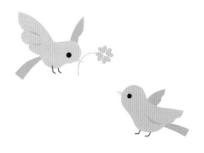

Q47 ホルモン療法薬（内分泌療法薬）の副作用と その予防法・対処法について教えてください。

A　ホットフラッシュ（ほてり），生殖器の症状，関節や骨・筋肉の症状などが出ることがあります。それぞれ対処法はありますが，困ったときやよくならないときなどは担当医や看護師，薬剤師に相談しましょう。

解説

▌ホットフラッシュ（ほてり，のぼせ）

　ホットフラッシュは，血液中のエストロゲン（＝女性ホルモン）が少なくなり，体温調節がうまくできなくなるために起こると考えられています。更年期の症状としてよく知られていますが，ホルモン療法はエストロゲンを抑える作用がありますので，同じ症状が出ることがあります。ホットフラッシュの症状として，突然，かっと暑くなったり，汗をかいたり，胸から顔面にかけて赤くなったりします。動悸や不安，睡眠障害などを伴うこともあります。ホルモン療法によるホットフラッシュは軽いものも含めると50％以上の患者さんに出現しますが，次第に軽減することが多いので，しばらく経過をみるのがよいでしょう。

　頻繁にホットフラッシュが起こったり，夜眠れなかったりして仕事や日常生活に支障がある場合は，薬によって症状を和らげることもできます。セロトニン作動性抗うつ薬のパロキセチン（商品名　パキシル）やベンラファキシン（商品名　イフェクサー），抗てんかん薬のガバペンチン（商品名　ガバペン），降圧薬のクロニジン（商品名　カタプレス）等によってホットフラッシュの頻度が3〜6割低下するという報告があります。ただし，上記の薬はホットフラッシュに対しては保険適用外であり副作用もありますので，担当医と相談してください。なお，パロキセチンはタモキシフェン（商品名　ノルバデックス）の効果を弱めてしまうおそれがあるため，タモキシフェンと一緒に内服することはお勧めできません。

　食品としての大豆イソフラボン摂取については，乳がん発生リスクを減少する効果があるといわれています。ホルモン療法中の大豆イソフラボンサプリメントについては，多量に摂取した場合，エストロゲンと似た作用をもっていることから，その使用について賛否両論があります。担当医と十分に話し合い，摂取するか決定してください。

　薬剤以外では，鍼治療によりホットフラッシュが改善するという報告がありますが，日本人を対象としたものではないので，定かではありません。

　更年期症状としてホットフラッシュが出たときには，エストロゲン補充療法を行うことがありますが，乳がん患者さんでは再発を増加させる可能性がありますので

避けなければいけません。

アロマターゼ阻害薬は，ホットフラッシュの発生頻度がタモキシフェンより低いので，閉経後の患者さんではアロマターゼ阻害薬に変更するのもよいかもしれません。

生殖器の症状

性器出血，腟の分泌物の増加，腟の乾燥，腟炎などの症状が現れることがあります。また，5年間のタモキシフェン内服により，閉経後の方は子宮内膜がんになる危険性が2〜3倍に増えるといわれています。しかし，もともと800人に1人くらいの割合だった子宮内膜がんになる可能性が，800人に2〜3人の割合に増えるくらいで，頻度は非常に低く，タモキシフェンを再発予防目的で使用する場合，子宮内膜がんになるリスクより乳がん再発予防効果の利益のほうが大きいと考えられます。

タモキシフェン内服中の方が定期的な検診を受けることにより，早期に子宮内膜がんを発見できる可能性が高くなるというデータはないので，タモキシフェン内服中であるからといって子宮体がん検診を必ずしも受ける必要はありません。特に，閉経前の方では，タモキシフェンにより子宮内膜がんが増えるというデータ自体がありません。ただし，不規則な性器出血や血液が混ざった腟分泌物などがある場合には，婦人科を受診して精密検査を受けるようにしてください。

血液系への影響

タモキシフェンや酢酸メドロキシプロゲステロン（商品名 ヒスロンH）では血液が固まりやすくなるため，下肢の静脈に血栓（血の塊）ができたり，血栓が肺に流れていき，血管が詰まる「肺動脈塞栓症」を起こしたりすることが非常にまれにあります。そのため静脈血栓症の既往のある患者さんでは，原則としてこれらの薬の使用を避けるようにします。

関節や骨・筋肉の症状

エストロゲンは骨を健康的に保つように働いています。アロマターゼ阻害薬やLH-RHアゴニスト製剤はエストロゲンを減らす作用があるため，骨密度が低下し，骨折が起こりやすくなる可能性があります。また，アロマターゼ阻害薬では関節のこわばりや関節の痛みなどの症状が出現することがあり，時間の経過により症状は改善することが多いですが，鎮痛薬が必要になることもあります。治療が継続できない場合には別のアロマターゼ阻害薬かタモキシフェンへの変更を行います。一方，タモキシフェンは骨に対しては保護的に働きますので，骨が丈夫になります。

アロマターゼ阻害薬を内服している場合や抗がん薬治療等によって早い時期に閉経となった場合には，年に1〜2回の骨密度測定を行い，骨密度をチェックしましょう。骨密度を保つために，カルシウムやビタミンDを多く含む食品の摂取や，定期

的な運動を心がけるとよいようです。骨密度が低下している場合にはビスホスホネートを内服したり，デノスマブ(商品名　プラリア)を注射したり，タモキシフェンに変更したりして，骨密度の低下や骨折を予防します。

▶ 精神・神経の症状

　ホルモン療法により，頭痛，気分が落ち込む，イライラする，やる気が起きない，眠れないなどの症状が現れることがあります。このような症状に対処するため，睡眠薬や気分を安定させる薬が処方されることがあります。エビデンスは不十分ですが，ときに漢方薬が症状改善のために使用されることもあります。心の専門家によるカウンセリングも効果が期待できますので，担当医と相談してください。

　ホルモン療法薬，特にタモキシフェンとうつとの関連については，うつ症状のためにタモキシフェン治療が継続できなかったという研究結果もあれば，タモキシフェン治療によってうつのリスクは上がらなかったという研究結果もあるなど，いまだに一定の見解は得られていません。治療中にうつをはじめとする心理的な症状が生じていないかどうかに常に留意しておく必要があります。なお，タモキシフェン以外のホルモン療法薬とうつとの関連については，報告がありません。

Q48 抗がん薬（化学療法薬）・分子標的治療薬の副作用とその予防法・対処法について教えてください。

A 抗がん薬（化学療法薬）や分子標的治療薬の種類により副作用はさまざまです。有効な予防法や対処法があるものとないものがあります。また，副作用の出方や程度には個人差がありますので，医師・看護師・薬剤師とよく相談してください。

解説　抗がん薬（化学療法薬）の主な副作用としては，吐き気・嘔吐や脱毛，白血球減少などがあります **図1，巻末付表**。これは，抗がん薬が増殖の盛んな細胞を攻撃するため，正常細胞の中でも増殖の盛んな細胞，例えば消化管や髪の毛のもととなる毛根の細胞，白血球，赤血球，血小板などをつくっている骨髄を攻撃した結果，起

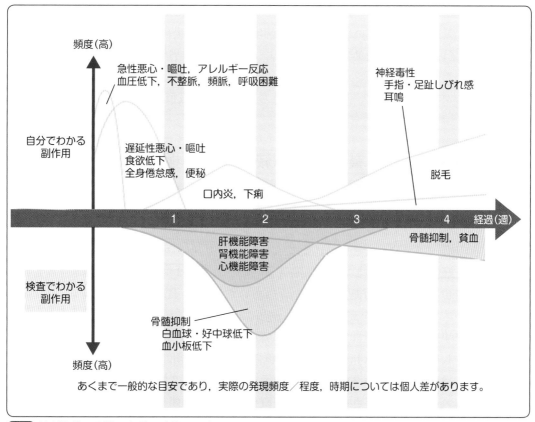

図1 抗がん薬の副作用と発現時期の目安

（出典：国立がん研究センターがん情報サービス「化学療法全般について」）

きるものです。ただし，副作用の出方ががんに対する効果の指標になるわけではなく，「副作用が出なかったから，がんに対する効果もない」「副作用が強かったから効果もある」というわけではありません。

抗がん薬治療（化学療法）は外来通院で行われることが多いですが，薬剤によっては吐き気が強く出たり，パクリタキセルのように（ドセタキセルも種類により）アルコールが薬剤に含まれていることがありますので，車での通院が可能かどうかはあらかじめ医療スタッフに確認しておきましょう。

吐き気・嘔吐

吐き気（むかむか）・嘔吐（吐くこと）は，消化管粘膜や嘔吐に関係する脳の一部が刺激されるために起こります。抗がん薬を使用した直後から24時間以内に現れる急性嘔吐のほか，24時間から1週間ほどの間に起こる遅発性嘔吐，薬を用いることを予期して吐き気や嘔吐が起きる予期性嘔吐があります。

吐き気や嘔吐は，すべての抗がん薬で起こるわけではなく，程度も抗がん薬により異なります。対策としては，抗がん薬に応じて吐き気止めの薬を適切に用いることが大切です。ドキソルビシン，エピルビシン，シクロホスファミド（商品名 エンドキサン）やトラスツズマブ デルクステカン（商品名 エンハーツ）など比較的吐き気の起こる割合が高い抗がん薬を使用する場合は，抗がん薬の点滴の前に予防的に吐き気止めの薬を使います。また，帰宅後の吐き気止めとして，NK_1受容体拮抗薬〔アプレピタント（商品名 イメンド）〕，$5HT_3$受容体拮抗薬，オランザピン，副腎皮質ステロイドホルモンが処方されることがあります。症状により他の薬を追加する場合がありますので，吐き気が治まらない場合は医療スタッフに相談してください。

好中球減少・貧血（赤血球減少）・血小板減少

抗がん薬の影響により，骨髄（血液の細胞をつくっているところ）が影響を受け，血液の中の白血球，赤血球，血小板が減少します。

白血球の中でも，特に好中球には病原菌と闘う役割があります。好中球が減ると肺炎などの感染症を起こすことがありますが，発熱など感染を疑う症状がなければ，好中球が減ることを過度に心配する必要はありません。発熱時にも，ほとんどの場合は抗菌薬で対処できます。「白血球が減る」と聞いて，「免疫力が下がる」と思い込み，「免疫力を高くする代替療法をやらなくてはいけない」と思う人もいるようですが，その必要はありません。好中球は，一般に抗がん薬使用後7〜10日で減少し始め，10〜14日くらいで最低値となり，3週間ほどで回復します。この間の日常生活では，手洗いやうがいをする，人が集まる場所はなるべく避けるなど，少し気をつけてください。好中球が減少し，高熱を伴うような場合（発熱性好中球減少症）には，抗菌薬を投与したうえで，好中球を増やす薬（G-CSFなど）を使用することもあります。また，場合によっては，予防的に好中球を増やすペグフィルグ

ラスチム（商品名　ジーラスタ）という薬を使用することもあります。発熱時の対処方法を医療スタッフに確認しておきましょう。

　貧血になったり，血小板が減少して出血しやすくなることもあります。これらの症状が強い場合は輸血をすることもあります。

　ホルモン療法と併用する分子標的治療薬であるCDK4/6阻害薬のパルボシクリブ（商品名　イブランス）やアベマシクリブ（商品名　ベージニオ）という薬剤は，内服開始後徐々に好中球が低下します。通常，治療開始2週後に血液検査を受けて，好中球がそれほど低下していないことを確認して投与が継続されます。好中球が十分回復していなければ，休薬を延長したり薬を減量したりして対処します。好中球減少以外に，貧血や血小板減少を起こすこともあります。

　また，遺伝性乳がん卵巣がんに使用するオラパリブ（商品名　リムパーザ）という分子標的治療薬は貧血をきたすことがあります。必要に応じて休薬や輸血などで対応します。

⚑ 脱毛（☞Q49参照）

　毛髪をつくる毛根の細胞は盛んに活動しているため，抗がん薬の種類によっては脱毛が生じます。脱毛は治療を開始して2，3週間後くらいから始まります。眉毛，まつ毛や体毛が抜けることもあります。髪の毛が長い人は，短めにしておくと扱いやすいです。

　脱毛を予防する有効な手段は基本的にはありません。かつら（ウィッグ），つけ毛，バンダナ，帽子などの使用で対処します。手軽で便利なものもあります。髪は治療が終わると徐々に生えてきますが，生え始めるまでには治療終了後数カ月かかることが多いです。また，生え始めは髪質などが変わることがあり，以前の髪質に戻るには時間がかかります。乳がんの抗がん薬治療では頻度は高くはありませんが，ごくまれに再発毛がみられない方もいらっしゃいます。

　最近，脱毛を軽減し発毛までの期間を短縮する目的で「頭皮冷却療法」が試されるようになってきました。寒さや頭痛などのデメリットもありますので，説明を理解いただき，行う必要があります。

⚑ 心毒性

　アンスラサイクリン系薬剤（ドキソルビシン，エピルビシン）には心臓に対する副作用があり，心臓がドキドキしたり，息苦しくなったり，むくみが出ることがあります。薬の使用量が増えるほど症状が出現することが多くなります。数年経ってから症状が出ることもあります。トラスツズマブ（商品名　ハーセプチン）も100人に2～4人程度の割合で心臓に悪い影響を与えます（☞Q42参照）。心臓がドキドキしたり，息苦しくなったりしたときは，医療スタッフに連絡しましょう。

神経への影響

　タキサン系薬剤（パクリタキセル，ドセタキセル），カルボプラチン，エリブリン（商品名　ハラヴェン），ビノレルビン（商品名　ナベルビン）には末梢神経に対する副作用があり，手や足のしびれ，ピリピリ感，刺すような痛み，感覚が鈍くなることがあります。薬の投与回数が増えるほど症状が出現しやすくなり，症状が強くなります。症状が強くなる場合は休薬や薬を減量することもあります。治療が困難な場合も多いですが，一部有効な薬剤がありますので，医療スタッフに相談してください。

　しびれの症状は半年くらいで気にならなくなる場合も多いようですが，もっと長く続く場合もあります。車を運転するときにペダルを踏んでいる感覚が変わった，お箸や包丁が持ちにくくなったり，歩くときに足が十分上がらず平らな場所でもつまずいたりするなど，日常生活で困ることがあれば，早めに医療スタッフに相談してください。

関節や筋肉の症状

　タキサン系薬剤で関節の痛みや筋肉の痛みが現れることがあります。ほとんどは一時的で1週間以内に回復します。消炎鎮痛薬で対処します。

浮腫（むくみ）

　ドセタキセルの投与を重ねていくと，手や足，顔にむくみが生じることがあります。予防のために副腎皮質ステロイドホルモンが使われます。むくみには，利尿薬の投与が行われることがあります。急にむくみが出たときは医療スタッフに相談しましょう。

アレルギー（過敏症）

　どの薬剤もアレルギー症状を起こす可能性がありますが，特にパクリタキセルでは注意する必要があります。アレルギー症状は点滴開始直後に現れることがあります。

手足症候群

　フルオロウラシル系の薬剤〔カペシタビン（商品名　ゼローダ），テガフール・ギメラシル・オテラシルカリウム配合剤（略称 S-1，商品名　ティーエスワン）など〕の副作用として，手のひらや足の裏の刺すような痛み，手足の感覚が鈍くなったり，腫れ，発赤，発疹，皮膚の乾燥やかゆみ，色素沈着などの症状が現れる手足症候群があります。症状が軽い場合は保湿クリームやステロイド外用薬を塗ることにより改善します。中等症以上では抗がん薬を減量したり，中断することもあります。

口内炎

　抗がん薬が口の中の粘膜にダメージを与え，口の中がヒリヒリする口内炎になることがあります。感染を予防するために，歯みがきやうがいで口の中を清潔に保つことが勧められています。抗がん薬治療前に歯科受診をして虫歯や歯周病の治療，歯石除去などをしてもらうと，口内炎予防に効果的と考えられています（☞Q51参照）。

下　痢

　抗がん薬が腸の粘膜にダメージを与え，下痢を起こすことがあります。分子標的治療薬のラパチニブ（商品名　タイケルブ）やホルモン療法と併用するアベマシクリブでも下痢を起こすことがあります。整腸剤などあらかじめ処方される薬により，ひどい下痢を起こさずに済む場合もあります。下痢が生じた場合は，自己判断で我慢せず，あらかじめ処方されていた下痢止めを指示どおり使用してください。服薬により軽快することが多いので，可能な範囲で水分補給をしてください。もし回復せず脱水で体調不良となれば，点滴や入院などが必要になることもあります。

倦怠感（だるさ）

　抗がん薬投与後数日間，場合によっては1週間以上全身のだるさが出現することがあります。無理をせず，体調に合わせて休息してください。適度な運動がだるさの軽減に有効だったとの報告もあります。症状がつらい場合は対処方法を医療スタッフに相談しましょう。また，だるさは周囲の人には伝わりにくい（伝えにくい）症状の一つですから，「治療後でからだがだるい」などと言葉で伝えておくことも大切です。

血管炎

　アンスラサイクリン系薬剤，ビノレルビンは血管の炎症を起こしやすく，血管痛（血管に沿った痛み）が起きることがあります。抗がん薬の注射や点滴中に注射部位の皮膚に抗がん薬が漏れると，皮膚がただれたり，潰瘍になることがあります。点滴中に，注射をしている部位に痛みがあったり，針の周囲が腫れてきたときは，すぐに看護師に連絡しましょう。ステロイド注射などの処置が必要となる場合があります。アンスラサイクリン系薬剤の漏出には，デクスラゾキサン（商品名　サビーン）3日間の点滴が必要となることがあります。

爪の異常

　爪が黒くなったり，筋が入ったり，割れやすくなることがあります。普段より爪に負担をかけないようにしましょう。割れたりはがれたりして症状がひどい場合には医療スタッフに相談しましょう（☞Q49参照）。

▶ 味覚の障害

　苦味を強く感じたり，金属味を感じたり，味に敏感になったり，鈍感になることがあります。亜鉛製剤が処方されることがあります。

▶ 肝機能の障害

　血液中のAST，ALT，ALP，ビリルビン値が上昇することがあります。これらは，肝臓の細胞が障害を受けていることの指標になります。障害の程度が大きい場合は，抗がん薬の量を減らしたり，中止したりします。

▶ インフュージョンリアクション（輸注反応）

　トラスツズマブやペルツズマブ（商品名　パージェタ）などの初回投与時に発熱・悪寒が生じることがありますが，多くの場合，非ステロイド系消炎鎮痛薬を投与することで改善します。インフュージョンリアクション（輸注反応）とは，トラスツズマブなどの抗体の投与中または投与終了後24時間以内に多く現れる有害反応の総称です。

▶ 卵巣機能の障害，閉経，不妊

　抗がん薬が卵巣に障害を与え，卵巣機能が障害され，閉経状態になることがあります。また，そのために不妊となってしまう場合があります。閉経になる確率は治療開始時の年齢と抗がん薬の治療内容により変わります。治療開始時の年齢が40歳以上の場合は閉経になるリスクは高まります。また，いったん無月経になった場合，特に40歳以上の方の場合は，そのまま閉経となる可能性が高いようです（☞Q55参照）。妊娠・出産の希望がある場合には，医療スタッフに相談してください。

▶ 高血圧

　ベバシズマブ（商品名　アバスチン）投与により高血圧になることがあります（☞Q42参照）。自覚症状があまり現れないので，ベバシズマブによる治療期間中は定期的に血圧を測定することが大切です。

▶ 粘膜からの出血

　ベバシズマブ投与により鼻血や歯ぐきからの出血などがみられることがあります（☞Q42参照）。通常は軽く，自然にまたは圧迫で止まります。

▶ 色素沈着

　シクロホスファミド，カペシタビン，S-1，アンスラサイクリン系薬剤（ドキソルビシンやエピルビシン）により，色素沈着が手掌，足底，爪，歯に出現することがあります。カペシタビンやS-1などのフッ化ピリミジン系薬剤では，特に日光に当たる部分に色素沈着が強く現れることが多く，日焼け止め対策が勧められます。

治療終了後，6 〜 12 カ月で軽快します。

皮　疹

　ラパチニブやS-1，ゲムシタビンなどにより皮疹を発症することがあります。また，他の薬剤でも皮疹やかゆみを生じることがあります。皮疹が悪化する場合，薬剤使用を継続するかどうかを担当医にご相談ください。

間質性肺炎

　間質性肺炎は薬剤投与中に起こる薬剤性肺障害の一つで，種々の薬剤で起こり得ます。症状としては，息切れ，呼吸困難，咳などがあります。間質性肺炎が疑われた場合には通常，原因と考えられる薬剤を中止します。呼吸器専門医の診察が必要になる場合もあります。

認知機能障害や二次がん，心機能障害などの晩期障害

　抗がん薬の副作用は使用直後に起こることが多いですが，ときに数年経ってから発生する晩期のものも存在します。認知機能の障害や二次がん，心機能障害などが報告されていますが，その予防法などはわかっていないことも多いです。

免疫関連有害事象

　アテゾリズマブ(商品名 テセントリク)，ペムブロリズマブ(商品名 キイトルーダ)などの免疫チェックポイント阻害薬は，がん細胞によって抑えられていた免疫細胞を再び活性化させるため，免疫が働きすぎることによる副作用が現れる可能性があります。皮膚，消化管，肝臓，甲状腺など内分泌臓器に比較的多く生じることが知られていますが，肺や腎臓，神経，筋，眼などにも生じ得ることが報告されており，全身のどこにでも副作用が生じる可能性があります。代表的な免疫関連有害事象としては，甲状腺機能障害，肝機能障害，間質性肺疾患，大腸炎I型糖尿病，心筋炎，副腎不全，下垂体機能障害等が挙げられます。初期症状について知っておき，気になる症状は早めに医師，薬剤師に相談しましょう。

抗がん薬以外の薬剤による副作用
制吐薬(5HT₃受容体拮抗薬など)による便秘

　抗がん薬の点滴前に，制吐薬(吐き気止めの薬)を点滴することがありますが，これにより便秘が起こることがあります。緩下剤で対処できますので，担当医にご相談ください。

抗がん薬治療による脱毛などの外見の変化に備えて，どのような準備をしたらよいですか。

A 抗がん薬治療を始めて2～3週間後ぐらいから脱毛が始まります。脱毛に備えたウィッグ（かつら）や帽子は，治療中も安心して使用でき，生活スタイルに合った，自分らしく過ごせるものを選びましょう。眉やまつ毛の脱毛時のカバーの仕方や治療中の爪ケアについても知っておくと安心です。

解説 ▶ 抗がん薬治療による脱毛

抗がん薬は，分裂が速いがん細胞を標的としますが，正常細胞の中でも分裂が速い毛母細胞(髪のもとになる細胞)にも作用し，脱毛を起こします。

乳がん治療で使われるアンスラサイクリン系やタキサン系抗がん薬(☞Q48参照)は脱毛率が高く，最近の調査では，90％以上の患者さんで，頭髪の8割以上が脱毛したと報告されています。抗がん薬治療が始まって，2～3週間後から脱毛が始まり，治療終了後，早い人は1カ月(平均3.4カ月)程度で髪が生え始めます。個人差はありますが，その後，ショートの長さまで生え揃うには半年～1年ぐらいかかるため，初期治療でウィッグを使う期間は，1～2年程度の方が多いようです。また，毛の太さ，色，毛質(巻き毛，ストレート)など，もとの髪質とは違う毛が生えてくることもありますが，時間の経過とともに治療前の状態に戻ることが多いです。しかし，中には回復まで時間がかかる方や，薄毛のまま，もとの髪の状態に戻らない方もおられます。眉やまつ毛は，8割以上脱毛した患者さんが60％いたと報告されていますが，薄くなる程度の人もいます。

また，パーマやカラーリングは頭皮への刺激が強いため，抗がん薬治療中は避け，抗がん薬治療終了後から1年ぐらいを目安に，皮膚の様子をみて，担当医の許可が出てから始めましょう。

なお，施設によっては，頭皮冷却装置を用いて抗がん薬治療による脱毛の抑制効果に関する臨床試験を行っていたり，この装置を実際に使用している場合があります。髪を湿らせて特有のキャップを頭部に密着させ，抗がん薬投与30分前から投与中，および投与後30～90分まで，頭皮冷却装置を用いて頭皮を約19℃に冷却します。副作用として，悪寒，頭皮の疼痛，頭痛などが報告されています。対象となる患者さんや，抗がん薬の種類や方法，有効性も施設によって異なりますので，関心がある場合は担当医に尋ねてください。

ウィッグを選ぶとき，治療中ならではの大切なこと

治療中もできるだけ普段と変わらない生活や仕事を続けていくために，脱毛に備えて治療前にウィッグを準備しておくと安心です。医療用ウィッグには，通信販売で購入できるものからウィッグメーカーや美容室のサロンでつくるものまでいろいろあり，価格も数万円から数十万円以上のものまで幅があります。生活スタイルや好み，予算に合わせて，自分らしくかぶれるウィッグを選んで構いません。ただし，治療中ならではのポイントは押さえておきましょう。

ウィッグには，すぐに使える既製品と，できあがるまでに1カ月程度かかるオーダー品があります。脱毛が始まる時期も確認して準備しましょう。毛質（人毛，人工毛，混合毛）によって，普段の手入れの方法が異なります。人毛の場合は自分の髪と同様の手入れが必要ですが，人工毛や混合毛は形状が記憶されていて手入れが簡単です。また，治療中，髪が脱毛して再び生えてくるまでの間は，頭周りのボリュームが変わっていくので「サイズ調整はできるか」，体調の変化や敏感な頭皮，暑さやムレを考慮して「締め付けはないか」「裏側ネットの肌触りや通気性はどうか」なども確認しましょう。見た目だけでなく，かぶり心地も大切です。実際に試着してみるとよいでしょう。また，治療後も薄毛で髪が戻らない患者さんのために，最近は部分かつら（ウィッグ）も出ています。

なお，ここ数年，「医療用ウィッグ」と銘打った粗悪品が出回っていることから，ウィッグの安全性を確認するため，2015年4月に経済産業省が「医療用ウィッグJIS（日本工業規格）」を制定し，ウィッグ本体と付属のネットを対象とした，「性能，品質，安全性」についての基準が示されました。

ウィッグなどへの助成

自治体によってはウィッグ（ウィッグ装着時に必要なネットを含む）などの購入にかかった費用の一部を助成する仕組みもありますので，お住まいの自治体へお問い合わせください。

帽子やバンダナ，つけ毛を活用

普段の生活では，帽子やバンダナ，つけ毛などを活用すると楽に過ごせます図1。髪が抜けるし，頭皮が露出し，暑さや寒さを敏感に感じ，汗や皮脂も出やすくなります。帽子をかぶることで頭を保護し，心地よく過ごせます。頭皮が敏感になっているので，締め付けず，肌触りのよい素材で縫い目が気にならない，すっぽりと頭全体を覆うものがよいでしょう。寝るとき（横になるとき）のもの，抜け始めから屋内で楽にかぶれるもの，屋外でもかぶれるものなどを用意しておくと便利です。屋外用のつば付き帽子は，深くかぶれて，つば幅が広すぎないものなら強風にあおられる心配はありません。さらに，帽子とつけ毛を組み合わせて，帽子から少し髪が出ると，見た目が自然になり，ちょっとした外出や突然の来客にも気を使いません。

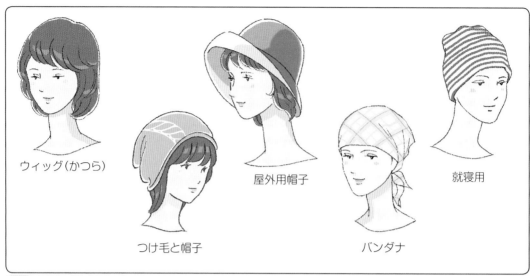

図1 頭髪の脱毛をカバーするアイテム

内側に：ウィッグ（かつら）　つけ毛と帽子　屋外用帽子　バンダナ　就寝用

🚩 眉とまつ毛の脱毛をカバーするには

　脱毛後に眉を描くときは，眉の位置がわかりにくいので，顔と眉のバランス **図2** を確認してみましょう。アイブロー（眉ずみ）は，ウォータープルーフ（防水用）のものにすると皮脂や汗が出ても落ちにくくなります。アイブローの色は，ウィッグの色に合わせると自然です。

　まつ毛が脱毛すると，目にゴミが入りやすいので，メガネやファッショングラスでカバーしましょう。つけまつ毛を使うときは，接着剤のパッチテストを行ってください。

　抗がん薬治療が終わると眉やまつ毛も徐々に生えてきますが，まつ毛が生えてこないときは，まつ毛貧毛症治療薬（商品名　グラッシュビスタ）が承認されていますので，医師に相談してください。ただし，これは自由診療となります。

🚩 治療中の爪ケア

　爪のもととなる爪母細胞も抗がん薬による影響を受け，手足の爪が脆くなったり，筋が入ったり，変色したりします。普段よりやさしいケアと保湿をしましょう爪切りを使うと，爪に圧力がかかるので，なるべく爪やすりで優しく削ります **図3** 。爪は短めに整え，清潔にしましょう。手を洗った後は，よく拭いてから，保湿用オイルやクリームで爪周りの保湿をします。爪のトラブルを悪化させないために，弱くなっている爪の乾燥を防ぐことが大切です。

　変色した爪にネイルカラーを塗る場合は，乾燥のもとになる除光液をできるだけ使わないように，ネイルカラーの前後に，ベースコートとトップコートを塗り，カラーを長持ちさせます。なお，治療中は，爪を削るジェルネイルはお勧めできません。また，金属を使ったジェルネイルや鉄粉入りのジェルを使ったマグネットネイルは，MRI検査に反応し，怪我をしたり，機器を壊す可能性がありますので，検査の際は必ず外してください。

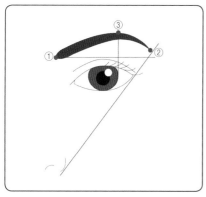

図2 顔と眉の美しいバランス
①眉頭は，目頭の真上よりやや内側
②眉尻は，小鼻と目尻を結んだ延長線上
③眉山は，黒目の外側の延長線上
　3点をなだらかな線で結びます。

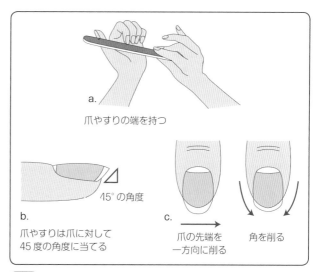

a.
爪やすりの端を持つ

b.
爪やすりは爪に対して
45度の角度に当てる

45°の角度

c.
爪の先端を
一方向に削る　　　角を削る

図3 爪の削り方

皮膚障害など

　色素沈着や皮疹などについては，Q48も参照してください。また，自壊創（大きくなったがんによって出血や滲出液が出たり，痛みやにおいが出てきた状態）が生じている場合は，局所のケアと全身のケアが必要になりますので医療スタッフに相談してください。皮膚障害については，『がんサバイバーのための皮膚障害セルフケアブック』（日本がんサポーティブケア学会 Oncodermatology部会編，小学館，1,870円）などが参考になります。

外見ケア（アピアランスケア）について

　見た目の変化は人によって差があり，大切にしたいことも異なります。外見ケア（アピアランスケア）は，周囲との関係性の中で生じてくる心理支援の一つです。太った，痩せたなど体重の増減も，アピアランスケアの要素になります。アピアランスケアについては，各都道府県のがん診療連携拠点病院にあるがん相談支援センターでも，ウィッグの展示や，メイク教室の開催，パンフレットの提供などが行われていますので，医療スタッフに尋ねてみてください。

　もっと詳しく知りたい方は，『がん治療におけるアピアランスケアガイドライン2021年版』（日本がんサポーティブケア学会編，金原出版，2,860円），『臨床で活かすがん患者のアピアランスケア』（野澤桂子ほか編，南山堂，3,850円）などが参考になります。

Q50 CVポートとはどのようなものでしょうか。

A CVポートとは，点滴や注射の抗がん薬（化学療法薬）を安全に投与するために，カテーテルの先を中心静脈（central vein; CV）に留置し，手元側を薬剤を注入するための器具（ポート）に接続して，皮下に埋め込み，留置したもののことです。
CVポート留置のメリット・デメリットなどの説明を受けて，施行するかどうかを判断してください。

解説 🚩 抗がん薬の投与方法

　一般的に，点滴による治療では腕などの静脈に注射針を刺して薬を投与します。治療によって長い時間の点滴や，長期間にわたり頻回の点滴が必要になることがあります。

　抗がん薬の投与を腕の静脈から何度か行っていくうちに，血管が傷つき，血管に針が入りにくくなることがあります。アンスラサイクリン系の抗がん薬やビノレルビン（商品名　ナベルビン）などといった抗がん薬は血管の炎症を起こしやすく，血管が固くなったり，痛みを起こしたり，血管が詰まったりすることがあります。血管に針が入りにくくなると抗がん薬の血管外漏出（血管から漏れてしまうこと）の危険性が高まってきます（血管炎 ☞Q48参照）。

　これらを防ぐために鎖骨付近や上腕や頸部などからチューブ（カテーテル）を心臓近くの静脈（central vein; CV）に入れて，チューブ先端の薬の注入口を皮下に埋め込む方法があります 図1 。このカテーテルと薬の注入口本体を「ポート（CVポート）」といい，ポートを埋め込む手術には局所麻酔で30分〜1時間程度の時間がかかります。CVポートが必要なくなった場合には，局所麻酔下の小さな手術で取り除くことが可能です。

　CVポートを使用するメリットとしては，簡単・確実に針を刺すことができること，点滴する薬剤による血管炎を起こさないこと，血管外漏出の危険性が少ないこと，検査の際の採血や造影剤の注射も可能となることなどが挙げられます。

　デメリットとしては，カテーテルを挿入するための手術で，針が動脈に当たって出血したり，まれに肺に当たって肺がしぼんだり，挿入部が感染したりすることがあります。その際は適切な処置を行います。また，ポートの詰まりを防止するために定期的に生理食塩水を注入する必要があります。非常にまれですが，体内でカテーテルが破損し，血管内のカテーテルが血管内に残されると，それを取り出す処

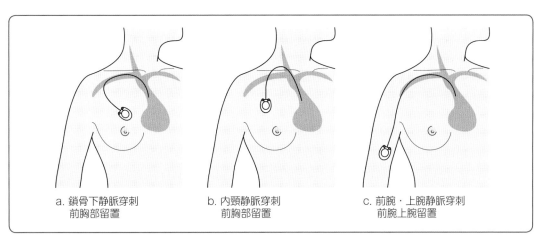

図1 皮下埋め込みポートの例

a. 鎖骨下静脈穿刺
　前胸部留置

b. 内頸静脈穿刺
　前胸部留置

c. 前腕・上腕静脈穿刺
　前腕上腕留置

　置が必要になることもあります。一般的に安全性は高く，適切な管理によって，これらのトラブルはある程度防ぐことができます。

Q51 乳がんの薬物療法を行う際，どのようなときに歯科受診したほうがよいのでしょうか。

A 抗がん薬治療（化学療法），ある種の分子標的治療薬や骨修飾薬（骨吸収抑制薬）による薬物療法を行うと，特徴的な口腔内症状が副作用として起きる場合があります。また，抗がん薬治療により感染しやすい状態となったときには，歯肉炎などが発熱の原因になることがあります。歯科との連携により，歯肉炎，口内炎，顎骨壊死，誤嚥性肺炎などの予防や早期診断およびその改善を目的とした治療が受けられ，生活の質（QOL）の向上や予後の改善が期待できます。

解説

抗がん薬治療（化学療法）時

抗がん薬治療により，好中球が減少し，感染に対する抵抗力が低下することで発熱することがあります。抗がん薬治療施行前に歯科受診し，感染の原因となる不適合義歯やう歯（虫歯），口腔カンジダなどの治療をあらかじめ行うことにより，感染のリスクを減らし，予定した抗がん薬治療を完遂できる可能性が高くなります。また，適切な口腔管理で誤嚥性肺炎などのリスクを下げる可能性があります。

骨修飾薬（ビスホスホネート，デノスマブ）使用時

乳がん骨転移に対して使用する骨修飾薬〔ビスホスホネート，デノスマブ（商品名 ランマーク）〕は，骨折や痛みといった骨関連の副作用の発生を抑制する効果が示されており，骨転移をもつ患者さんに使用することが一般的になっています。しかし，これらの薬剤により顎骨壊死（顎の骨の炎症）が生じる場合があることがわかっています。顎骨壊死は一度発症すると長期化し，QOLやがん治療に影響することがあります。顎骨壊死は，歯周病，不適合義歯，抜歯などがリスク因子であることがわかっており，骨修飾薬使用前や使用中に歯科による管理を受けていくことが重要です。

ホルモン療法時

ホルモン療法は，抗がん薬治療のように発熱性好中球減少を生じることはほとんどありません。しかしながら，閉経後患者さんは長期のホルモン療法により骨密度が低下し，骨粗鬆症になることがあります。骨粗鬆症に対しても，ビスホスホネートやデノスマブ（商品名 プラリア）などの骨修飾薬が使用されることがあるので，骨修飾薬の使用前や使用中に歯科との連携が必要となります。

Q52 乳がんの診断や治療に遺伝子検査はどのように使われるのでしょうか。

A がん研究の発展により，近年さまざまな遺伝子の検査が行われるようになっています。その中には，がん組織中の遺伝子を調べる検査と，患者さんが親から受け継いでいる遺伝子を調べる検査があります。また，遺伝子の配列や構造の異常（病的バリアントや増幅など）や遺伝子の発現の状況を調べる検査などさまざまな種類の検査があります。さらに，使用する薬剤を選ぶために，1つの遺伝子を調べる検査もあれば，多くの遺伝子をまとめて調べる遺伝子パネル検査などもあります。目的に応じて，適切な遺伝子検査を受ける機会が今後増えていくと考えられます。

解説　術後治療を考えるための多遺伝子アッセイ

ホルモン受容体陽性HER2陰性乳がんの術後治療を考える場合，抗がん薬治療（化学療法）を行うかどうかについては，病理学的腫瘍径，リンパ節転移，グレード，Ki67などを参考にしますが，明確な基準は確立されておらず，これらのみで判断することは難しい場合も珍しくありません。この治療選択をするための手助けとしていくつかの多遺伝子アッセイ（複数の遺伝子の発現状況を調べる検査法）が有用であることが明らかとなってきました。

Oncotype D X は，手術時に切除した乳がん組織のホルマリン固定標本を用いて21の遺伝子の発現を測定し，それを再発スコア（recurrence score; RS）という数値でスコア化する検査です。この再発スコア（RS）と，閉経前か閉経後か，リンパ節転移があるかないか，その他の因子などから，抗がん薬治療を行うメリット，デメリットを十分に評価して治療の選択を行います。

Curebest™ 95GC Breast は，Oncotype DX と同様に手術標本を用いて遺伝子の発現解析を行いますが，Oncotype DX と違いマイクロアレイという方法を用いています。日本人のデータをもとに検査法として確立されました。95遺伝子の発現を分析，再発のリスクを「低リスク」「高リスク」に分類し，抗がん薬治療を行うべきかどうかの参考とします。

これら2つ以外にもさまざまな多遺伝子アッセイが利用されており，それぞれ特徴や利点・欠点が存在します。現時点ではOncotype DXが最も科学的根拠（エビデンス）が豊富なものの，この検査だけで抗がん薬治療の必要性を完全に判定できるわけではありません。検査の必要性，対象，および保険適用等については担当医と十分に相談してください。

BRCA1/2遺伝子検査：薬剤の選択，遺伝性乳がん卵巣がんの診断のために用いられる検査法

BRCA1/2遺伝子検査は，BRCA1，BRCA2遺伝子に乳がんや卵巣がんなどの病気の原因となる遺伝子の変異（「病的バリアント」と呼びます☞Q65-3参照）があるかどうかを，血液を用いて調べる検査です。BRCA1，BRCA2遺伝子に病的バリアントが認められる場合には，遺伝性乳がん卵巣がんと診断されます。この遺伝子の病的バリアントは，親，兄弟，姉妹，子などの血縁者に受け継がれている可能性があります。

BRCA1，BRCA2遺伝子の病的バリアントが認められる場合，抗がん薬治療歴のあるHER2陰性の手術不能または再発乳がんに対しては，PARP阻害薬のオラパリブ（商品名　リムパーザ）が適応となります。この薬剤を使用するためには，BRCA1/2遺伝子検査を行い，病的バリアントありと診断される必要があり，このように薬剤の適応を決定するための検査を「コンパニオン診断」といいます。

一方，遺伝性乳がん卵巣がんであるかどうかを診断する場合，一定の条件に該当するとBRCA1/2遺伝子検査は，保険の適用となります **表1**（☞Q14参照）。乳がん治療の術式の選択，対側乳房のリスク低減乳房切除術やリスク低減卵管卵巣摘出術の適応を考えるうえでとても重要な情報です。オラパリブの適応を判断するためのコンパニオン診断，遺伝性乳がん卵巣がんの診断，いずれにおいても血液を用いてBRCA1，BRCA2遺伝子の異常について検査する点は同じであり，家族，血縁者への影響も同様に考える必要があります。担当医や遺伝カウンセラーなどとよく話し合いをしましょう。

表1　BRCA1/2遺伝子検査の保険適用条件

- ・45歳以下で診断された乳がん
- ・60歳以下で診断されたトリプルネガティブ乳がん
- ・両側または片側に2個以上の原発乳がんの診断
- ・血縁者（第3度近親者内）に乳がんまたは卵巣がん，膵がん患者が存在
- ・卵巣がんの既往がある乳がん患者
- ・男性乳がん
- ・HER2陰性転移・再発乳がん，もしくはHER2陰性術後再発高リスクの乳がんでオラパリブの投与が検討される場合

遺伝子パネル検査

遺伝子検査の技術向上により，がん組織を用いてがんにかかわる複数の遺伝子の変異の有無を同時に測定することができます。これを遺伝子パネル検査といいます。遺伝子パネル検査が登場してから，一人ひとりの乳がんには，さまざまな遺伝子の変異があり，その違いでそれぞれ細かくグループ分けできる可能性が出てきました。さらに，異なるがん種でも同じ遺伝子に変異がある場合や，同じ分子標的治

療薬が有効な場合があることが最近わかってきました。

　このような状況のなか，患者さんのがんに関する遺伝子を1回の検査で網羅的に解析し，薬の選択に役立てることを目的とした遺伝子検査が開発されました。標準治療のない固形がんや原発不明がんなどを対象として，324遺伝子を調べることができるFoundationOne CDxや，国立がん研究センターが中心となって開発された，114個の遺伝子を同時に検査することができるNCCオンコパネル検査がこれに該当します。これらは2019年から保険適用となりました。

　また，最近，血液検体を用いたFoundationOne Liquid CDxが保険適用となりました。今までは検査に十分ながん組織がなければ遺伝子パネル検査ができませんでしたが，採血での検査が可能となりました。

　これらの検査は，現在は再発乳がんの方に対してこれまでの治療歴などに応じて実施が検討されます。

▮ MSI検査キット（FALCO^{ファルコ}）

　免疫チェックポイント阻害薬であるペムブロリズマブ（商品名 キイトルーダ）は「がん化学療法後に増悪した進行・再発の高頻度マイクロサテライト不安定性（MSI-High）を有する固形がん（標準的な治療が困難な場合に限る）」に対して使用することができます。MSI検査キット（FALCO）を使ってMSIの有無を解析し，MSI-Highと診断されたもののみが，ペムブロリズマブの適応となります。乳がんでMSI-Highとなるのは1%未満の頻度とされています。この検査の実施については担当医との相談が必要です。

▮ それ以外のインターネットなどで広告されている遺伝子検査

　遺伝子検査は現在，血液はもちろん唾液や口腔粘膜などでも検査キットを送付することで，医療機関を介さず手軽に行えるようになってきました。インターネットやその他の広告媒体で，肥満や心臓病，がんに罹^{かか}る確率などが判明するとして広告されています。しかし，検査の精度管理がきちんと行われていない場合も多く，検査結果の信頼性が低い可能性があります。また，遺伝子変異の結果と病気の関連性の科学的根拠も希薄です。商業ベースで行っている遺伝子検査の結果およびその解釈には注意が必要です。

AYA世代の乳がんについて教えてください。

A AYA世代とは，Adolescent and Young Adult（思春期・若年成人）の頭文字をとったもので，主に思春期（15歳〜）から39歳までの世代を指しています。このAYA世代の乳がんは，乳がん患者さん全体からみると約5%の割合であり，患者さんの絶対数としては少ないのが現状です。治療に関する基本的な考え方は他の世代の乳がん患者さんと同じですが，AYA世代の乳がん患者さんは，学業，仕事，結婚や出産，子育てなど，人生においてさまざまなライフイベントについて考えたり経験したりする時期と治療が重なるため，個々の状況や将来設計を踏まえた意思決定が必要です。

解説 ## AYA世代の乳がんの現状

　思春期・若年成人（Adolescent and Young Adult; AYA）世代（一般的には15〜39歳）は，がんの罹患率，死亡率が低い世代です。しかし，がんはAYA世代の病死の原因の第一位です。AYA世代のがんは年齢によって，がんの発生する部位が大きく異なります。乳がんは，AYA世代の中で20歳代から増加し始め，30〜39歳においては最も多くなります。しかし，乳がん患者さん全体からみると約5%の割合であり，患者さんの絶対数としては少ないのが現状です。

　AYA世代の乳がん患者さんは学業，仕事，結婚や出産，子育てなど，人生の基盤となるさまざまなライフイベントについて考えたり，経験したりする時期と治療が重なります。同じ年齢であっても，自立の度合い，家庭環境，就学・就労・経済的状況，人生設計は個人によって異なるため，それぞれの多様な状況に応じた意思決定が必要です。

AYA世代の乳がんの特徴

　日本を含め世界の多くの国でマンモグラフィ検診の対象は40歳もしくは50歳以上であるため，40歳未満の女性が無症状で検査を受ける機会は少なく，AYA世代の乳がんの多くは患者さん自身がしこりや乳頭からの血性分泌物などに気づいてみつかっています。そのため，非浸潤がんは少なく，2cm以上の浸潤がんやリンパ節転移を伴うなど，ほかの年代の乳がんに比べると病状が進んだ状態で診断されることが多くみられます。また，AYA世代の乳がんの特徴として，ホルモン受容体陰性乳がんやHER2陽性乳がん，トリプルネガティブ乳がんが多いことが挙げられます。

また，AYA世代で乳がんと診断された患者さんは，遺伝性乳がん卵巣がんの原因遺伝子である*BRCA1*，*BRCA2*遺伝子に異常をもつ割合も，他の年代よりも高いことがわかっており，遺伝性乳がんを考慮する必要があります。手術方式や治療方針を決める際にも考慮したほうがよいでしょう。

手術後の再発の危険性は，年齢よりも，診断された時点での進行度や，がんの性質（がんの悪性度や，ホルモン受容体やHER2の状況，サブタイプなど）との関係によるものと考えられています（☞Q27参照）。

AYA世代の乳がん治療

AYA世代の乳がん患者さんも，治療に関する基本的な考え方はほかの世代の患者さんと同じです。ただ，次に掲げるような点についてはAYA世代特有のこともあると思いますので，該当するページをご覧ください。

- 遺伝に関すること：Q65
- 手術に関すること：Q19，Q22，Q24
- 妊孕性，妊娠，出産に関すること：Q47，Q48，Q54，Q55
- 脱毛や爪など外見の変化：Q49
- 治療中・治療後の生活：Q57
- 仕事：Q11，Q57
- パートナー，夫，子ども，親との接し方：Q10
- 経済面・生活面の支援：Q13

AYA世代の相談支援体制

AYA世代でがんの診断を受け，ライフプランを見直さざるを得なくなり，将来に対する不安や孤独を感じる人も少なくないでしょう。また，恋愛や結婚，性や生殖機能，仕事，経済的なこと，夫・パートナー・親・友人との人間関係など，AYA世代特有の悩みを抱える場合もあります。

現在，AYA世代のがん患者さんに対する支援は全国に広がりつつあり，AYA世代の患者さんが抱える身体的，精神的，社会的な悩みを相談できる窓口が設置された病院もあります。AYA支援チームのある病院は，「全国AYAがん支援チームネットワーク」（https://ayateam.jp/）のサイトで確認できます。

通っている病院にAYA専門の相談窓口がない場合でも，悩みを一人で抱え込まず，担当医や看護師，ソーシャルワーカー，心理士など，あなたが話しやすいと感じる医療者に相談しましょう。

また，同世代の患者さんがどのようにしているか知りたい，情報を共有したいなどの希望もあると思います。AYA世代の患者さんは比較的少ないですが，現在では各地にさまざまな患者会やサポートグループが立ち上がっており，オンラインでAYA世代の乳がん患者さんや他のがんの患者さんとの交流も可能となっています。

情報は，AYAがんの医療と支援のあり方研究会（https://aya-ken.jp/）に問い合わせ
てみる，あるいは，地域のがん相談支援センターに相談し，必要な情報を入手する
ことも可能です。

　AYA世代の患者さんの暮らしに役立つ情報や体験談が掲載された情報サイト
（「AYA世代のがんとくらしサポート」https://plaza.umin.ac.jp/~aya-support/）も参考
になるかもしれません。

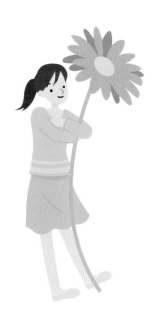

妊娠中に乳がんと診断されました。治療や妊娠・出産についてどのように考えればよいでしょうか。

A 妊娠の継続や出産・授乳が乳がんの進行や再発に影響を与えることはありません。しかし，妊娠の週数に応じて，検査や治療が胎児に影響を及ぼす可能性があります。妊娠を継続する場合，胎児への不利益を最小限にしながら，週数に応じて手術や薬物療法などの最善のがん治療を検討していきます。

解説　妊娠期にみつかった乳がんの治療

　妊娠期にみつかった乳がんに対しても，基本的には一般の乳がんと同様に，病期や乳がんの性質，サブタイプなどによって治療法を検討します。そのうえで妊娠の時期を考慮して具体的な方針を決定します。

　妊娠の継続や出産・授乳によって，がんの進行が早くなったりすることはありません。同様に，再発の危険性が高まるということもなく，中絶をしても妊娠を継続しても再発率には差はありません。

　一方，検査や手術，薬物療法，放射線療法は，妊娠の時期によって胎児に影響を与える可能性があります **表1**。特に，妊娠前期は胎児のからだの器官ができる大事な時期ですので，この時期の治療や検査は流産する危険や胎児に異常や奇形を起こす危険があります。

表1 妊娠の時期と受けることができる検査・治療

		前期	中期	後期
検査	超音波検査，針生検，マンモグラフィ	○	○	○
	造影剤を使用しないCT検査，MRI検査	△	○	○
	CT造影検査	△	△	△
	MRI造影検査	×（△）	×（△）	×（△）
手術		△	○	○＊妊娠31週まで
抗がん薬治療（化学療法）	アンスラサイクリン系薬剤・アルキル化薬	×	○	○＊妊娠34週まで
	タキサン系薬剤	×	△	×
	メトトレキサートなど	×	×	×
分子標的治療	トラスツズマブ	×	×	×
ホルモン療法		×	×	×
放射線療法		×	×	×

○：注意は必要だが，受けることができる　△：危険性と利益を考えて慎重に行う
×：受けることは勧められない　＊産科的管理の面からの推奨

出産後の授乳によりがんが進行することはありませんが，薬によっては乳汁の中に分泌されるものもあります。抗がん薬の使用中は授乳を避けるべきとされています。抗がん薬以外の薬剤では，乳汁中への移行率が少なく，授乳と両立可能な薬剤もあります。薬物治療中の授乳については，担当医・薬剤師と相談するのがよいでしょう。

　いずれにしても，患者さんは妊娠中に行う治療のメリットとデメリットを考慮して，ご家族や医療者と十分に話し合い，妊娠を継続するかどうかの意思決定をしましょう。

■ 妊娠中の検査

　超音波検査（乳腺エコー）や細胞診・針生検は胎児への影響はなく，妊娠の時期にかかわらず安全に実施できます。マンモグラフィ検査は放射線を使用しますが，鉛板で腹部を保護しながら受けることができます。CT検査は放射線被曝の危険があり，MRI検査は強い磁場の影響があり，また，撮影の際に注射する造影剤も胎児に異常や奇形を起こす可能性があるので，特に妊娠前期では検査が必要な場合以外は行わないほうが無難です。

■ 乳がん治療が胎児に及ぼす影響

　乳がん治療の中には妊娠中のどの時期（前期・中期・後期）においても胎児への影響があるものと，妊娠前期のみ影響があるものがあります。抗がん薬や手術の際の麻酔薬は，妊娠前期では胎児への影響がありますが，妊娠中期や後期では胎児へ悪影響を及ぼす可能性が低くなります。ホルモン療法，分子標的治療，放射線療法などは，どの時期においても胎児に影響を及ぼす可能性があるため，出産後に行います。

（1）妊娠前期（妊娠12週くらいまで）における乳がんの治療

　妊娠前期のうち，妊娠4週から7週くらいまでは胎児の器官形成期といって胎児のからだのもとがつくられる時期であり，先天性の異常（奇形など）を起こすリスクなどが高い時期とされます。全身麻酔，薬物療法などはできるだけ回避します。その後は慎重に全身麻酔を行い，手術を実施することは可能です。流産の危険性が少し高まるとされているため，手術の時期は担当医や麻酔科，産科と慎重に検討しましょう。手術以外の治療（薬物療法や放射線療法）は妊娠前期に行うべきではありません。

　妊娠前期に乳がんと診断された場合は，妊娠を継続しつつ妊娠中期まで治療を待つか，妊娠8週以降に手術による治療を開始するか，それとも中絶するか，担当医や家族と十分に相談して判断しましょう。

（2）妊娠中期以降（妊娠13週以降）における乳がんの治療

①手術・放射線療法

　麻酔科医・産科医との連携をとりながら全身麻酔による手術を行うことが可能で

す。ただし，産科的な面から手術は妊娠31週までに行うことが勧められます。手術の際に使う麻酔薬を適切に選べば，先天性の異常を起こす危険性は高まりません。放射線療法は，胎児に被曝のリスクがあるため妊娠中は行わず，出産後に行います。また，妊娠中のセンチネルリンパ節生検（☞Q20参照）は放射性同位元素（わずかな放射線を発する物質，アイソトープ）を使う方法で行うことができます。

②薬物療法

妊娠中期以降は，胎児の器官がほぼできあがっているので，薬物による先天性の異常のリスクは一般的な妊娠のときと変わりないとされています。妊娠中に乳がんに対する薬物療法が必要か，出産後に薬物療法を行うのがよいのかは，妊娠の週数や乳がんの性質に基づいて検討します。薬物療法が必要な場合には，胎児にあまり影響を与えないものを選択して，慎重に行います。

抗がん薬のドキソルビシン，シクロホスファミドについては，胎児に先天異常を起こす危険性は，これらの抗がん薬を投与されない場合と変わらないという報告があります。妊娠中のエピルビシン使用に関するデータはドキソルビシンに比較して少ないです。メトトレキサート（商品名 メソトレキセート）は流産や奇形を起こす危険性を高めたり，羊水に蓄積されたりするため使用できません。また，タキサン系薬剤（ドセタキセル，パクリタキセル）に関しては，ドキソルビシンのように十分なデータはありませんが，明らかに毒性が高いというデータもないため，ドキソルビシンが使えないなど，やむを得ない場合には慎重に投与することを考慮してもよいでしょう。その場合，海外のガイドラインでは毎週投与のパクリタキセルが支持されています。分子標的治療薬として，抗HER2抗体であるトラスツズマブ（商品名 ハーセプチン）は特に，妊娠中期以降に使用した場合に羊水過少症などを起こすことが知られており，使用は避けるべきとされています。したがって，妊娠中期から後期に抗がん薬を使用する必要がある場合は，AC療法（ドキソルビシン，シクロホスファミド）を第一選択としています。妊娠中に抗がん薬治療を行う場合は，早産や胎児の発育の遅れを生じる可能性があるため，産科や小児科とも連携が必要です。また，出産時に抗がん薬治療の副作用によるトラブルを避けるため，妊娠35週以降，もしくは計画出産の場合，出産予定日前の3週間以内には実施しません。

トラスツズマブなどの抗HER2薬を投与する必要がある場合は出産後に行います。また，ホルモン療法は胎児への影響があるため，妊娠中に行うことはありません。

妊娠中の薬剤使用については，妊娠と薬情報センター（国立成育医療研究センター内，https://www.ncchd.go.jp/kusuri/）を利用して，妊娠と薬相談外来で専門のカウンセリングを受けることができます（保険適用外）。また，妊娠と薬相談外来は各都道府県に設置されているので，情報を知りたい場合やカウンセリングを受けたい場合は，担当医に相談してみましょう。

妊娠中の放射線療法

　妊娠中はいかなる時期も原則として放射線療法は行いません。妊娠初期では，胎児に小頭症などの奇形を起こす危険性が高くなります。妊娠後期では，胎児が大きくなるため，鉛板で腹部を保護しても被曝しやすくなります。

妊娠中の手術

　妊娠中の手術方法は，妊娠していない場合と同様に検討を行います。ただ，妊娠期は造影MRI検査ができないことや，妊娠による乳房の変化などにより，非妊娠期に比べて病変の広がりの画像診断が難しくなることがあります。また，乳房部分切除術では，局所領域再発の予防のため，術後に放射線療法が必要ですが，上記のように妊娠中は放射線療法はできないため，出産後まで待つ必要があります。手術を行う妊娠週数や病期・サブタイプなどによって，放射線療法を出産後まで待つことが適切でない場合には，乳房全切除術も考えましょう。

　乳房全切除時の同時乳房再建術は，手術時間の延長，出血量の増加や術後合併症のリスクの可能性があると考えられます。データは少ないものの，強い希望がある場合には，妊娠中の手術時にティッシュエキスパンダーの挿入を行い，出産後にインプラントなどに入れ替えを行うことは考えられるかもしれません。妊娠中は対側の乳房の大きさも通常とは異なるため，乳房切除と同時に行う一次一期のインプラントの留置や，手術による侵襲が大きくなる自家組織再建は推奨されません。

　センチネルリンパ節生検は，非妊娠期と同様に行うことができると考えられます。センチネルリンパ節のマーキングに用いられる放射性同位元素による被曝量はごく微量であり，胎児に影響は少ないとされています。色素法で用いる色素については妊娠中に使用する場合の安全性に関するデータが少ないため，用いるかどうかは慎重に検討しましょう。

　なお，乳がん治療と妊娠・出産，生殖医療について詳しく知りたい方は，下記書籍(刊行版，ウェブ版)をご参照ください。
・乳癌患者の妊娠・出産と生殖医療に関する診療ガイドライン 2021年版(日本がん・生殖医療学会編)　https://j-sfp.org/guideline_2021/
・小児，思春期・若年がん患者の妊孕性温存に関する診療ガイドライン 2017年版(日本癌治療学会編)　https://minds.jcqhc.or.jp/n/med/4/med0326/G0000995

乳がんの治療は将来の妊娠や出産に どのような影響があるでしょうか。

A 妊娠や出産，授乳が乳がんの再発の危険性を高めるという証拠はありません。また，乳がんの治療後に妊娠・出産をしても，胎児への異常や生まれてくる子に先天性の異常（奇形など）が起こる頻度は高くなりません。

しかし，予定される治療が長期間に及ぶものであると，年齢が高くなることにより妊娠が難しくなる場合があります。また，抗がん薬治療によって，卵巣機能が損なわれ，閉経になったり，治療後に妊娠できなくなることがあります。将来，妊娠・出産を希望する，あるいは検討したい場合には，できるだけ治療開始前に担当医に伝えましょう。現在，薬物治療中の場合も，担当医と相談しましょう。

解説

乳がん治療後に妊娠・出産を希望してもよいのでしょうか

　AYA世代（☞Q53参照）の患者さんなど，乳がんを発症する方の中には，将来子どもがほしいと考える方もいらっしゃると思います。乳がん治療後に妊娠や出産を希望することは問題ありません。ただし，乳がんの治療によっては，治療後の妊娠が難しくなることもあります。これからどのような治療が予定されているのか，出産の希望に向けどのように工夫をしていくとよいのか，妊娠・出産や育児に必要な費用や制度を含め，一人ひとりの状況やライフプランに合わせた検討が必要です。まずは担当医に相談をしましょう。

乳がん治療後に妊娠や出産，授乳をすると，再発しやすくなるのでしょうか

　再発しやすくなるとは考えられていません。乳がん治療後に妊娠した患者さんと妊娠しなかった患者さんを比較した研究の結果がいくつか報告されており，そのほとんどが「妊娠しても再発しやすくはならない」と結論付けています。また乳がん治療終了後に，授乳を行っても乳がんが再発しやすくなるという根拠はなく，子どもに対しても悪影響を及ぼすことはないと考えられています。

がんに対する薬物治療によって妊娠ができなくなる可能性はどの程度あるのでしょうか

　がん治療後に妊娠が難しくなるかどうかにはさまざまな要素が影響します。その一つに年齢があります。女性の年齢が高くなるにつれ，自然妊娠が難しくなること

が知られています。術後ホルモン療法は一般的に5〜10年が推奨されています。ホルモン療法中の妊娠は，胎児へ悪影響があるため勧められません。ホルモン療法終了時には，治療期間に応じて年齢は高くなり，その分，自然妊娠が困難になると考えられます。

　また，閉経前の乳がん患者さんが抗がん薬の投与を受けた場合，抗がん薬によって卵巣がダメージを受け，抗がん薬治療中や治療後に月経が止まってしまう（無月経になる），あるいはそのまま閉経を迎えてしまうことが少なくありません。卵巣機能に障害を引き起こす可能性のある代表的な抗がん薬はシクロホスファミドであり，この薬剤をどれだけ投与したかが無月経にかかわる要因の一つとして考えられています。この抗がん薬は，AC療法，EC療法やCMF療法など，乳がんに対する代表的な抗がん薬レジメン（組み合わせ）治療に含まれています。抗がん薬により無月経となってしまう割合は，抗がん薬のレジメンの種類だけではなく，患者さんの年齢によっても異なります。ASCO（米国臨床腫瘍学会）のガイドラインでは，無月経のリスクが低い（30％未満）とされたのは30歳未満のCMF療法，CAF療法，CEF療法のみであり，30歳以上あるいは年齢に関係なく，アンスラサイクリン系とタキサン系抗がん薬の併用レジメンは，無月経のリスクは中間（30〜70％）または高い（70％以上）とされています。

乳がんの治療後の妊娠・出産に向けてどのような工夫ができますか

　それぞれの患者さんに最適と考えられるがん治療は，再発リスクやサブタイプなどを考慮して決定することが原則です。例えば手術や放射線療法のみであれば，妊娠・出産への影響は最小限と考えられるため，特別な工夫は不要でしょう。しかし，上述のように薬物療法を行う場合は妊娠が難しくなる可能性があるため，薬剤の種類に応じた工夫の検討を行います。

　将来の妊娠・出産を希望する患者さんは，薬物療法開始前に，受精卵や未受精卵子，卵巣組織を凍結保存する妊孕性温存療法という選択肢があります。配偶者やパートナーがいる場合には受精卵凍結が勧められます。受精卵の凍結保存，および保存された受精卵を用いた，乳がん治療後の妊娠・出産に用いられる医療技術は，不妊治療などで用いられている医療技術と同等のものであり，ある程度確立された手技と考えられます。未受精卵子の凍結保存は，基本的には配偶者やパートナーがいない女性に検討されます。いずれの場合も薬物療法を始める前に卵巣刺激や採卵（卵子を採取すること）が必要であり，薬物療法の開始が少し遅くなる可能性があります。卵巣組織凍結に関しては，配偶者・パートナーがいない患者さんや，治療を急ぐため受精卵や未受精卵子の凍結保存が難しい患者さんの選択肢となりますが，まだ試験的な取り組みとされています。具体的にどの方法を選択するかについては，年齢や配偶者・パートナーの有無，また乳がん治療をどの程度急ぐかなどを含めて検討しましょう。

妊孕性温存療法は実施可能な施設が限られていますが，現在，がん・生殖医療ネットワークが全国に広がり，がん治療と生殖医療の連携がなされつつあります。また，妊孕性温存療法に関する国の助成制度も開始されていますので，お住まいの自治体へお問合せください。

　抗がん薬治療を行う場合は，薬剤による卵巣機能の障害を予防するために，抗がん薬治療中にLH-RHアゴニストを併用して卵巣機能の保護を試みることがあります。LH-RHアゴニストは乳がんのホルモン療法として用いる薬剤であり，抗がん薬と併用することで治療後に月経が回復する確率が上がるとされていますが，実際に妊娠・出産の可能性が保たれるかどうかについてはわかっていません。

　将来，妊娠・出産を希望される患者さんは，これからどのような治療を行う予定であるのか，それによりどの程度妊娠・出産の可能性に影響があるのか，対策や妊孕性温存療法を行うかどうか，治療開始前から担当医や生殖医療の専門の先生と十分に話し合うことが大切です。

■ 乳がんの治療後はいつから妊娠が可能でしょうか

　乳がん治療終了後は妊娠が可能です。しかし，妊娠中に再発してしまうと，治療が難しくなることがあります。再発のリスクは個人差がありますので，いつから妊娠が可能と考えられるか担当医と相談しましょう。

　どのような薬剤でも妊娠前期に使用すると胎児に影響を与える可能性があります。特に抗がん薬やホルモン療法薬は，妊娠前期に使用すると胎児の先天異常が増すなどの可能性があります。月経がなくても排卵をしている可能性がありますので，月経の有無にかかわらず，治療中は妊娠しないように気をつけましょう。

　治療終了後であれば，妊娠・出産で胎児に先天異常がみられる頻度は，一般女性の妊娠・出産の場合と変わらないことがわかっています。治療終了後，どの程度経過していれば胎児や妊娠経過への影響が低下するのかは薬剤によっても違うとされています。抗がん薬による卵巣への直接の影響は，抗がん薬使用直後の月経周期に対してだけですが，薬によっては数週間〜数カ月間，内臓に影響が残る薬剤もありますので，念のため，数回月経を確認した後で妊娠するほうがよいと考えられています。抗がん薬治療や抗HER2（ハーツー）療法の場合では，治療終了後6〜7カ月間は妊娠を避けましょう。タモキシフェン（商品名　ノルバデックス）の場合，薬が体内から出るまでには，約2カ月かかるという報告があり，タモキシフェン終了後は，少なくとも2〜3カ月間は妊娠を避けましょう。また，ホルモン受容体陽性乳がんの術後ホルモン療法は，5年間から10年間へとさらに長期の治療が勧められるようになってきました。そのため，術後ホルモン療法を休薬して妊娠することの安全性を検証する国際共同臨床試験（POSITIVE（ポジティブ）試験）が現在進行中です。

　最も優先されるのはがん治療であり，患者さんによってそれぞれ状況が異なりますので，将来の妊娠・出産を希望される患者さんはまずは担当医にご相談ください。

◧ 社会的に子をもつという選択肢

　がん治療後に子どもをもつ選択肢として，特別養子縁組制度と里親制度があります。特別養子縁組は，子どもの福祉の増進を図るために，養子となるお子さんの実親(生みの親)との法的な親子関係を解消し，実の子と同じ親子関係を結ぶ制度です。里親は，基本的には養子縁組を行わず，虐待や経済的な理由で実の親と一緒に暮らせない子どもたちを家庭で養育する制度となっています。より詳しく知りたい方は，AYAがんの医療と支援のあり方研究会(https://aya-ken.jp/)に問い合わせてみてください。

　なお，乳がん治療と妊娠・出産，生殖医療について詳しく知りたい方は，下記書籍(刊行版，ウェブ版)をご参照ください。
・乳癌患者の妊娠・出産と生殖医療に関する診療ガイドライン 2021年版(日本がん・生殖医療学会編)　https://j-sfp.org/guideline_2021/
・小児，思春期・若年がん患者の妊孕性温存に関する診療ガイドライン 2017年版(日本癌治療学会編)　https://minds.jcqhc.or.jp/n/med/4/med0326/G0000995

お住まいの都道府県での妊孕性温存実施施設は下記からご覧になれます。
・がん治療と妊娠　地域医療連携　http://j-sfp.org/cooperation/network

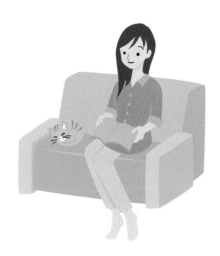

Q56 男性乳がんと診断されました。治療法について教えてください。

A 男性乳がんに対する治療の考え方は，基本的には女性乳がんと同じです。また，男性乳がんの予後は女性乳がんと比べて大きな差はありません。

解説

男性乳がんの治療に関する基本的な考え方

　乳がん患者さんの約150人に1人が男性と，男性乳がんは比較的まれです。男性乳がんの患者さんの約15 〜 20% に乳がんの家族歴があります。男性乳がんは，女性乳がんと比較して遺伝にかかわる乳がん（遺伝性乳がん卵巣がん）である確率が高いことが知られています。したがって男性乳がんにも*BRCA1/2*遺伝子検査は保険適用となっています。また，予後は女性乳がんと大きな差はありません。

　男性乳がんに対する治療の流れは，基本的には女性乳がんと同じです。病期や乳がんの性質（グレードやホルモン受容体，HER2状況，サブタイプなど）を考慮して決めます。

早期男性乳がん

（1）手術療法および放射線療法

　男性乳がんはその発症部位が乳輪乳頭付近となることから，多くの場合は，乳房全切除術が選択されます。放射線療法も女性乳がんに準じて行います。

（2）術後薬物療法

　術後薬物療法は，原則として女性の場合と同様，患者さんの病状に応じて化学療法（抗がん薬治療），ホルモン療法，抗HER2療法を行います。男性乳がんに対する術後ホルモン療法としては，アロマターゼ阻害薬の有効性についてはデータが乏しいので，副作用などの観点から，タモキシフェン（商品名　ノルバデックス）投与が困難な場合を除いて，タモキシフェンの投与が勧められます。

　男性乳がんに対する術後化学療法では，十分なデータがありませんが，女性乳がんのデータを考慮して，必要に応じて使用することが妥当と考えられます。HER2陽性乳がんの場合は，女性乳がんの場合と同様にトラスツズマブ（商品名　ハーセプチン）など抗HER2薬の使用が勧められます。

転移・再発男性乳がん

　男性乳がんが転移・再発した場合の治療も基本的な考え方は，女性乳がんと同じです。乳がんが骨・肺・肝臓などの遠隔臓器に転移した場合は，がんの治癒を目指

すのではなく，がんの進行を抑えたり，症状を和らげることでQOL（生活の質）を保ちながら，より長くがんと共存するための治療を行います。

　ホルモン受容体陽性乳がんには，最初の治療としてタモキシフェンが勧められます。タモキシフェンが効かなくなった場合には，アロマターゼ阻害薬やフルベストラント（商品名　フェソロデックス）などの使用を考慮します。その場合，LH–RHアゴニストを併用することもあります。CDK4/6阻害薬についても同様に検討します。HER2陽性の場合は，トラスツズマブ，ペルツズマブ（商品名　パージェタ）などの抗HER2薬と抗がん薬（化学療法薬）の併用を検討します。トリプルネガティブ乳がんの場合やホルモン療法が効かなくなった患者さんには，抗がん薬治療を女性乳がんに準じて行います。

　*BRCA*遺伝子に病的バリアントを認める遺伝性乳がん卵巣がんの場合は，オラパリブ（商品名　リムパーザ）が使用できます。

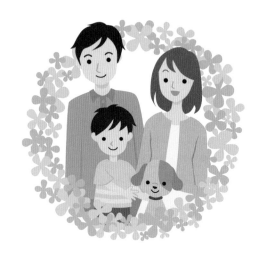

治療中や治療後の生活の注意点を教えてください。

A 医師から特に指示がない限り，治療中，治療後の生活上の制限はありません。ご自身の体調に合わせて，無理のない範囲で今まで通りの日常生活を送ってください。

生活や仕事，趣味，旅行

　乳がん治療の目標は，がんの再発を防いだり，再発したがんを小さくするだけではありません。治療中や治療後の患者さんに，できるだけ治療前に近い生活を送っていただくことも，治療の大切な目標です。医師からの特別な指示のない限り，日常生活で特に制限することはありません。また，自分の体調に合わせて仕事をしたり，趣味やスポーツを行ったり，旅行に出かけることは差し支えありません。

　抗がん薬治療やホルモン療法，放射線療法を受けながら仕事を続けるためには，治療のスケジュールと予測される体調の変化について，医師・看護師・薬剤師に相談し，仕事の日程や勤務時間の調整が必要かどうかを考えていくとよいでしょう。病気や治療のことを職場の上司や同僚に伝えるのを躊躇する患者さんもいらっしゃるかもしれませんが，がん治療と仕事の両立に関してはさまざまな方面からの支援が進んできています。病気のことや仕事に対するご自身の希望を伝え，職場とよく相談することも大切なことです（☞Q11参照）。

治療による合併症や副作用への対策

　手術で腋窩リンパ節郭清を受けた方では，腕のリンパ浮腫を発症する危険性があります（☞Q23参照）。手術を受けた側の腕に過度の負担がかからないように注意しましょう。腕にむくみが出たり，赤みや熱感が出現した場合は早めに担当医に相談しましょう。

　お薬による治療を行っているときは，使用している薬剤によってさまざまな副作用が起きることがあります。予想される副作用にはどのようなものがあるか，副作用が起きた場合にはお薬を継続するのか，減らすのか，いったんお休みするのか，副作用対策のお薬をどのように使用したらよいのか，どの程度の副作用が出たら病院に連絡をするとよいのかなども，確認をしておきましょう。ご自身のいつもの状態を知っておくこと，そしていつからどのような症状が出たのか，どのように症状が変化したのかなどを次回の診察で医療者に伝えることができるように，メモや日記などで記録をしておくことも有用です。

薬の副作用は，治療中だけではなく，治療終了後に出てくる場合もあります。からだに不調があり医療機関を受診する場合には，乳がんの治療をしたことや，どのような治療を行ったかを伝えるようにしましょう。

予防接種

抗がん薬治療を受けている方は，白血球が減っている時期は人混みを避けるなどの予防対策をしてください。インフルエンザ流行期（1〜2月など）に抗がん薬治療を受けることがわかっている場合には，あらかじめインフルエンザのワクチン接種を受けておくことをお勧めします。また，65歳以上の患者さんの場合，肺炎球菌ワクチンの接種もお勧めします。抗がん薬治療中の場合でも時期を選んで接種可能ですので，担当医とご相談ください。

2021年以降，新型コロナウイルスワクチンの接種が行われるようになりました。乳がんの治療中の方も，経過観察中の方も接種は問題ありません。

ワクチンを腕に接種すると，注射した部位，その周囲，注射した側のわきの下のリンパ節が腫れることがあります。乳がんの患者さんは，治療前でも治療後でも乳がんと反対側の腕へのワクチン接種が勧められます。両側乳がんの場合には，大腿部にワクチン接種する場合もありますが，担当医と相談するとよいでしょう。また，腕へのワクチン接種後まもなくマンモグラフィや超音波などの検査を受けると，その反応が画像に写ることがあります。検査を行う場合にはワクチンを接種した日にちを医療者に伝えておきましょう。また，ワクチン接種後は発熱や倦怠感などの症状が出る場合があります。がんの治療中で，明らかな発熱がある場合や，体調がすぐれない場合には無理は控え，ワクチンを打つ必要があるかは担当医と相談をしましょう。

他のがんの検診

乳がんの治療中，治療後の通院では，体調や転移・再発の可能性を評価するための診察や必要に応じて検査などが行われます。また，経過観察中は採血で腫瘍マーカーの測定やCT検査などを行う場合もあるかもしれません（☞Q39参照）が，こうした検査は，乳がん以外のがんの早期発見を目的とはしていません。年齢に応じて，胃がん，大腸がん，肺がん，子宮がんなどは自治体で行っている検診や職域検診・ドックを活用したりするとよいでしょう。CT検査などはあまり頻回とならないように担当医やかかりつけ医とも相談をしましょう。

治療後の性生活

性は私たちの生活の中で大切な一部分です。病気にかかっても自分らしい生活を送るということは，とても大切なことです。ですから，乳がんになったからといって性生活をあきらめる必要はありません。性生活によって病気の進行に悪影響を与えることはありません。また，治療後に特に性生活を禁止する期間はありません。

ただし，治療によって性生活にさまざまな変化が起こることがあり，その変化の大きさには個人差があります。手術を受けた部位やリンパ節を切除したわきの下の感覚が変化し，愛撫によって違和感や不快感が生じることがあります。

　抗がん薬治療やホルモン療法，放射線療法を受けていて全身倦怠感が強く，体調が思わしくないときには無理をする必要はありません。また，抗がん薬治療で白血球や血小板などが減少する時期には感染や出血が起こりやすくなるため，一時的に性生活を控えたほうがよいでしょう。なお，抗がん薬治療やホルモン療法により女性ホルモンの働きが抑えられると，腟の乾燥や粘膜の萎縮を生じ，その結果として性交痛を伴うことがあります。そのようなときは，腟潤滑ゼリーを使用したりすることも効果的です。

　妊娠を望まない場合，あるいは担当医に妊娠を避けるようにいわれている場合には，生理が止まっている時期であってもコンドームによる物理的避妊が必要です。経口避妊薬（ピル）は乳がんを悪化させる可能性があるため使えません。

　乳がん治療後の性生活には，ご自身の心身の回復度，パートナーの受け止め方，カップルとしての性の考え方などが大きく影響します。お互いの状況や気持ちをできるだけ相手に伝え，あせらずゆっくりお互いに満足のできる方法を探しましょう。

　性に関する悩みは医療者に相談しにくいこともあるかもしれません。患者会やピアサポートを通して，同じ悩みをもつ仲間と情報交換や気持ちを共有してみるのもいいでしょう。

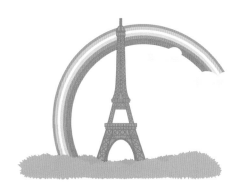

Q58 薬の飲み方について教えてください。

A 薬の飲み方は，まずは医師の指示通りに服薬することが基本です。もし医師から処方された薬に関して何か不安があるときや，からだの症状によって指示通りに飲めないとき，副作用がつらいときなどは，担当医や薬剤師，看護師に相談しましょう。また，他の医療機関を受診したときは，現在飲んでいる薬の内容を医師に伝えてください。

解説

薬を飲む時間

薬を飲むタイミングについては，「食前」「食直前」「食後」「食間」「眠前」「○○時，頓服・頓用」などの指示が出ます。「食前」とは食事の30分くらい前，「食後」とは食事が終わって30分くらい後のことを，「食間」とは食後2時間くらい後のことを指します。「30分」は目安ですので，あまりこだわる必要はなく，多少時間がずれても飲み忘れないことのほうが大切です。食事が取れなくても服用してよい薬もありますので，食事が取れなかった場合の対応は事前に担当医や薬剤師に確認しておきましょう。

飲む時間が決められている薬は，決まった時間に飲むようにしてください。そうしないと，効果が十分に出なかったり，強く出すぎたりする場合があります。例えば，ラパチニブ（商品名 タイケルブ）は，食後に服用することで効果が強く出すぎる場合がありますので，空腹時に服用するように指定されています。テガフール・ギメラシル・オテラシルカリウム配合剤（商品名 ティーエスワン）は，空腹時に服用すると効果が減弱する可能性があるため，食後に服用するように指定されています。

1週間に一度，あるいは1カ月に一度内服する骨粗鬆症の薬（ビスホスホネート製剤）は，ほかの薬や食べ物，水以外の飲み物と一緒に服用すると，からだに十分吸収されず効果が低下します。十分な薬の効果を得るためには，朝起きたときの空腹時に飲んで，その後30分以上経ってから食事をするようにしてください。また，薬が口の中や食道に付着しないようにコップ1杯の十分な量の水で飲んでください。そして，飲んだあと30分間はからだを起こした状態で過ごしてください。

頓服・頓用薬は症状があるときに使う薬です。使用する間隔や1日に使ってよい回数などは薬によって異なりますので，担当医や薬剤師に確認してください。次の診察の際に，使った量や回数，その後の症状の変化について担当医や薬剤師に伝えましょう。

内服の抗がん薬

抗がん薬や分子標的治療薬には注射薬だけでなく，内服薬（飲み薬）もあります。内服の抗がん薬であるテガフール・ギメラシル・オテラシルカリウム配合剤やカペシタビン（商品名 ゼローダ），分子標的治療薬であるパルボシクリブ（商品名 イブランス）は，薬を飲む期間（服用期間）と飲まない期間（休薬期間）があります。副作用の種類や程度によって，1回に服用する量を減らしたり服用期間を短くしたり，あるいは休薬期間を長くしたりする場合があります。薬の服用量は効果や副作用にも影響しますので，医師の指示通りに服用し，自分の判断で服用量や服用期間を変更しないでください。また，これらの薬と絶対に一緒に使用してはいけない薬があります。以前に処方された薬が自宅に残っていても，決して飲まないでください。

飲み忘れたときの対応

薬は医師の指示通りに飲むことが大切です。しかし，ときに飲み忘れてしまうことがあるかもしれません。飲み忘れに気がついたときにどうしたらよいかは，事前に担当医や薬剤師に確認しておきましょう。多くの場合は，飲み忘れに気がついたときが，本来飲むべき時間からあまり経っていなければ，気がついた時点で飲んで問題ありませんが，時間が経ってしまったときには，その分は飲まずに次の分から飲むことになります。その際に，前回飲み忘れたからといって，一度に倍量を飲むことはせずに，決められた1回分だけを飲んでください。

1日1回服用するホルモン療法薬は，いつ服用しても効果や副作用は変わりませんので，その日のうちであれば飲み忘れに気づいた時点で飲んでください。毎日，できるだけ同じ時間帯に飲むことをお勧めします。例えば，夜は食事の時間が決まっていないので朝の服用にする，あるいは，朝は忙しいので夜にするといった工夫です。

週1回あるいは月1回だけ飲むビスホスホネート製剤は，決められた曜日あるいは日にちに服用するとよいでしょう。

飲み忘れが多い場合は，気づいたときに服用できるように常に薬を持ち歩くようにしたり，1週間分の薬を1回分ずつに分けて入れておく「お薬ボックス」などを利用する，薬の包装の表面に日付を入れておくなどするとよいでしょう。また，ご家族など身近な人に確認してもらうのもよいでしょう。忙しい時間に服薬があるなど，どうしても生活リズムの中で薬を飲むタイミングを忘れやすい場合は，医師や薬剤師と服薬のタイミングについて相談してみましょう。

ほかの薬や飲食物との飲み合わせ

2種類以上の薬を飲んだときに，薬の効果が強くなったり弱くなったり，あるいは思いもよらない副作用が出たりすることがあります。これは，医師から処方される薬ばかりでなく，市販薬やサプリメントとの間でも起こる可能性があります。し

たがって，ほかの医療機関を受診する場合や薬局で市販薬を購入する場合，サプリメントを服用している場合は，現在飲んでいる薬の内容について医師や薬剤師に伝え，問題がないかどうかを確認してください。日頃から「お薬手帳」を利用し，それを提示するとよいでしょう。

　薬は食べ物や飲み物との飲み合わせが問題になる場合もありますので，水かぬるま湯で飲むようにしてください。その他の飲み物（フルーツジュースやお茶，アルコールなど）で服用した場合，薬によっては効果が強くなったり弱くなったりする場合があります。また，グレープフルーツジュースなどは一部の薬剤で効果を増強してしまうことが知られており，一度の服用でも数日間は影響が残る場合があります。薬の服用方法や飲み合わせについて，詳しくは薬剤師にお尋ねください。

薬の保管

　薬剤師の指示通りに保管しましょう。特別な指示のない薬は，直射日光の当たるところや，車など高温になるところ，湿気が多いところは避けて，できるだけ涼しい室温で保管してください。また，小さなお子さんがいる場合はお子さんの手の届かないところに保管してください。決してほかの人が間違えて飲んでしまうことがないようにしてください。医療機関で処方された薬は本人しか使用できません。同じ病気や症状の方がいても絶対に譲らないでください。

かかりつけ薬剤師，薬局制度について

　薬物療法を受ける方はぜひ，病院および保険薬局の薬剤師を活用しましょう。病院の薬剤師は医師や看護師など多くの医療スタッフと連携したチーム医療の中で活動しており，抗がん薬に関する詳しい説明や，副作用についての相談に応じています。保険薬局の薬剤師も薬の飲み方や飲み合わせ等について相談できる身近な存在ですが，より密に患者さんを支える「かかりつけ薬剤師」という方がいます。「かかりつけ薬剤師」とは，薬による治療のこと，健康や介護に関することなどに豊富な知識と経験をもち，患者さんのニーズに沿った相談に応じることができる薬剤師のことをいいます。一人の薬剤師が一人の患者さんの服薬状況をまとめて，継続的に管理します。かかりつけ薬剤師は休日や夜間など薬局の開局時間外も，24時間対応（電話等）で薬の使い方や副作用等，お薬に関する相談に応じています。また，必要に応じて夜間や休日も，処方せんに基づいてお薬をお渡ししたり，医師への問い合わせや提案を行うなど，薬による治療がより効果的なものになるよう支援する役割を担います。

　近年，保険薬局の中には市販薬や健康食品の相談，介護関連商品の相談などに応じられる「健康サポート薬局」もあります。さらに，2021年より，患者さん自身が自分に適した薬局を選択できるよう，特定の機能をもつ薬局に対して知事が認定を与える制度が開始されました。具体的には，入院・退院や在宅医療が必要になった際に，必要に応じて医療機関や地域の薬局と連携する「地域連携薬局」，がん医療な

どに専門的な知識をもち，関係機関と連携して対応できる「専門医療機関連携薬局」があります。顔なじみの薬剤師がいる「かかりつけ薬局」をもつことで，より安心して薬物療法を受けることができます。

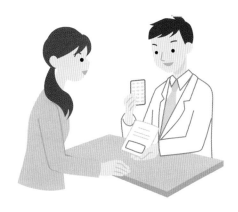

Q59 痛み止めの種類と使い方を教えてください。

A 薬を使ってがんの痛みを和らげることは大切です。痛み止めには，消炎鎮痛薬やアセトアミノフェン，オピオイド鎮痛薬など，さまざまな種類があります。「定期的に使用する薬（定時薬）」と「痛みが強い場合に使用する薬（レスキュー薬）」を効果的に使用します。痛みを和らげる治療の目標を医療スタッフと一緒に考えましょう。副作用に対応しながら患者さんに一番合った薬を選ぶためにも，痛みを我慢せず，積極的に痛みを取り除く治療を受けましょう。

解説

■ がんの痛みとは

　がんの痛みとは，①がん自体が原因となった痛み，②がんに関連した痛み（骨への転移など），③がん治療に関連して起こる痛み（放射線療法の副作用，抗がん薬の副作用による口内炎の痛みなど），④がんに併発した病気の痛み（変形性関節症など）が原因となって起こることが考えられます。これらの痛みの原因や強さなどについて正しい診断を受け，治療を受けることが大切です。

　がん治療のために通っている医療機関だけではなく，地域のかかりつけ薬剤師，薬局をみつけておくと，今後も安心して生活を送るために役立つでしょう（☞Q58も参照）。特に，緩和薬物療法認定薬剤師や緩和医療専門薬剤師の資格をもった薬剤師なら，医療用麻薬を含めた鎮痛薬についてもより詳しく相談することができます。

■ 痛みの伝え方

　痛みは患者さんご自身でないとわかりませんので，医療スタッフは患者さんからの痛みの情報をもとに対応を検討します。患者さんが以下のようなことを伝えることで医療スタッフは対応がしやすくなります。

- いつから痛いか
- どんな痛みか
- どこが痛いか
- どれくらい痛いか，日常生活にどれくらい影響しているか
- 痛みの強さに変化はあるか，いつから痛みが強くなったか
- 1日の中で痛みの強さに変化はあるか
- どのようにすると痛みが楽になるか，どのようにすると痛みが強くなるか
- 痛み以外に症状があるか

この中で，「どんな痛みか」について表現が難しい場合は，以下のような表現方法を参考にしてください。

- ズキズキ，ズキンズキン
- ビーンと痛みが走るような
- 刃物で刺すような
- 脈打つような
- 締め付けられるような
- 重苦しい
- たたかれるような
- 食い込むような
- 割れるような
- 鋭い，切られるような
- うずくような
- 気分の悪くなるような
- 熱い，灼けるような
- 差し込むような
- 身の置きどころがない
- ひりひりするような
- 押し潰されるような
- もやもやするような

痛みの治療の目標

痛みの治療の目標は，第1段階が「痛みがなく夜間よく眠ることができる」，第2段階が「じっとしていると痛くない」，第3段階が「歩いたり，からだを動かしたりしても痛くない」です。これらの目標に近づけるように，痛み止めの種類や量を調節します。完全に痛みがなくならない場合もありますが，「痛みが軽減したら何ができるようになりたいか？」「痛みによって何が影響を受けているか？」などを医療スタッフと一緒に考えましょう。また，急に痛くなったときの対応方法も理解しておく必要があります。

痛み止めの薬

がんの痛みの治療には，ロキソプロフェンやジクロフェナクなどの消炎鎮痛薬や，アセトアミノフェン，オピオイド鎮痛薬などを使います。

消炎鎮痛薬やアセトアミノフェンは，痛みがそれほど強くない場合に使用します。がんの痛み以外にも腰痛や頭痛，発熱などに対してよく使用されます。

痛みが非常に強い場合は，オピオイド鎮痛薬と呼ばれるトラマドール，モルヒネ，オキシコドン，ヒドロモルフォン，フェンタニル，メサドンなどを使用します。これらの中でトラマドール以外は医療用麻薬に分類されています。「麻薬」と聞くと，さらに痛みが増したときに使う薬がなくなってしまうのでは？ 中毒になるのでは？ 幻覚や幻聴が出るのでは？ 命が縮むのでは？ など，いろいろな不安があるかもしれませんが，これらはすべて間違いです。医療用麻薬でこのようなことが起こることはなく，効果的に痛みを取り除くための大切な薬です。抗がん薬や手術，放射線療法などが，がんを治療するのに必要な「治療」であるのと同様に，「オピオイド鎮痛薬（医療用麻薬）はがんの痛みを治療するのに必要な薬です。オピオイド鎮痛薬の使用により痛みが軽減することで，今までできなかったことができるようになることもあります。

痛み止めの使用方法

消炎鎮痛薬やアセトアミノフェンは，食後や寝る前に使用することが多く，1日

に使用できる量に上限があります。

　一方，オピオイドは食事に関係なく，時間を決めて使用する場合が多いです。1日に使用できる量に上限はなく，患者さんや痛みの状況によって使用する量は異なります。薬の種類はさまざまあり，長期間作用が続く飲み薬や貼り薬，痛み止めの効果がすぐに現れる飲み薬や坐薬，注射など，そのときの症状に合わせて薬を変えることもできます。効果的に痛みを軽減するために，「毎日定期的に使用する薬（定時薬）」と「痛みが強い場合に使用する薬（レスキュー薬）」を使用する必要があります **表1**。実際には，定時薬とレスキュー薬が一緒に処方されることがほとんどで

表1　オピオイドの種類と定時薬（服用方法）とレスキュー薬の区別

一般名	商品名の例	定時薬	レスキュー薬
トラマドール	トラマール	1日4回	○
	ワントラム	1日1回	×
	トラムセット（アセトアミノフェンも含有）	1日4回	○
タペンタドール	タペンタ錠	1日2回	×
モルヒネ	MSコンチン錠	1日2回	×
	MSツワイスロンカプセル	1日2回	×
	パシーフカプセル	1日1回	×
	モルペス細粒	1日2回	×
	オプソ内用液	－	○
	アンペック坐剤	1日2～4回	○
	モルヒネ塩酸塩注射液	持続注射	○
	アンペック注	持続注射	○
オキシコドン	オキシコンチンTR錠	1日2回	×
	オキノーム散	－	○
	オキファスト注	持続注射	○
ヒドロモルフォン	ナルサス錠	1日1回	×
	ナルラピド錠	－	○
	ナルベイン注	持続注射	○
フェンタニル	フェントステープ	1日1回	×
	ワンデュロパッチ	1日1回	×
	デュロテップMTパッチ	3日に1回	×
	アブストラル舌下錠	×	○
	イーフェンバッカル錠	×	○
	フェンタニル注射液	持続注射	○
メサドン	メサペイン	1日3回	×

○：使用に適している，×：使用に適していない

す。定時薬は時間を決めて使用します。痛みの状況によって使用する時間を早めたり，遅くしたりすることはありません。定時薬をきちんと使っているにもかかわらず，急に痛みが強くなったり，定時薬を飲む前に痛くなったりした場合には，レスキュー薬を使用します。多くの場合，レスキュー薬は1〜2時間経てば再び使用できます。患者さんの状況や薬の種類によって使用できる間隔は異なりますので，医師や薬剤師に確認しておきましょう。注射薬を使用している場合は，痛いときに一時的に点滴速度を速めます。痛みは我慢する必要はありませんので，レスキュー薬を積極的に使用しましょう。

　レスキュー薬を使用する回数が多い場合は，定時薬の量を増やします。痛みが軽減できるまで定時薬とレスキュー薬を増やし，痛み治療の目標を達成できるようにします。オピオイドの量を増やしても十分な効果が得られないと判断した場合は，他のオピオイドに変更したり，てんかんに使用する薬や抗不整脈薬，ステロイド，抗うつ薬などを組み合わせて使用したりする場合もあります。

貼り薬の使い方

　オピオイドには，1日毎や3日毎に貼り替えることで有効な貼り薬があります。貼る量や枚数は患者さんによって異なります。貼り薬が安全に十分な効果を発揮するためには，いくつか注意することがあります。

- なるべく体毛のない胸（乳房の上部）やお腹，腕，太ももなどに貼りましょう。
- 貼ったところがかぶれないように貼る場所を毎回変えましょう。
- 体毛がある場合は，短く切っておきましょう。
- 貼る場所を乾いたタオルで拭いて，水分や汗をよく取り除きましょう
- 貼った後は手のひらでしっかりと押さえましょう。
- 途中ではがれかけた場合は，縁を医療用テープなどで押さえましょう。
- 途中ではがれてしまった場合は，新しい薬に貼り替えましょう。
- 貼ったままでも40℃程度のぬるめのお風呂に入ったり，ぬるめのシャワーを浴びたりすることはできます。
- 貼っている場所を温めすぎると，薬の効き目が強くなる場合があります。熱いお風呂に入ったり，汗をかくほど長くお風呂に入ったり，暖房器具に近づきすぎたりしないようにしましょう。
- 薬の効き方が強くなる可能性があるため，40℃以上の発熱が続いている場合は，医師または薬剤師に相談しましょう。

痛み止めの副作用

　消炎鎮痛薬は，胃腸に負担がかかったり腎臓の機能が低下したりする場合がありますので，医師の指示に従って使用するようにしてください。

　アセトアミノフェンは比較的安全な薬ですが，使用する量が増えると肝臓の機能が低下する場合があります。

オピオイドでは便秘・吐き気・眠気などを起こすことがあります。便秘はオピオイドを使用しているほとんどの患者さんで起きますが，下剤を使用することで対処できます。吐き気は，めまいのように感じる場合やお腹が張った症状に伴って感じる場合があります。これらの症状は，薬の使用を開始したときや量を増やしたときに出やすいです。予防のために吐き気止めを使うこともありますが，1～2週間で症状がなくなることが多いです。眠気も，薬の使用を開始したときや量を増やしたときに出やすいですが，4～5日間で症状がなくなることが多いです。レスキュー薬を使用した後にも眠気が出る場合があります。眠気が強く出る場合は，医師に伝えてください。副作用に対応しながら患者さんに一番合った薬を選ぶためにも，痛みを我慢せず，積極的に痛みを取り除く治療を受けましょう。

生活習慣と乳がん再発リスクとの関連について

Q60

「治療後にどのような生活を送れば再発を予防できるか？」については多くの患者さんが気にしていることだと思います。食生活や治療後の生活習慣と再発リスクとの関連については，今の段階でわかっていることはそれほど多くはありませんが，ここでは比較的信頼性の高いエビデンスがある，肥満，脂肪摂取，アルコール，乳製品，イソフラボン，代表的な生活習慣である喫煙と運動，それに関心の高いストレスと乳がん再発リスクとの関連を取り上げて解説します。

また，乳がんになっていない側の乳房に，新たに発症するかもしれない乳がんのリスクも重要な問題です。したがって，Q62を参考に食生活や生活習慣を見直すことを，治療後の生活においてもお勧めします。

60-1 肥満は乳がん再発リスクと関連がありますか。

A 乳がんと診断されたときに肥満であった患者さんの乳がん再発リスクと乳がん死亡リスクが高いことは確実です。サブタイプ別では，ホルモン受容体陽性HER2陰性乳がん，HER2陽性乳がんでは，乳がん診断時に肥満であった患者さんの乳がん再発リスクが高いことはほぼ確実となっています。トリプルネガティブ乳がんに限って検討すると，乳がん診断時に肥満であった患者さんの乳がん死亡リスクが高い可能性があります。また，乳がんと診断された後に肥満になった患者さんの乳がん再発リスクと乳がん死亡リスクが高いこともほぼ確実です。したがって，すべての乳がん患者さんで，適切なカロリー摂取と適度な運動によって肥満を避けることが強く勧められます。

解説 ■乳がんと診断されたときの肥満

　乳がんと診断されたときに肥満であったかどうかが，乳がん再発リスクと関連するかどうかを調べた報告はたくさんあります。ほとんどの研究で肥満の患者さんの乳がん再発リスクは，そうでない患者さんに比べて1.1〜1.3倍高いことが示されています。その原因としては，肥満の患者さんではホルモン療法のアロマターゼ阻害薬や抗がん薬治療の効果が劣ることなどが考えられています。この分野は非常に研究が盛んで，サブタイプ別では，ホルモン受容体陽性HER2陰性乳がんやHER2

陽性乳がんでは，乳がん診断時に肥満であった患者さんの乳がん再発リスクが高いことはほぼ確実です。トリプルネガティブ乳がんに限って検討すると，乳がん診断時に肥満であった患者さんの乳がん死亡リスクは高い可能性がありますが，乳がん再発リスクと関連しているかどうかはまだ不明な状態です。

▌ 乳がんと診断された後の肥満

　乳がんと診断された後に体重が増加し，肥満になった患者さんでは，乳がん再発リスクと乳がん死亡リスクが高いことがほぼ確実となっています。

　以上より，すべての乳がん患者さんで，適切なカロリー摂取と適度な運動により肥満を避けることが強く勧められます。また，現在肥満の患者さんには，健康維持の観点から体重のコントロールをお勧めします。

60-2　脂肪の摂取は乳がん再発リスクと関連がありますか。

A　脂肪の摂取と乳がん再発リスクの関連は明らかではありません。しかし，肥満と再発リスクには明らかな関連がありますので，肥満を避けるために適切なカロリー摂取と適度な運動を心がけましょう。

解説　肥満と乳がん再発リスクには明らかな関連が示されています（☞Q60-1参照）。「肥満を招くおそれのある脂肪を多く含んだ食事を取ると乳がん再発リスクは増加するか」という点を検討した報告は多くありませんが，ほとんどの研究で，脂肪を多く含んだ食事摂取と乳がん再発リスク，死亡リスクとの間に関連は認められませんでした。

　しかし，脂肪を多く含んだ食事を取ると太りやすいのは事実です。そして，肥満が乳がん再発リスクを増加させるのは明らかです。脂肪摂取そのものが再発リスクを高めるわけではありませんが，日常生活において大切なことは，過度に脂肪摂取を制限するのではなく，総カロリーを制限し，適度な運動によって肥満を避け，適切な体重を維持することです。

60-3 アルコール飲料の摂取は乳がん再発リスクと関連がありますか。

A 乳がん診断前後にかかわらず，アルコール飲料の摂取により乳がん再発リスク，乳がん死亡リスクが増加する可能性は低いです。ただし，新たな乳がんの発症リスクを考えると，アルコール飲料を摂取する場合も，量は控えめにしておくことが大切です。

解説 アルコール摂取により乳がん発症リスクが高くなることは，閉経前では可能性があり，閉経後ではほぼ確実です（☞Q62-2参照）。しかし，アルコール摂取が乳がん発症リスクを高めることと，乳がん患者さんの予後については必ずしも一致していません。したがって現時点では乳がん診断前後にかかわらず，アルコール飲料の摂取により乳がんの再発リスク，死亡リスクが増加する可能性は低いとされています。ただし，アルコール飲料は治療を受けていない乳房の乳がん発症リスクや，他のがんの発症リスクも高めますので，アルコール飲料を摂取する場合は，量を控えめにすることが大切です。

60-4 乳製品の摂取は乳がん再発リスクと関連がありますか。

A 乳製品の摂取と乳がん再発リスクの間には明らかな関連性は認められていませんが，研究が少なく，一定の結論を導き出すのは困難です。肥満を招かない程度の適量の摂取は問題ありません。

解説 乳製品全般の摂取によって乳がん発症リスクが低くなる可能性があるといわれています（☞Q62-5参照）。では，乳がんと診断された患者さんでは，乳製品の摂取と再発リスクとの関連性はどうでしょうか。乳がんと診断されたときにバターやチーズなどの乳製品を多く摂取していた患者さんとそうでなかった患者さんの再発リスクの比較，そして，乳がんと診断されてから乳製品を多く摂取した患者さんとそうでなかった患者さんの再発リスクの比較に関しては，少数ではありますが研究報告があり，いずれも乳製品の摂取量と再発リスクの関連性は明らかではなかったと報告されています。しかし，研究の数が少なく，一定の結論を導き出すのは現時点では困難です。一方，乳製品の多くが脂肪を含んでおり，大量の乳製品の摂取は肥満を招くおそれがあります。乳がんと診断されてから肥満になった患者さんの乳

がん死亡リスクが高いことはほぼ確実ですので（☞Q60-1参照），乳がん患者さんにおける乳製品の摂取に関しても，摂取する場合は肥満を招かない程度の適量の摂取が望まれます。

60-5 食事によるイソフラボン摂取は乳がん再発リスクと関連がありますか。

A 大豆イソフラボンの摂取により乳がん再発リスクが低くなる可能性があります。しかし，再発リスクを下げる目的でイソフラボンをサプリメントの形で多量に摂取することは，効果と安全性が証明されていませんので勧められません。通常の大豆食品から摂取するように心がけましょう。

解説　通常の食事における大豆食品やイソフラボンの摂取により乳がん発症リスクが下がる可能性があります（☞Q62-3参照）。では，乳がん再発リスクとの関連はどうでしょうか。現時点ではこれに関する研究は非常に少なく，3件の研究があるだけで，これらの研究では一貫して，大豆イソフラボンの摂取が多い患者さんは，少ない患者さんに比較して乳がん再発リスクが低かったことが報告されています。また，大豆イソフラボンを多く摂取していた患者さんでも，これによる有害な出来事はなかったことが報告されています。

　まだ研究は限られており，日本人を対象とした研究もありませんが，大豆イソフラボンの摂取で乳がん再発リスクが低くなる可能性があります。しかし，再発リスクを下げる目的でイソフラボンをサプリメントの形で多量に摂取することについては安全性が証明されておらず，その効果も不明であるため勧められません。通常の大豆食品から摂取するように心がけましょう。

60-6 喫煙は乳がん再発リスクを高めますか。

A 喫煙により再発リスクが高くなるかどうかについては十分にはわかっていませんが，死亡リスク（乳がん死亡のほか，あらゆる原因の死亡を含む）が高くなる可能性があります。健康維持の観点からも，禁煙を強くお勧めします。

解説 　喫煙により乳がん発症リスクが高くなることは，ほぼ確実です（☞Q62-6参照）。診断後の喫煙が乳がん再発リスクと関係するかどうかについての研究は多くありませんが，再発リスクの増加が示唆されています。死亡リスク（乳がん死亡のほか，あらゆる原因の死亡を含む）との関連では，喫煙者の死亡リスクが高いという報告が複数あります。したがって，あらゆる方で喫煙により死亡リスクが高くなる可能性があります。また，乳がん診断後に禁煙したグループでは，乳がん死亡リスクの上昇はみられなくなりました。

　煙草の煙の中には，さまざまな化学物質が含まれており，その中にはがんの引き金になる物質が数十種類含まれています。喫煙は，肺がんをはじめとする複数の部位のがんの原因となっているだけでなく，心筋梗塞や脳卒中などの循環器の病気，糖尿病，慢性閉塞性肺疾患などの呼吸器の病気の原因でもあります。治療後においても，喫煙によりQOL（生活の質）を著しく損なうこれらの生活習慣病を発症するリスクが高くなり，死亡リスクも高くなりますので，健康維持の観点からも禁煙を強くお勧めします。

60-7　運動は乳がん再発予防に有効ですか。

A 　乳がんと診断された後に適度な運動を行う方は，行わない方に比べて乳がんの再発リスクや死亡リスクが低くなることは，ほぼ確実です。また，診断後の適度な運動は，QOL（生活の質）にも好影響を及ぼすことが明らかです。**乳がんと診断された後は，無理のない範囲で運動を心がけるのがよいでしょう。**

解説 　乳がんの発症には，運動や食事といった生活習慣が影響すると考えられていますが，乳がんと診断された後でも，それまでの生活習慣を見直し，改善することが，健康のためには重要です。

　乳がんと診断された後の運動とその後の健康状態との関連を検討したこれまでの報告をまとめてみると，乳がんと診断された女性のうち，ある一定以上の運動を行った女性では，ほとんど運動をしなかった女性に比べて，病気を原因とするすべての死亡リスクがおよそ40％低くなっていました。また，運動を行った女性では，乳がんの再発リスクがおよそ25％，乳がんによる死亡リスクがおよそ35％低くなっていました。このような運動により再発リスクや死亡リスクが低下する効果は，肥満の有無に関係なく認められています。しかし，非常に激しい運動をすれば，より高い効果が得られるというわけではありません。

　さらに，乳がんと診断された後に，適度な運動を行っている患者さんのQOLは高く，からだの症状や日常の活動性，心理面（不安や抑うつ），社会面（家族や友人

との関係)がより良い状態であることが，いくつもの研究で明らかになっています。

乳がんの治療が一段落したら，無理のない範囲で定期的な軽い運動(少し汗ばむぐらいの歩行や軽いジョギングなどを週に2時間半以上，または，ランニングを週に75分以上)を心がけるとよいでしょう。

60-8 不安や抑うつなどの心理社会的な要因は乳がん再発リスクと関連がありますか。

A 不安や抑うつなどの心理社会的な要因と乳がん再発リスクとの間には，明らかな関連はありません。また，心理社会的な介入が再発までの期間の延長をもたらすという根拠は認められていません。しかしながら，心理社会的な介入には，QOLの向上や不安・抑うつの改善に対する一定の有効性が認められています。

解説　心理社会的な要因と乳がん再発との関連については，これまでにいくつかの報告があります。心理社会的な要因としては，どのようにがんと向き合うか(コーピングといいます)，心理的な負担，ストレスになる生活上の出来事が多く取り上げられ，再発までの期間との関連が調べられています。しかしその結果はさまざまで，前向きなコーピング，心理的負担が少ないこと，ストレスになる出来事を経験しないことが再発までの期間を延長するかどうかについては，一定の結論が出ていません。

心理社会的な介入(教育，精神療法，グループ療法など)と乳がん再発との関連についても多くの報告はありません。中には，心理社会的な介入を行ったグループは行わなかったグループよりも再発までの期間が長かったという報告もありますが，研究の方法に問題点が指摘されるなど，現在までのところ，心理社会的な介入が再発までの期間を延長させるという十分な根拠はありません。一方で，心理社会的な介入には，QOLの向上や不安・抑うつの軽減に対する一定の有効性が認められていますが，より精度の高い研究が必要です。

心理社会的な要因と再発との関連は明らかではないものの，再発への不安を含めストレスを感じながら生活されている方は多いと思います。心の中に湧き上がる不安をなくすことは，とても難しいことです。むしろ不安が生じるのは当然だと考え，そうした気持ちを無理に打ち消そうとするのではなく，不安をもちながらも，目の前のことを普段通りに行っていくことが大切です。しかし，不安が続き，日常のことが手につかない，眠れない，食欲がない，気分が落ち込むといった症状が続くようであれば，早めに担当医や看護師などの医療スタッフにご相談ください(☞Q9参照)。

免疫療法, 高濃度ビタミンC療法, 健康食品などの補完代替医療は乳がんに対して効果がありますか。

A 免疫療法や高濃度ビタミンC療法, 民間療法などの補完代替医療は, 乳がんの進行を抑えたり, 再発を予防する効果は医学的に証明されていません。乳がんの治療中は併用を避けてください。ただし, がん治療に伴う副作用やがんによる痛みなどの症状を緩和する目的, あるいは不安などの心理的なストレスの軽減を目的とした補完代替医療の中には有用なものもあります。補完代替医療を受けたい場合には, 担当医に率直に相談しましょう。

解説

■ 補完代替医療とは

「補完医療」とは, 私たちが普段病院で受けている西洋医学を補う(補完する)医療のことです。また, 「代替医療」とは, 西洋医学に取って代わる(代替する)医療のことです。両者をまとめて「補完代替医療」といいます。

補完代替医療は, 通常, 効果や安全性について科学的に証明されておらず, 保険診療を行う医療機関では行われていない(すなわち健康保険で認められていない)医療を指し, 大まかには以下の5つに分類されます。

① 独自の理論体系をもつ医療(中国伝統医療, 自然療法医学, ホメオパシー医療など)

② 心身医療(心理精神療法, 瞑想, 祈りなど)

③ 生物学的療法(ハーブ, アガリクス, メシマコブ, サメ軟骨, プロポリス, 食事療法, 生理活性物質, 免疫を高める療法, 高濃度ビタミンC療法など)

④ 手技療法と身体技法(カイロプラクティック, マッサージ療法など)

⑤ エネルギー療法(気功, レイキなど)

上記のほか, 免疫チェックポイント阻害薬以外のいわゆる免疫療法(免疫細胞療法), 温熱療法, 血管内治療なども通常医療の範囲でないため, 補完代替医療に含まれます。また米国では, 漢方は医療品に分類されず, ハーブとして補完代替医療に分類されています。

■ 補完代替医療の効果や安全性

補完代替医療の効果や副作用についても, 他の薬と同様に臨床試験を行ってきちんとした証拠を出さなければならないのですが, 臨床試験で効果が証明されたものはほとんどないのが実状です。しかし, 代替医療の利用者が急増している現状から, 米国では補完代替医療に関して国家的な取り組みを行っています。米国の補完代替

医療センター（National Center for Complementary and Alternative Medicine; NCCAM）では一般の薬と同じように臨床試験を行うことによって，補完代替医療の効果や副作用について調査しています。また，日本の国立健康・栄養研究所のホームページにおいても，健康食品に関するデータベースを作成する取り組みが行われています。

　サプリメントなどの健康食品は，ほかの薬の働きに影響を及ぼす可能性がありますので，使用を希望する場合には必ず担当医に相談しましょう。

　以下に，主な補完代替医療や健康食品について，現在わかっていることを記載します。

　免疫療法：わたしたちのからだには，発生したがん細胞を免疫の力で排除するシステムがあります。したがって，免疫の力を回復させてがんを治療するという方法は理論的には妥当と考えられ，過去から多くの研究がなされてきました。最近，PD-1およびPD-L1という分子ががんに対する免疫のブレーキにかかわっていることが判明しました。転移のあるトリプルネガティブ乳がんに対して，PD-1抗体であるペムブロリズマブ（商品名　キイトルーダ）と抗がん薬を併用する方法や，PD-L1抗体であるアテゾリズマブ（商品名　テセントリク）とナブパクリタキセルという抗がん薬を併用する方法は効果があることが臨床試験で証明され，保険適用となりました。これらは免疫チェックポイント阻害薬といわれ，従来のいわゆる免疫療法とは異なり，補完代替医療にはあたりません。

　一方，従来のいわゆる免疫療法についてはその有効性が研究されてきましたが，ほとんどのものに有効性が確認されていません。「最先端の免疫医療」と謳って樹状細胞ワクチン療法，活性リンパ球療法，ナチュラルキラー細胞療法，免疫細胞療法，ペプチドワクチン療法といった治療を行っている施設がありますが，このような免疫療法の乳がんに対する有効性を証明したデータ（臨床試験の結果）はありません。免疫療法の中には，科学的に治療効果が証明され保険診療で使用可能なものと，治療効果が確認されておらず，ときに自費診療として高価な治療費を要求する怪しげなものがあることをしっかりと理解しましょう。治験などを除いて，免疫療法と称する保険適用となっていない治療法は，まったくお勧めできません。

　高濃度ビタミンC療法：医学的に乳がんに有効であるとするデータ（臨床試験の結果）はありません。尿路結石などの原因となることがあります。

　アガリクス：キノコの一種で市場に多く出回っていますが，ヒトのがんに対する効果や安全性が示されたデータはありません。アガリクスの使用により劇症肝炎を発症したという報告もありますので，安易に使用すべきではありません。

　温熱療法：がん細胞が正常細胞と比べて熱に弱いという性質を利用した，がんの治療法です。単独で行われるのではなく，放射線や抗がん薬の効果を強めることを目的に，放射線や抗がん薬と併せて行われますが，温熱療法を追加することで治療効果が上がるかどうかは研究段階であり，標準治療とはいえません。

　メシマコブ：キノコの一種で，「免疫力を向上させる」「がんを予防する」などと

いわれていますが，ヒトでの有効性についてのデータはありません。大量に摂取すると下痢や嘔吐を引き起こす可能性があります。

　サメ軟骨：がん細胞を用いた実験で，がんの進行を抑えるのではないかと期待されましたが，米国での臨床試験の結果，サメ軟骨はがんに対して無効であることがわかりました。また，患者さんのQOL（生活の質）を改善する効果も認められませんでした。

　臍帯血や水素水など，いかにも効果がありそうな言葉を並べて，治療効果を謳う施設があります。標準治療を行わず，それらを使用することで，がんが進行してしまうなどの問題が発生しています。

　以上のように，乳がんの進行を抑えたり，再発を予防したりすることが証明された補完代替医療はありません。そのため，乳がんに対する治療としてはお勧めできません。一方，がんの痛み，抗がん薬治療中の吐き気やホットフラッシュに対する鍼治療，痛みや不安に対するマッサージ療法や適度な運動，サポートグループによる心理療法やリラクセーションなどによる心身療法など，一部の補完代替医療については臨床試験において効果が認められています。補完代替医療を受けたい場合には担当医に相談しましょう。

補完代替医療に関する詳しい情報

　補完代替医療に関する詳しい情報については，下記をご参照ください。

- がんの補完代替医療ガイドブック 第3版（厚生労働省がん研究助成金「がんの代替療法の科学的検証と臨床応用に関する研究」班，独立行政法人国立がん研究センターがん研究開発費「がんの代替医療の科学的検証に関する研究」班 編集・制作）
  https://shikoku-cc.hosp.go.jp/cam/dl/pdf/cam_guide(3rd)20120220_forWeb.pdf
- 国立健康・栄養研究所　https://www.nibiohn.go.jp/eiken/
  ホームページで健康食品に関するデータベース（「健康食品」の安全性・有効性情報）を閲覧できます。
- 日本補完代替医療学会　http://www.jcam-net.jp/index.html
- 乳癌診療ガイドライン①治療編 2022年版（日本乳癌学会編）
  https://jbcs.xserv.jp/guideline/2022/

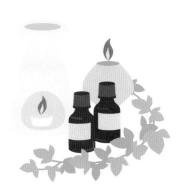

Q62 食生活・生活習慣・持病と乳がん発症リスクについて：乳がん予防のために心がけたいこと

　近年，日本で乳がんの患者さんが増加しているのは，食生活・生活習慣の変化が大きな原因ではないかと考えられています。ここでは，まだ乳がんと診断されていない人が心がけたいこととして，食生活・生活習慣・持病と乳がん発症リスクについて解説します。

　食生活と乳がん発症リスクとの関連を明らかにするためには，多くの女性を対象に一人ひとりが摂取した食べ物の種類や量を調査し，長期間の追跡調査で乳がんの発症の有無を調べ，それらの間にどのような関連があるのかを検討しなければなりません。こうした研究をまとめて，2007年に「世界がん研究基金（WCRF）」と「米国がん研究機構（AICR）」が『食物，栄養，身体活動とがん予防：世界的展望』という報告書（以下，WCRF/AICR報告書）を出版しました。また，2018年には，本報告書の更新版がウェブサイトに公開されています（https://www.wcrf.org/wp-content/uploads/2021/02/Summary-of-Third-Expert-Report-2018.pdf）。これは世界で最も信頼性の高い報告書とされています。ここでは，その報告書と日本での研究結果をもとに，食生活に関しては，肥満，アルコール，大豆イソフラボン，サプリメント，乳製品と乳がん発症リスクとの関連を，生活習慣と持病に関しては，喫煙，運動，ストレス，糖尿病と乳がん発症リスクとの関連を取り上げます。

62-1　肥満は乳がん発症リスクと関連がありますか。

A 肥満は乳がん発症リスクを確実に高めます。肥満はさまざまな生活習慣病の大きな原因にもなりますので，日常生活で太りすぎないように気をつけることはとても大切です。

解説　肥満は，心臓病や脳卒中，糖尿病など生活習慣病の原因の一つとされており，あらゆる死亡のリスクを高めます。欧米では多くの女性が肥満状態にあり，肥満と乳がん発症リスクとの関連についても高い関心が寄せられています。

　WCRF/AICR報告書では，肥満と乳がん発症リスクとの関連を，閉経の前後に分けて別々に検討しています。世界的には，閉経後の女性では肥満が乳がん発症リスクを高めることは確実です。閉経後の女性で肥満が乳がん発症リスクを高めるの

は，血液中の女性ホルモンの増加が原因ではないかと考えられています。

　一方，閉経前の女性では，世界的には，肥満は乳がんのリスクを下げることが確実視されています。しかし，日本人を対象とした研究では，閉経前であっても肥満が乳がん発症リスクを高める可能性があることが示され，世界のデータと異なる結果となりました。いずれにしても，肥満はさまざまな生活習慣病のリスクも確実に高めますので，日常生活で太りすぎないように気をつけることはとても大切です。

　ちなみに，肥満の指標としてよく使われるBMI〔Body Mass Index：体重(kg)÷〔身長(m)×身長(m)〕〕では，25未満を正常，25以上30未満を過体重，30以上を肥満と定義しています。

62-2　アルコール飲料の摂取は乳がん発症リスクを高めますか。

A　アルコール飲料の摂取により，乳がん発症リスクが高くなることは確実です。飲酒は控えめにしましょう。

解説　アルコール飲料の摂取がどのようなメカニズムで乳がんの発症に影響を与えるのかは，まだよくわかっていません。WCRF/AICR報告書では，閉経の前後を問わずアルコール飲料が乳がん発症リスクを高めるのは確実で，摂取量が増加するほどリスクも高くなるとしています。

　日本人を対象とした研究のまとめは2007年に報告されていますが，日本人女性では，アルコール飲料が乳がん発症リスクを高めるかどうかは十分なデータがないため結論が出されていません。

　1日に摂取するアルコール飲料の量として，日本酒なら1合(180mL)，ビールなら中ジョッキ1杯(500mL)，ワインならワイングラス2杯(200mL)などはリスク因子にならないとする報告もありますが，アルコールの量が増えるほど乳がん発症リスクが高まるのは確実です。アルコール飲料を摂取するときは，ほどよい量にしておきましょう。

62-3 大豆食品やイソフラボンの摂取は乳がん発症リスクと関連がありますか。

A 大豆食品やイソフラボンの摂取で乳がん発症リスクが低くなる可能性があります。しかし，イソフラボンをサプリメントの形で服用した場合に乳がん発症リスクが低くなることは証明されておらず，安全性も証明されていません。イソフラボンは通常の大豆食品からの摂取を心がけましょう。

解説　大豆イソフラボンは女性ホルモンであるエストロゲンによく似た構造をしているため，「植物エストロゲン」とも呼ばれます。乳がんの多くはエストロゲンの作用で活発に増殖しますから，大豆イソフラボンを多く摂取することで乳がん発症リスクが高くなるのではないかという心配もよく聞かれます。一方で，大豆イソフラボンは乳がんの治療薬であるタモキシフェン（商品名　ノルバデックス）と同じような構造をしていることもわかっていて，乳がんを予防する効果も期待されています。

　最近の研究で，大豆食品をたくさん摂取すると乳がん発症リスクが低くなることがわかってきました。アジア人を対象とした研究では，大豆食品を多く摂取する人はそうでない人と比較して乳がん発症リスクが少し低かったことが報告されています。日本人を対象とした研究でも，大豆食品やイソフラボンの摂取で乳がん発症リスクが減る可能性があるとされています。

　一方，イソフラボンをサプリメントの形で大量に摂取した場合については，乳がん発症リスクを下げることは証明されていません。これまでの研究ではイソフラボンのサプリメントの摂取により乳がん発症リスクが上がることも示されてはいませんが，その安全性も証明されていません。よって，乳がん発症リスクを低下させるためにイソフラボンのサプリメントを摂取することは勧められません。厚生労働省は通常の食品の摂取量から判断して，イソフラボンサプリメントの服用は1日30mg以下にとどめることを勧めています。イソフラボンの摂取は，適量であれば乳がん発症リスクを下げる可能性がありますので，通常の大豆食品からの摂取を心がけましょう。

62-4 乳がんの予防のために健康食品やサプリメントを摂取することは勧められますか。

A 乳がん発症リスクを低下させるために健康食品やサプリメントを摂取することは勧められません。

解説　健康食品はあくまでも食品であり，薬ではありません。サプリメントも食品に分類されます。いくら錠剤やカプセルの形をしていても，薬ではないのです。

　サプリメントを摂取することが乳がんの予防につながるかという点については，WCRF/AICR報告書に「がんの予防目的にサプリメントを摂取することは勧められない」と記載されています。乳がんの発症予防に関しても，ビタミンA，ビタミンC，ビタミンB6，葉酸，ビタミンB12，ビタミンD，ビタミンE，カルシウム，鉄，カロテン類，イソフラボンなどで有効性が検討されましたが，乳がん発症リスクが低くなる可能性はないと結論付けられています。つまり，サプリメントや健康食品を摂取することで，乳がん発症リスクが低くなることはありません。

　また，同報告書では，がん予防全般に対する栄養の摂取について，「食物を通して十分な栄養を取ること」を目標としています。現在の日本の食生活では，病気のために食事摂取が不可能な場合を除いて，食品以外から補わなければならない栄養素はほとんどありません。食品の栄養素を補うという本来のサプリメントの定義から考えてみると，普通に食事が取れている方であれば，がん予防の観点からはサプリメントを摂取することは勧められないというのが報告書の基本的な考え方です。さらに一部サプリメントでは，乳がん発症リスクを高める可能性も指摘されています。また，副作用についても十分に調べられていませんので，思いがけない健康被害が出る可能性もあります。こうした観点からも，乳がんの予防を目的として健康食品やサプリメントを摂取することは勧められません。

62-5 乳製品の摂取は乳がん発症リスクを高めますか。

A 乳製品の摂取により乳がん発症リスクはむしろ低くなる可能性があります。ただし，牛乳そのものと乳がん発症リスクの関係についてはよくわかっていません。

　過去には，乳製品は乳がんの発症リスクを高めるという報告や，低くするという報告などさまざまなものがあり，この関連性を見出すことは困難でした。しかし，最近の研究報告で，乳製品全般を多く摂取している人は，摂取の少ない人に比較して乳がん発症リスクが少し低くなることが示されました。牛乳に限っては明らかな傾向は認められませんでした。また，乳製品摂取に関しては，低脂肪乳を摂取している人や閉経前の人では，より乳がん発症リスクが低い傾向が認められました。一方で，脂肪を多く含む乳製品の摂取では乳がん発症リスクは高くなるとの報告もあり，どのような乳製品をどの程度摂取すれば発症リスクが低下するかということについては不明です。

62-6　喫煙は乳がん発症リスクを高めますか。

A 喫煙により乳がん発症リスクが高くなることはほぼ確実です。また，受動喫煙（他人が吸った煙草の煙を吸うこと）も乳がん発症リスクを高める可能性があります。喫煙は肺がんや多くの生活習慣病の一因でもあり，健康維持の観点からも，禁煙および他人の煙草の煙をできるだけ避けることをお勧めします。

　煙草の煙には，がんの引き金になる物質や血管を収縮させる物質など数多くの化学物質が含まれていて，喫煙によって肺がんや心臓病などの生活習慣病を発症するリスクが高まることがわかっています。

　がんの中では，肺がんの発症リスクを高めることがよく知られていますが，乳がんとの関連を調べた研究も世界中でたくさん行われており，最近のまとめでは，喫煙により乳がん発症リスクが高くなることもほぼ確実とされています。また，2006年に厚生労働省研究班が日本人における喫煙と乳がん発症との関連について取りまとめた結果でも，喫煙は日本人女性の乳がん発症リスクを高める可能性があると結論付けられています。また，現在喫煙している人は，禁煙するとその時点から発症リスクが下がることが知られています。

　厚生労働省の令和元年「国民健康・栄養調査」によると，現在習慣的に喫煙している人の割合は16.7％であり，男性27.1％，女性7.6％でした。この10年間で，いずれも減少していることがわかっています。禁煙は，本人にとっても周りの人にとっても，健康維持に役立ちますので，なるべく早く禁煙することを強くお勧めします。

　一方，受動喫煙も乳がんと弱い関連があるという報告があります。他人の煙草の煙にさらされることは避けたほうがよく，喫煙者は周りの人が受動喫煙にさらされることのないように配慮することが必要です。

非燃焼・加熱式タバコ（加熱電子式タバコ）と乳がん発症リスクの関連について
は，エビデンスがまだ十分ではなく，不明です。しかし，喫煙で乳がん発症リスク
が高くなることはほぼ確実なので，加熱電子式タバコに関しても禁煙をしたほうが
乳がん発症リスクは下がる可能性が高いと考えられます。

62-7　運動は乳がん発症予防に有効ですか。

A 閉経前の女性では，運動によって乳がん発症リスクが低くなるかどうかは結
論が出ていませんが，高強度の運動をすることで乳がん発症リスクが低くな
る可能性があります。閉経後の女性では，定期的に運動を行うことによって
乳がん発症リスクが低くなることはほぼ確実です。**日頃から定期的に運動を
する習慣をつけましょう。**

解説　運動は，体内の性ホルモンやエネルギーバランスに影響を与えることが知られて
います。女性ホルモンは乳がん発症リスクと密接な関係があると考えられているの
で，日常生活における運動量と乳がん発症リスクとの関連について以前から興味が
もたれ，数多くの研究が行われてきました。

代表的な研究では，余暇の過ごし方や仕事での運動量によって，女性を4つのグ
ループに分けて，それぞれのグループでの乳がんの発症率を調べています。余暇の
過ごし方では，①主に読書やテレビをみるなど座っていることが多い人，②週のう
ち4時間は散歩やサイクリングを行う人（軽度の運動），③週のうち4時間は健康維
持を目的とした運動を行う人（中等度の運動），④週のうち数回は精力的にスポーツ
競技を行う人，に分けて調べられました。その結果，余暇の運動量の増加に応じて
乳がん発症率の低下が認められ，定期的に運動を行うグループは，ほとんど運動を
行わないグループに比べて，乳がんの発症率は約3分の2に低下することがわかり
ました。また，仕事の内容でも同様の結果が得られ，運動量が多い職務内容，肉体
労働を行う人は，事務職などの運動量が少ない人に比べて乳がん発症率が低いこと
がわかりました。

閉経状態別の研究では，閉経前の女性において，身体活動の低い女性と高い女性
を比較した研究をまとめた結果からは乳がん発症リスクが低くなるかどうかは結論
が出ていませんが，高強度の身体活動をする女性では，身体活動の低い女性と比較
して，乳がん発症リスクが低くなる可能性が示唆されました。閉経後の女性におい
ては，身体活動の高い女性は低い女性と比較して，乳がん発症リスクが低くなるこ
とはほぼ確実でした。

これまでの報告をまとめてみると，閉経前の女性では，運動をすることで乳がん

発症リスクが低くなるかどうかは結論が出ていませんが，高強度の運動〔エアロビクス，サイクリング（時速20km程度），水泳，テニス，ランニング，等〕をすることで乳がん発症リスクが低くなる可能性が示唆されました。閉経後の女性では，運動量の少ない女性と比べて，定期的な運動を行っている女性は乳がん発症リスクが低くなることはほぼ確実とされています。

　閉経後の女性では，定期的な軽い運動（少し汗ばむぐらいの歩行や軽いジョギングなどを週に2時間半以上，または，ランニングを週に75分以上）を心がけるとよいでしょう。閉経前の女性でも，定期的な運動を行い，無理のない範囲で高強度の運動を取り入れてみることをお勧めします。

62-8　ストレスや性格は乳がん発症リスクと関連がありますか。

A ストレスが乳がん発症リスクを高めるかどうかは結論が出ていません。また，個人の性格と乳がん発症リスクとの間には明らかな関連性はありません。

解説　現代社会において，私たちはさまざまなストレスにさらされています。こうしたストレスが，乳がんを含む多くの病気の原因となっているのではないかとの声がよく聞かれます。また，一人ひとりの性格が，乳がん発症リスクと関連するかどうかについても関心が集まっています。

　ストレスが乳がん発症に与える影響を研究した報告は数多くありますが，その結果は一致していません。ある研究では，仕事上のストレス，生活上のストレス，家族介護にかかわるストレスを取り上げ，これらのストレスと乳がん発症リスクとの関連をみていますが，ストレスの強さと乳がん発症リスクとの間には関連はありませんでした。しかし，その一方で，ストレスを経験していた女性は経験していなかった女性に比べ，乳がん発症リスクが約2倍高くなったという報告もあります。このように，ストレスと乳がん発症リスクとの関連について一定した見解は得られていません。その理由としては，過度の心理的ストレスは健康に好ましくない影響をもたらしますが，適度な心理的ストレスは逆に人が健全に生きていくために必要なものと考えられるなど，ストレスの概念が一様ではないこと，それに対するからだの反応も一定でないことが挙げられています。このように，ストレスなどの心理社会的要因と乳がん発症リスクについては否定的な見解が多いものの，一部にはその関連を示唆するものもあることから，現時点では結論は出ていません。

　性格と乳がん発症リスクとの関連についても以前から関心をもたれていますが，現在までの研究結果では，性格と乳がん発症リスクとの間に関連はないと結論付け

られていて，「乳がんになりやすい性格」というものはありません。

62-9　糖尿病は乳がん発症リスクと関連がありますか。

A 糖尿病の人は，糖尿病ではない人と比較して乳がん発症リスクが高いことは
ほぼ確実です。**定期的に乳がん検診を受けることを心がけましょう。**

解説　　糖尿病では，高インスリン血症，高血糖によって，がんの発症リスクが高くなる
可能性が以前から指摘されており，乳がんの発症リスクとの関連も注目されていま
す。糖尿病と乳がん発症リスクの関連については非常に多くの研究報告がなされて
いて，糖尿病の人は，糖尿病ではない人と比較して，おおよそ1.2〜1.3倍の乳が
ん発症率であるとされています。糖尿病の人の乳がん発症リスクが高いことはほぼ
確実です。糖尿病と診断されている方または治療中の方は，定期的に乳がん検診を
受けることを心がけましょう。

　　Q 62の各項目の結論を 表1 にまとめてお示しします。

表1 食生活・生活習慣・持病と乳がん発症リスクのまとめ

	閉経前	閉経後
肥満	リスクを高める可能性がある	リスクを高めることは確実
アルコール	リスクを高めることは確実	
大豆食品	リスクが低くなる	
イソフラボンのサプリメント	不明 イソフラボンのサプリメントを大量に摂取することは勧めない	
健康食品やサプリメント	リスクが低くなることはない 摂取は勧めない	
乳製品	リスクは低くなる可能性があるが，どのような乳製品をどの程度摂取すれば発症リスクが低下するかは不明	
喫煙	リスクを高めることはほぼ確実	
受動喫煙	リスクを高める可能性がある	
運動	リスクが低くなる可能性がある	リスクが低くなることはほぼ確実
ストレス	不明	
性格	関連なし	
糖尿病	リスクを高めることはほぼ確実	

Q63 ホルモン補充療法や経口避妊薬（ピル），低用量エストロゲン・プロゲスチン配合薬と乳がん発症リスクについて

63-1 更年期障害の治療に用いられるホルモン補充療法は乳がん発症リスクと関連がありますか。

A ホルモン補充療法の中でも，エストロゲンとプロゲスチン（プロゲステロンなど）を併用する方法では，乳がん発症リスクは，わずかながら高くなることが確実です。エストロゲンだけを補充する方法では，乳がん発症リスクはわずかながら高くなる可能性があり，子宮内膜がんが増える可能性も示されています。

ただし，ホルモン補充療法が乳がん発症リスクを高める程度はわずかなので，行うことによる利益とのバランスを考え併せて，行うかどうかを決める必要があります。

解説 　女性が更年期を迎えると，卵巣機能が衰え，女性ホルモンがつくられなくなるため，体内の女性ホルモンの量が急激に減ります。そのため，ホットフラッシュ（ほてり，のぼせ），イライラ感，心身の不調などさまざまな症状が出るようになり，これらを「更年期障害」と呼んでいます。更年期障害の症状緩和には，減少した女性ホルモンを体外から補充する「ホルモン補充療法」の有効性が高いことがわかっています。

　ホルモン補充療法には主に2つの方法があります。1つはエストロゲンだけを補う方法（エストロゲン単独療法）で，もう1つはエストロゲンとプロゲスチンを併用し，両方を補う方法（併用療法）です。従来はエストロゲン単独療法が一般的でしたが，この単独療法では子宮内膜がんの発症リスクの増加が指摘され，その欠点を補う目的で普及してきたのが併用療法です。一方で，ホルモン補充療法と乳がん発症リスクとの関連についての調査では，併用療法の普及に伴い，乳がん発症リスクが高まるという報告が増えてきました。乳がん発症リスクはホルモン補充療法を行った期間が長いほど高くなり，補充療法をやめると低くなると考えられています。また，乳がん以外では，心疾患，脳卒中，認知症などの疾患や症状が増えることも報告されています。したがって，エストロゲンとプロゲスチンの併用療法については，更年期障害の症状が日常生活に悪影響を及ぼすような場合以外は勧められません。

一方，エストロゲン単独療法に関しては，子宮切除を受けた女性を対象とした最近の研究からは，乳がん発症リスクを増加させる可能性は否定できないものの，そのリスクは小さいことが示されています。エストロゲン単独療法では子宮内膜がんの増加以外にも，脳卒中や血栓症などの増加も示されています。

　以上より，ホルモン補充療法を始める際には，事前に婦人科医とよく相談されることをお勧めします。

63-2　経口避妊薬（ピル）や低用量エストロゲン・プロゲスチン配合薬は乳がん発症リスクと関連がありますか。

A 経口避妊薬（ピル）や低用量エストロゲン・プロゲスチン配合薬の使用により，乳がん発症リスクはわずかながら高くなる可能性があります。ただし，乳がん発症リスクを高める程度はわずかなので，使用することによる利益とのバランスを考え併せて，使用するかどうかを決める必要があります。

解説　日本でも1999年9月に経口避妊薬（oral contraceptive; OC，ピル）が使用できるようになりました。経口避妊薬も，ホルモン補充療法と同様に，エストロゲンとプロゲスチンを組み合わせて使用されています。避妊を目的とする場合は自費で処方されます。一方，月経困難症や子宮内膜症に伴う疼痛の改善を目的とする場合は，組み合わせるホルモンの種類や量はOCと同じですが，保険適用のある製剤を使用することができ，低用量エストロゲン・プロゲスチン配合薬（low dose estrogen progestin; LEP）と呼ばれています。世界的にはOCやLEPと乳がん発症リスクについては数多くの研究がなされています。それらの研究報告をまとめて検討すると，OCやLEPの服用は，乳がん発症リスクをわずかながら高める可能性がありますが，含有されるエストロゲンの量や製剤の種類などを考量すれば，リスクが増加しない可能性もあると考えられています。一方，OCやLEPの使用は女性のQOLの向上に寄与するため，使用することによる利益とのバランスを考え併せて，使用するかどうかを決める必要があります。

Q64 月経歴，妊娠・出産，および授乳歴は乳がん発症リスクと関連がありますか。

64-1 月経歴は乳がん発症リスクと関連がありますか。

A 初経年齢が早い人ほど乳がん発症リスクが高いことはほぼ確実です。閉経年齢が遅い人ほど乳がん発症リスクが高いこともほぼ確実です。

解説　乳がんの発生や増殖には，女性ホルモンであるエストロゲンの曝露が深くかかわっています。早い初経年齢や遅い閉経年齢と乳がん発症リスクの関連については，1970年代以降，非常に多数の研究が報告されています。

　初経年齢が早い人ほど乳がん発症リスクが高く，初経年齢が遅い人ほど乳がん発症リスクが低いことはほぼ確実です。また，早い初経年齢と乳がん発症の関連はホルモン受容体陽性乳がんで特に強いとされています。閉経年齢と乳がん発症についても多くの研究がなされており，閉経年齢が遅いほど乳がん発症リスクが高いことはほぼ確実です。「初経年齢が早い」あるいは「閉経年齢が遅い」場合には，閉経前女性の月経周期に伴うエストロゲンへの曝露が長くなるためと考えられています。しかし，日本人を対象とした研究では一致した結果が得られていませんので注意が必要です。

　ただし，初経が遅いから，もしくは閉経が早いからといって，乳がんにならないということではありません。また，初経が早いから，もしくは閉経が遅いからといって，必ず乳がんになるわけでもありません。

64-2　妊娠・出産歴は乳がん発症リスクと関連がありますか。

A 出産経験のない人は，出産経験のある人と比較してホルモン受容体陽性の乳がん発症リスクが高いことは確実です。初産年齢が高い人では乳がん発症リスクが高く，初産年齢が若いほど乳がん発症リスクが低いこともほぼ確実です。

解説　出産と乳がん発症の関連性については，1970年代から世界中で非常に多くの研究が行われています。海外の研究では，出産経験のない人とある人を比較した場合，出産経験のない人の乳がん発症リスクは経験のある人のおおよそ1.2 ～ 1.7倍となっています。日本の研究に限れば2.2倍です。また，出産回数が多いほど乳がん発症リスクは減少し，5回以上の出産経験のある人は，出産経験のない人と比較して乳がん発症リスクが約半分となります。また，初産年齢が若いほど乳がん発症リスクは減少する一方で，30歳以上で初産を迎えた人では，出産経験のない人と比較して乳がん発症リスクは高いとされています。この傾向は日本人でも同様です。

近年，乳がんのホルモン受容体別に検討した大規模な研究報告があり，出産回数が多いことや初産年齢が若いことによって発症リスクが低くなるのはホルモン受容体陽性の乳がんだけで，ホルモン受容体陰性の乳がんの発症については出産経験や初産年齢は関連がないことが報告されています。これは日本人を対象とした研究でも同様の結果です。これも妊娠，出産に伴う，エストロゲンの変化が関与しているためと考えられます。以上より，出産経験や初産年齢は，主にホルモン受容体陽性の乳がん発症リスクに関連していると考えられています。

ただし，出産経験がある人，初産年齢が若い人，たくさん出産経験がある人が乳がんにならないということではありません。また，出産経験がない人や初産年齢が高い人が必ず乳がんになるわけでもありません。

64-3 授乳歴は乳がん発症リスクと関連がありますか。

A 授乳経験のない人は，授乳経験がある人と比較して乳がん発症リスクが高いことは確実です。**授乳の期間が長いほど乳がん発症リスクが低くなることも確実です。**

解説　授乳と乳がん発症の関連を研究した報告も以前から多数あり，授乳経験があることや授乳期間が長いことにより，乳がん発症リスクが低くなることは確実です。これは閉経前，閉経後の女性どちらでも同じ傾向です。授乳中は月経が止まることが多く，そのために低エストロゲン状態になることや，出産や授乳をきっかけとして乳腺細胞の分化が進むことにより乳がんの発症リスクが減るのではないかと考えられています。

　先進国では開発途上国と比較して乳がん発症率が高いとされていますが，これは出産数が少ないことや授乳期間が短いことが関連しているのではないかと考えられています。

　ただし，授乳経験があるから，もしくは長期間授乳したからといって，乳がんにならないということではありません。また，授乳経験がない人や，短期間しか授乳しなかった人が必ず乳がんになるわけでもありません。

65-1 乳がんは遺伝しますか。

A 乳がんの5〜10％は遺伝性であるといわれています。家系（血縁者）の中に乳がんや卵巣がんを発症した方がいる場合，また，家系（血縁者）の中に乳がんや卵巣がんを発症した方がいなくても，患者さんご自身が若年乳がんや，両側性や多発性の乳がん，トリプルネガティブ乳がん，男性乳がん，卵巣がんと乳がんの両方にかかったことがある場合などには，遺伝性乳がんの可能性が高いといわれています。

解説 　乳がんの5〜10％は遺伝性であるといわれています。一般的に，乳がんは食生活などの環境因子の影響が複雑に関与して発症していると考えられていますので，乳がん患者さんの多く（90〜95％）は遺伝以外の環境因子が主に関与していることになります。

▶ 家系内に乳がん患者さんがいる女性は，乳がん発症リスクが高くなりますか

　ご自身の家系内に乳がん患者さんがいる場合，その患者さんとご自身との血縁関係が近いほど，また乳がん患者さんが家系内に多くいればいるほど，その人の乳がん発症リスクは高くなります。世界中の多くの研究をまとめて検討した報告では，親，子，姉妹の中に乳がん患者さんがいる女性は，いない女性に比べて2倍以上乳がんになりやすいことがわかりました。また，祖母，孫，おば，めいに乳がんの患者さんがいる女性は，いない女性に比べておおよそ1.5倍の乳がん発症リスクがあることもわかっています。乳がんを発症した血縁者の人数が多い場合には，さらにリスクは高くなり，これは日本における研究でも同様の結果が得られています。また，卵巣がんにかかった人が家系内にいる場合は，乳がん発症リスクが高くなる可能性があります。

▶ 乳がん診療の中で，遺伝性を考慮することがなぜ大切なのでしょうか

　遺伝性の乳がんは乳がん全体の中では少数ですが，遺伝性乳がんの情報を知って

おくことは，患者さんやご家族の健康を管理するうえで有用であるとされています。

　遺伝性乳がんの情報を知っておくことのメリットとしては，例えば，ある患者さんの乳がんが遺伝性であると診断されると，その患者さんの血縁者の方々にもがんを発症しやすい体質が遺伝している可能性があることがわかります。これらの血縁者の方々は，適切ながん検診を受けることで，乳がんの早期発見，早期治療に結び付けることができます。乳がんをすでに発症している患者さんご自身においては，反対側の乳房の診察を含め，より詳しく術後の検診を行うことが可能になります。また，乳がんに対する手術の方法を検討する際に，乳房温存療法が可能であっても，乳房全切除術を行ったり，反対側の乳房に対してリスク低減乳房切除術を行う，などのがんの予防の対策も同時に選択肢に挙がります。

　ご自身の乳がんが遺伝性のものであるかもしれないという情報を知ることは，必ずしも良いニュースではないかもしれませんし，人によっては精神的に大きなショックを受けたり，心理的な負担になることもあります。また，偏見や差別などの社会的不利益が生じる可能性もあります。しかし，遺伝の可能性がある場合にその事実を知っておくことは，患者さんご自身だけでなく血縁者の方々にとっても，健康管理上，有用なことがあります。

▶ どのような場合に遺伝性の乳がんの可能性が疑われますか

　患者さんやご家族が「うちはがん家系だ」と思っていても，医学的には遺伝の可能性はほとんどないと判断できる場合もあります。逆に，患者さんのご家族に乳がん患者さんがいなくても遺伝性の疑いが濃厚な場合もあります。

　米国NCCNガイドラインでは，表1 の項目に当てはまる場合には，遺伝性乳がんの可能性を考慮して，専門的に遺伝性乳がんに関する詳細な評価を行う診療の流れが示されています。遺伝の可能性がある程度高い場合には，乳がんの遺伝に関係する遺伝子の検査を受けること（☞Q65-2参照）を一つの選択肢として提示し，希望される患者さんには遺伝学的検査を受けていただくこともあります。

▶ 遺伝性乳がんは，血縁者全員に遺伝するわけではありません

　これまでの研究で，人は一人ひとりに個性があるように，からだの設計図（DNA）にもわずかですが違いがあることが知られています。この違いを「バリアント」と呼んでいます。このバリアントのうち，病気に関連しているものを「病的バリアント」と呼んでいます。

　遺伝性乳がんの多くの人で，BRCA1遺伝子もしくはBRCA2遺伝子と呼ばれる遺伝子に，病的バリアントがみられることがわかっています。また，BRCA1，BRCA2遺伝子に病的バリアントが存在している人では，乳がんだけでなく卵巣がんも発症しやすい傾向があることもわかっています。BRCA1，BRCA2遺伝子の病的バリアントが原因で乳がんや卵巣がんを高いリスクで発症する遺伝性腫瘍を「遺伝性乳がん卵巣がん」と呼びます。通常，BRCA1，BRCA2遺伝子は，細胞がん

表1 遺伝性乳がん家系である可能性を考慮すべき状況（一次拾い上げ）

米国NCCNガイドライン（2022年1版）では，以下のうち1項目以上に当てはまる場合は，いったん拾い上げて，詳細な評価を実施すべきとしている。

- 既知のがん易罹患性の病的バリアントをもつ家系の一員
- 下記の基準を満たし，単一のがん易罹患性遺伝子検査で陰性であったが遺伝子パネル検査を希望する個人
- 生殖細胞系列検査にて発見されたなら臨床的意義をもつ病的バリアントが腫瘍遺伝子検査で同定された個人
- 全身治療[b]や外科的手術方法の決定に役立つ場合
- Li-Fraumeni症候群，Cowden/PTEN過誤腫症候群，Lynch症候群の検査基準を満たす個人
- 以下の特徴をもつ乳がん罹患者
  - ➤ 診断時年齢と家族歴別
  - 1）45歳以下で乳がんに罹患
  - 2）46～50歳で乳がんに罹患し，下記いずれかを満たす
    - －家族歴が限られた範囲でしかわからない[g]
    - －同時性または異時性の多発性原発乳がん
    - －乳がん，卵巣がん，膵臓がん，前立腺がんに罹患した人が近親者[h]に1人以上いる
  - 3）51歳以上で乳がんに罹患し，下記いずれかを満たす
    - －近親者[h]に1人以上：
      - ・50歳以下で乳がんに罹患した人または年齢を問わず男性乳がん罹患者がいる
      - ・卵巣がん患者がいる
      - ・膵臓がん罹患者がいる
      - ・転移性，管内／篩状，ハイリスクまたは超ハイリスク前立腺がん罹患者がいる
    - －本人，または近親者での3回以上の乳がんの診断
    - －2人以上の近親者[h]での乳がん，前立腺がん
  - 4）年齢を問わずがんに罹患し，下記いずれかを満たす
    - －転移乳がんに対するPARP阻害薬を用いた全身治療の適応判定[j,k]
    - －HER2陰性，高リスク乳がん患者の術後補助療法の適応判定[j]
    - －トリプルネガティブ乳がん
    - －びまん性胃がんの既往歴がある患者の浸潤性小葉がん
    - －男性乳がん
    - －1人以上の近親者[g]における男性乳がん
  - ➤ 祖先別
    - 1）アシュケナージ系ユダヤ人を祖先にもつ
- がん家族歴のみ
  - ・上記の基準を満たさない乳がん罹患者，または，上記の基準を満たす第1度，第2度近親者がいる乳がん非罹患者（全身治療適応のみを満たす近親者のいる乳がん非罹患者を除く）[m]
  - ・もし，乳がん罹患者が第1度近親者にのみ膵臓がんや前立腺がんがいる場合は，さらなる家族歴が指摘されなければ，遺伝学的検査を提供されるべきである。
  - ・上記の基準を満たさないが，既存のリスクモデル（Tyrer-Cuzick，BRCAPro，CanRisk等）[n]で*BRCA1/2*遺伝子病的バリアント保持の可能性が5%を超えると予測される個人

b 卵巣がん，前立腺がん，膵臓がん，HER2陰性転移乳がんに対するPARP阻害薬，前立腺がんや膵臓がんに対するプラチナ系抗がん薬
g 略
h 父方，母方，一方向の家系における第1度，第2度，第3度の血縁者を示す
j 略

化しないように機能していますが，これらの遺伝子にその機能が損なわれるような変化（病的バリアント）があると，乳がんや卵巣がんなどを発症しやすくなります。ただし，*BRCA1*もしくは*BRCA2*遺伝子の病的バリアントをもっていても，全員が乳がんや卵巣がんを発症するわけではなく，一生がんを発症しない人もいます。*BRCA1*もしくは*BRCA2*遺伝子の病的バリアントをもつ女性の場合，乳がんの生涯発症リスクは26〜84％，卵巣がんについては*BRCA1*遺伝子の病的バリアントをもつ場合は35〜46％，*BRCA2*遺伝子の病的バリアントをもつ場合は13〜23％とされています。男性が*BRCA1*もしくは*BRCA2*遺伝子の病的バリアントをもつ場合は，卵巣がんのリスクはありませんが，乳がんのリスクは6％程度といわれています。

　その他，*BRCA1*，*BRCA2*遺伝子に病的バリアントが存在している人では，前立腺がん（男性），膵臓がんも発症しやすい傾向があることもわかっています。

　遺伝性乳がん卵巣がんの家系では，*BRCA1*，*BRCA2*遺伝子の病的バリアントは親から子に男女関係なく2分の1（50％）の確率で伝わります。*BRCA1*，*BRCA2*遺伝子の病的バリアントは子ども全員に遺伝するわけではなく，同じ家系の中でも病的バリアントをもつ人ともたない人がいることになります。病的バリアントが男性に伝わった場合，その男性自身が乳がんを発症するリスクは女性より低いですが，もっている病的バリアントはその男性の子どもに2分の1（50％）の確率で伝わることになります。

65-2　遺伝性乳がんが疑われる場合，どのような遺伝学的検査が行われますか。

A　一般に，遺伝性乳がんの主な原因遺伝子である*BRCA1*，*BRCA2*病的バリアントの有無を調べる検査が行われます。**遺伝学的検査は通常の採血で行うことができますが，遺伝学的検査ですべての遺伝性の異常がわかるわけではありません。**

解説 遺伝性乳がんであるかどうかを調べるための遺伝子の検査は，血液を用いて行われます。その遺伝学的検査を受けるかどうかは患者さんの自由意思に基づいて決定されますので，遺伝学的検査が強制されることはありません。

　乳がんや卵巣がんの患者さんがBRCA1，BRCA2の遺伝学的検査を受けて，病的バリアントがみつかった場合，その患者さんの乳がんあるいは卵巣がんに対するその後の予防や検診は，遺伝的に乳がんや卵巣がんに罹患するリスクが高いということ前提として行われます。また，この場合，その患者さんの血縁者の方で，同じ病的バリアントが伝わっているかどうかを調べることができます。

　ただ，この病的バリアントがみつかった人でも，必ずしも全員が乳がんや卵巣がんを発症するわけではありません。実際にその人が乳がんや卵巣がんを発症するのかどうか，発症するとしたら何歳頃に発症するのかといったことは，遺伝学的検査の結果からはわかりません。

　また，遺伝学的検査では，常に確実な答えが得られるわけではありません。例えば，患者さんの状況や家族歴から遺伝性乳がんが強く疑われて，BRCA1，BRCA2の遺伝学的検査を行い，この2つには病的バリアントがみつからない場合でも，未知の遺伝子の病的バリアントが存在している可能性もあります。BRCA1，BRCA2遺伝子の病的バリアントがみつからなかった場合に，がんは遺伝による発症ではないとしてよいかどうかは，患者さんの状況や家族歴によって異なります。専門的な判断が必要となり，厳密な基準はありません。

遺伝学的検査を受けられる施設，費用など

（1）乳がんを発症していない場合

　日本においては，すべての医療機関で遺伝性乳がんかどうかを調べることができるわけではありません。BRCA1，BRCA2遺伝子などの乳がんの遺伝にかかわる遺伝子の検査は，限られた施設で行うことができます。また，BRCA1，BRCA2遺伝子などを検査する場合は，検査前に遺伝カウンセリングを受けることを強くお勧めいたします。

　遺伝性乳がんかどうかを調べるBRCA1，BRCA2遺伝子の検査は，乳がんを発症していない場合，現状では健康保険の適用対象になっておらず，自費診療となります。施設間で違いはありますが，約30万円弱の施設が最も多いです。一方，BRCA1，BRCA2遺伝子の病的バリアントを有する方の血縁者の方の診断の場合，価格が低くなることがあります。その他の詳しい情報も説明してもらったうえで，検査を希望するかどうかを判断します。また，BRCA1，BRCA2遺伝子の検査は，通常，未成年では行いません。

（2）乳がんをすでに発症している場合

　乳がんに罹患された方において，特定の条件を満たした方（①45歳以下で乳がんと診断された，②60歳以下で，トリプルネガティブの乳がんと診断された，③2個以上の乳がん（原発性）を診断された，④第3度の血縁者以内に乳がん，または卵

巣がんまたは膵がんと診断された方が1人以上いる，⑤ご自身が男性で乳がんと診断された，等）に対して，基準を満たした施設で遺伝性乳がんかどうかを調べるための*BRCA1*，*BRCA2*遺伝子の検査（遺伝学的検査）を保険適用として実施することが可能です（☞Q14参照）。

また，PARP阻害薬のオラパリブ（商品名　リムパーザ）のコンパニオン診断（オラパリブの適応があるかどうかを調べる検査）として*BRCA1/2*遺伝子検査が保険適用となっています。オラパリブの適応は，①*BRCA*遺伝子の病的バリアントをもち，かつHER2陰性の再発リスクの高い初発乳がんに対する術後療法，②化学療法歴のある*BRCA*遺伝子の病的バリアントをもち，かつHER2陰性の手術不能または再発乳がんとなっています。

🚩 遺伝学的検査を受けなくても検診を受けることが大切

遺伝性の乳がんや卵巣がんが疑われる場合でも，遺伝学的検査を受けるか受けないかは患者さんの自由です。遺伝学的検査を受けていなくても遺伝性の可能性が高い場合には，がん患者さんの治療や血縁者の方々のがん予防や検診は，遺伝性であることを考慮したうえで実施することが勧められています。

65-3　*BRCA1*，*BRCA2*遺伝子に病的バリアントがみつかった場合には，どうしたらよいですか。

A
乳がんを発症していない場合
女性の場合，乳がんの早期発見のために，18歳からは自己の乳房に関心をもってもらうブレスト・アウェアネス，25歳からは半年〜年1回の視触診，年1回の乳房造影MRI，30歳からは年1回の乳房造影MRIならびにマンモグラフィ（トモシンセシスを検討）によるサーベイランスを行うことが勧められます。また，予防的に両側乳房全切除術±乳房再建術を行うことを医療者と話し合うことも可能です。卵巣がんと卵管がんへの対策としては，35歳以上で，妊娠・出産の希望や可能性がなければ，予防的に両側の卵巣と卵管の摘出（リスク低減卵管卵巣摘出術）を行うことが強く勧められています。
男性の場合には，35歳から乳房自己触診，年1回の視触診，また，女性化乳房がある人は50歳または家系内で最も若く男性乳がんと診断された方の年齢から，年1回のマンモグラフィによるサーベイランスが勧められます。

乳がんをすでに発症している場合
乳がんを発症している側の乳房の手術に関しては，乳房温存療法の強い希望がなければ乳房全切除のほうがよいと考えられます。また，乳がんを発症し

ていない反対側の乳房に対するリスク低減乳房切除術も保険診療として実施が可能です。

両側の乳房全切除術が行われていない場合は，年1回の乳房造影MRIならびにマンモグラフィ（トモシンセシスを検討）によるサーベイランスを行うことが勧められます。

卵巣がんや卵管がんを発症していない場合，35歳以上で，妊娠・出産の希望や可能性がなければ，リスク低減卵管卵巣摘出術を行うことが強く勧められます。

解説　■ 乳がんを発症していない場合

　BRCA1，*BRCA2*遺伝子に病的バリアントを有する場合，25歳頃から徐々に乳がん発症リスクが高くなり，35歳頃からは徐々に卵巣がん発症リスクが高くなります。特に*BRCA1*遺伝子に病的バリアントを有する方に発生する乳がんは悪性度が高く，早く進行するものが多いこともわかっています。ただ，全員が発症するわけではないことを理解したうえで，その対策を検討する必要があります。

　乳がんに関しては乳房造影MRIを用いて精度の高いサーベイランス（がんを早期に発見するために定期的に行われる，精度の高い検診）を行うことによって従来の検診より早期に発見することが可能ですので，25歳頃から半年〜1年に1回程度の医師による視触診，1年に1回程度の乳房造影MRI検診を行うことが勧められます。30歳前に乳がんと診断されている家族歴があれば，それに基づいて個別に対応します。ただ，乳房造影MRIでより早期に発見することで乳がんによる死亡率が減少するかどうかは定かではありません。乳房造影MRIが利用できない場合はマンモグラフィ（トモシンセシスを検討）や超音波検査を用いた乳がん検診を受けることが勧められます。30歳頃から1年に1回程度の乳房造影MRIならびにマンモグラフィ（トモシンセシスを検討）検診を行うことが勧められます。一方で，両側のリスク低減乳房切除術に関しては，生存率の改善効果が明確に示されているわけではないのですが，その傾向が示されていること，乳がん発症リスクの低減効果は明らかであること，乳がん発症の不安軽減の報告もみられることから，本人の意思に基づき実施することは現時点では弱く推奨されています。しかし，2022年12月現在，日本では乳がん，卵巣がんを発症していない*BRCA1*，*BRCA2*遺伝子病的バリアント保持者へのサーベイランス，リスク低減乳房切除術は保険適用外です。

　卵巣がんに関しては，検診を行うことの有用性は証明されていません。検診を行っていても，卵巣がんや卵管がんは進行した状態で発見されることがあるのが現実です。一方，リスク低減卵管卵巣摘出術によって，卵巣がん，卵管がんによる死亡リスクが減少することが明らかとなっています。したがって，35歳以上で，妊娠・出産の希望や可能性がなければ，リスク低減卵管卵巣摘出術を行うことが強く勧められています。*BRCA2*遺伝子病的バリアント保持者の卵巣がんの発症年齢は

BRCA1 遺伝子病的バリアント保持者に比べると，平均して8〜10年ほど遅いので，*BRCA2* 遺伝子病的バリアント保持者については，リスク低減卵管卵巣摘出術を40〜50歳に遅らせることは検討可能です。ただし，乳がん，卵巣がんを発症していない *BRCA1*，*BRCA2* 遺伝子病的バリアント保持者では，リスク低減卵管卵巣摘出術は現時点では保険適用となっておらず全額自費診療になります。リスク低減卵管卵巣摘出術を行わない場合は，6カ月ごとの経腟超音波検査と腫瘍マーカーのCA125を測定する卵巣がん検診も一つの選択肢となりますが，有用性は定かではありませんので，担当医や婦人科医と十分に相談する必要があります。

乳がんをすでに発症している場合

　BRCA1，*BRCA2* 遺伝子に病的バリアントをもつ人は病的バリアントをもたない人と比較して，乳房温存療法後の温存乳房内再発の危険性が高いといわれています。したがって，乳房温存療法を強く希望する場合以外は，乳房全切除術を行うほうがよいと考えられます。一方，*BRCA* 遺伝子に病的バリアントをもつ人であっても，放射線療法による副作用は病的バリアントをもたない人と同じですので，乳房部分切除術を希望された場合や，乳房全切除後に必要であると判断された場合には，放射線療法を避けるべきではありません。また，乳がんを発症していない反対側の乳房に対してリスク低減乳房切除術を行うことは，乳がん発症リスク低減効果が認められていることから，本人の意向に基づき，遺伝カウンセリング体制などの環境が整備されている条件下で実施することが勧められています。2020年4月より，条件を満たした施設での，反対側のリスク低減乳房切除術ならびに乳房再建術は保険適用となりました。リスク低減乳房切除術を希望されない場合は，18歳からのブレスト・アウェアネス，25歳から半年〜年1回の視触診，年1回の乳房造影MRI，30歳からは年1回の乳房造影MRIならびにマンモグラフィ（トモシンセシスを検討）によるサーベイランスを行うことが勧められます。30歳前に乳がんと診断されている血縁者がいる場合は，それに基づいた対応が検討されます。2020年4月より，これらのサーベイランスも条件を満たした施設で保険診療として実施可能になりました。

　さらに，現時点で卵巣がんや卵管がんを発症していないか，精密検査が必要です。リスク低減卵管卵巣摘出術によって，卵巣がん，卵管がんによる死亡リスクが減少することが明らかとなっています。卵巣がんや卵管がんを発症していない場合は，乳がんを発症していない人と同様に，理想的には35歳以上で，妊娠・出産の希望や可能性がなければ，リスク低減卵管卵巣摘出術を行うことが強く勧められています。2020年4月より，リスク低減卵管卵巣摘出術は条件を満たした施設で実施する場合に限り，保険適用となりました。卵巣がん・卵管がんに関しては有効な検診法が確立していません。

　BRCA1，*BRCA2* 遺伝子の病的バリアントの有無は女性に限ったことではありま

せん。男性の場合は乳がんと前立腺がんの発症が比較的多いことがわかっていますので，乳がん未発症の場合には，35歳から乳房自己触診，年1回の視触診，また，女性化乳房がある人は50歳または家系内で最も若く男性乳がんと診断された方の年齢から，年1回のマンモグラフィによるサーベイランスが勧められます。

　乳がん発症の有無にかかわらず，40歳から腫瘍マーカーであるPSAを測定する前立腺がんの検診を受けることが勧められます。また，男女とも膵臓がんの発症が比較的多いこともわかっています。親，子，兄弟などに膵臓がんの家族歴を認める場合，腹部MRIまたは超音波内視鏡（EUS）を考慮します。しかしながら，2022年12月現在，これらは保険適用外です。

付1. 初期治療として使用される主な治療

[抗がん薬治療（化学療法）]

一般名	商品名の例	投与量	投与方法	
AC療法（エーシー療法）				
ドキソルビシン	アドリアシン	60 mg/m²	点滴（5〜30分）	
シクロホスファミド	エンドキサン	600 mg/m²	点滴（60分）	
EC療法（イーシー療法）				
エピルビシン	ファルモルビシン	90 mg/m²	点滴（5〜30分）	
シクロホスファミド	エンドキサン	600 mg/m²	点滴（60分）	
3週毎ドセタキセル				
ドセタキセル	タキソテール	75 mg/m²	点滴（60分）	
毎週パクリタキセル				
パクリタキセル	タキソール	80〜100 mg/m²	点滴（60分）	
Dose Dense-AC療法（ドーズデンス エーシー療法）				
ドキソルビシン	アドリアシン	60 mg/m²	点滴（5〜30分）	
シクロホスファミド	エンドキサン	600 mg/m²	点滴（60分）	
ペグフィルグラスチム	ジーラスタ	3.6 mg	皮下注射	
Dose Dense-PTX療法（ドーズデンス パクリタキセル療法）				
パクリタキセル	タキソール	175 mg/m²	点滴（180分）	
ペグフィルグラスチム	ジーラスタ	3.6 mg	皮下注射	
TC療法（ティーシー療法）				
ドセタキセル	タキソテール	75 mg/m²	点滴（60分）	
シクロホスファミド	エンドキサン	600 mg/m²	点滴（60分）	
クラシカルCMF療法（クラシカルシーエムエフ療法）				
シクロホスファミド	エンドキサン錠	100 mg/m²	1日1回 内服	
メトトレキサート	メソトレキセート	40 mg/m²	点滴（15〜30分）	
フルオロウラシル	5-FU	500 mg/m²	点滴（15〜30分）	

[抗がん薬治療（化学療法）：HER2（ハーツー）陰性の場合に使用される治療]

一般名	商品名の例	投与量	投与方法
カペシタビン内服			
カペシタビン	ゼローダ	1回 1,500〜2,400 mg	1日2回 朝夕食後 内服

患者さんごとに算出した体表面積を乗じた量を使用する場合は「mg/m²」，患者さんの体重を乗じた量を使用する

投与日	間隔・回数・期間	主な副作用	備考
1日目 1日目	3週毎に4回	骨髄抑制，吐き気・嘔吐，脱毛，口内炎，血管炎，心機能障害，色素沈着	
1日目 1日目	3週毎に4回	骨髄抑制，吐き気・嘔吐，脱毛，口内炎，血管炎，心機能障害，色素沈着	
1日目	3週毎に4回	骨髄抑制，吐き気，脱毛，口内炎，皮膚症状，爪の変化，アレルギー反応，浮腫	
1日目	1週毎に12回	骨髄抑制，吐き気，脱毛，口内炎，神経障害（しびれ・筋肉痛・関節痛等），アレルギー反応	
1日目 1日目 2日目	2週毎に4回	骨髄抑制，吐き気・嘔吐，脱毛，口内炎，血管炎，心機能障害 ペグフィルグラスチム：骨痛	
1日目 2日目	2週毎に4回	骨髄抑制，吐き気，脱毛，口内炎，神経障害（しびれ・筋肉痛・関節痛等），アレルギー反応 ペグフィルグラスチム：骨痛	
1日目 1日目	3週毎に4回または6回	骨髄抑制，吐き気・嘔吐，脱毛，口内炎，皮膚症状，爪の変化，アレルギー反応，浮腫	
1～14日間服用14日間休薬 1日目，8日目 1日目，8日目	4週毎に6回	骨髄抑制，吐き気・嘔吐，口内炎，下痢，色素沈着	

投与日	間隔・回数・期間	主な副作用	備考
1～14日間服用7日間休薬	3週1サイクルで6～8サイクル	皮膚症状（手足症候群・色素沈着），口内炎，下痢，吐き気，骨髄抑制，味覚異常	術前化学療法で病理学的完全奏効（pCR）が得られなかった場合に使用

場合は「mg/kg」，からだの大きさに関係なく量が決まっている場合は「mg」と表記しています。

[抗HER2療法：HER2陽性の場合に使用される治療]

一般名	商品名の例	投与量	投与方法	
トラスツズマブ(毎週投与法)				
トラスツズマブ	ハーセプチン	2 mg/kg (初回 4 mg/kg)	点滴(30分) (初回90分)	
トラスツズマブ(3週毎投与法)				
トラスツズマブ	ハーセプチン	6 mg/kg (初回 8 mg/kg)	点滴(30分) (初回90分)	
トラスツズマブ+ペルツズマブ				
トラスツズマブ	ハーセプチン	6 mg/kg (初回 8 mg/kg)	点滴(30分) (初回90分)	
ペルツズマブ	パージェタ	420 mg (初回 840 mg)	点滴(30分) (初回60分)	
トラスツズマブ エムタンシン(術後)				
トラスツズマブ エムタンシン	カドサイラ	3.6 mg/kg	点滴(30分) (初回90分)	

[ホルモン療法：ホルモン受容体陽性の場合に使用される治療]

一般名	商品名の例	投与量	投与方法	
LH-RHアゴニスト(下記のいずれかを使用)				
ゴセレリン	ゾラデックス	3.6 mg/10.8 mg	皮下注射	
リュープロレリン	リュープリン	3.75 mg/11.25 mg /22.5 mg	皮下注射	
選択的エストロゲン受容体モジュレーター（下記のいずれかを使用)				
タモキシフェン	ノルバデックス	1回 20 mg	1日1回 内服	
トレミフェン	フェアストン	1回 40 mg	1日1回 内服	
アロマターゼ阻害薬(下記のいずれかを使用)				
アナストロゾール	アリミデックス	1回 1 mg	1日1回 内服	
レトロゾール	フェマーラ	1回 2.5 mg	1日1回 内服	
エキセメスタン	アロマシン	1回 25 mg	1日1回 内服	

[ホルモン受容体陽性HER2陰性の場合に使用される術後治療]

一般名	商品名の例	投与量	投与方法	
S-1＋ホルモン療法				
テガフール・ギメラシル・オテラシルカリウム配合剤	ティーエスワン	1回 40〜60 mg	1日2回 朝夕食後 内服	
アベマシクリブ＋ホルモン療法				
アベマシクリブ	ベージニオ	1回 150 mg	1日2回 内服	

投与日		間隔・回数・期間	主な副作用	備考
	1日目	1週毎に1年間	インフュージョンリアクション，心機能障害	抗がん薬(タキサン系)と併用し，その後，抗HER2療法のみを継続
	1日目	3週毎に1年間	インフュージョンリアクション，心機能障害	
	1日目	3週毎に1年間	インフュージョンリアクション，心機能障害，下痢	抗がん薬(タキサン系±カルボプラチン)と併用し，その後，抗HER2療法のみを継続
	1日目			
	1日目	3週毎に14回	インフュージョンリアクション，心機能障害，肝機能障害，血小板減少	術前化学療法＋抗HER2療法で病理学的完全奏効(pCR)が得られなかった場合に使用

投与日		間隔・回数・期間	主な副作用	備考
	1日目 4週/12週毎		注射部位反応，ほてり・発汗・のぼせ(ホットフラッシュ)，頭痛，不眠，脂質代謝異常，骨密度低下	閉経前 タモキシフェンやアロマターゼ阻害薬と併用する
	1日目 4週/12週/24週毎			
	毎日	5～10年	ほてり・発汗・のぼせ(ホットフラッシュ)，月経異常，血栓症，子宮内膜がん(閉経後)，関節痛	
	毎日			
	毎日	5～10年	ほてり・発汗・のぼせ(ホットフラッシュ)，関節痛，骨密度低下，脂質代謝異常，肝機能異常	
	毎日			
	毎日			

投与日		間隔・回数・期間	主な副作用	備考
	1～28日間服用 14日間休薬	6週1サイクルで1年間	骨髄抑制，皮膚症状(手足症候群・色素沈着)，口内炎，下痢，吐き気，味覚異常	再発中～高リスクの場合，ホルモン療法を併用して1年間服用
	毎日	2年間	下痢，肝機能障害，骨髄抑制，間質性肺炎	再発高リスクの場合，ホルモン療法を併用して2年間服用

[トリプルネガティブの場合に使用される治療]

一般名	商品名の例	投与量	投与方法
免疫チェックポイント阻害薬			
ペムブロリズマブ	キイトルーダ	1回200 mg	点滴（30分）

[再発高リスク，*BRCA*病的バリアントを有する場合に使用される治療]

一般名	商品名の例	投与量	投与方法
PARP阻害薬			
オラパリブ	リムパーザ	1回300 mg	1日2回 内服

付2. 転移・再発治療として使用される主な治療

[抗がん薬治療（化学療法）]

一般名	商品名の例	投与量	投与方法
AC療法（エーシー療法）			
ドキソルビシン	アドリアシン	$40 \sim 60$ mg/m^2	点滴（5〜30分）
シクロホスファミド	エンドキサン	$500 \sim 600$ mg/m^2	点滴（60分）
EC療法（イーシー療法）			
エピルビシン	ファルモルビシン	$60 \sim 90$ mg/m^2	点滴（5〜30分）
シクロホスファミド	エンドキサン	$500 \sim 600$ mg/m^2	点滴（60分）
3週毎ドセタキセル			
ドセタキセル	タキソテール	$60 \sim 70$ mg/m^2	点滴（60分）
毎週パクリタキセル			
パクリタキセル	タキソール	80 mg/m^2	点滴（60分）
アルブミン懸濁型パクリタキセル（ナブパクリタキセル）			
アルブミン懸濁型パクリタキセル（ナブパクリタキセル）	アブラキサン	260 mg/m^2	点滴（30分）
エリブリン			
エリブリン	ハラヴェン	1.4 mg/m^2	点滴（5分）
ビノレルビン			
ビノレルビン	ナベルビン	25 mg/m^2	点滴（5分）
ゲムシタビン			
ゲムシタビン	ジェムザール	1,250 mg/m^2	点滴（30分）

患者さんごとに算出した体表面積を乗じた量を使用する場合は「mg/m^2」，患者さんの体重を乗じた量を使用する

投与日	間隔・回数・期間	主な副作用	備考
1日目	3週間毎に 術前8回 術後最大9回	免疫関連有害事象（間質性肺疾患，大腸炎，甲状腺機能低下症，肝障害，皮疹，下垂体炎，糖尿病，腎機能障害，末梢神経障害，重症筋無力症など）	術前／術後化学療法と併用後，単剤で使用

投与日	間隔・回数・期間	主な副作用	備考
毎日	1年間	骨髄抑制，吐き気，間質性肺炎	ホルモン受容体陽性の場合，ホルモン療法を併用

投与日	間隔・回数・期間	主な副作用	備考
1日目 1日目	3週毎	骨髄抑制，吐き気・嘔吐，脱毛，口内炎，血管炎，心機能障害，色素沈着	
1日目 1日目	3週毎	骨髄抑制，吐き気・嘔吐，脱毛，口内炎，血管炎，心機能障害，色素沈着	
1日目	3週毎	骨髄抑制，吐き気，脱毛，口内炎，皮膚症状，爪症状，アレルギー反応，浮腫	
1, 8,15日目	4週毎	骨髄抑制，吐き気，脱毛，口内炎，神経障害（しびれ・筋肉痛・関節痛等），アレルギー反応	
1日目	3週毎	骨髄抑制，吐き気，脱毛，口内炎，神経障害（しびれ・筋肉痛・関節痛等）	
1, 8日目	3週毎	骨髄抑制，吐き気，脱毛，神経障害（しびれ）	
1, 8日目	3週毎	骨髄抑制，吐き気，脱毛，血管炎，神経障害	
1, 8日目	3週毎	骨髄抑制，吐き気，皮疹，肝機能障害	

場合は「mg/kg」，からだの大きさに関係なく量が決まっている場合は「mg」と表記しています。

［抗がん薬治療（化学療法）：HER2陰性の場合に使用される治療］

一般名	商品名の例	投与量	投与方法	
パクリタキセル＋ベバシズマブ				
パクリタキセル	タキソール	90 mg/m^2	点滴（60分）	
ベバシズマブ	アバスチン	10 mg/kg	点滴（30分） （初回90分，2回目60分）	
カペシタビン内服（3週毎あるいは4週毎のどちらかの投与法を選択）				
カペシタビン	ゼローダ	1回 1,500 ～ 2,400 mg	1日2回 朝夕食後 内服	
カペシタビン	ゼローダ	1回 900 ～ 1,500 mg	1日2回 朝夕食後 内服	
S-1内服				
テガフール・ギメラシル・オテラシルカリウム配合剤	ティーエスワン	1回 40 ～ 60 mg	1日2回 朝夕食後 内服	

［抗HER2療法：HER2陽性の場合に使用される治療］

一般名	商品名の例	投与量	投与方法	
トラスツズマブ＋ペルツズマブ＋ドセタキセル				
トラスツズマブ	ハーセプチン	6 mg/kg （初回 8 mg/kg）	点滴（30分） （初回90分）	
ペルツズマブ	パージェタ	420 mg （初回 840 mg）	点滴（30分） （初回60分）	
ドセタキセル	タキソテール	75 mg/m^2	点滴（60分）	
トラスツズマブ デルクステカン				
トラスツズマブ デルクステカン	エンハーツ	5.4 mg/kg	点滴（30分） （初回90分）	
トラスツズマブ エムタンシン				
トラスツズマブ エムタンシン	カドサイラ	3.6 mg/kg	点滴（30分） （初回90分）	
トラスツズマブ＋ペルツズマブ＋パクリタキセル				
トラスツズマブ	ハーセプチン	6 mg/kg （初回 8 mg/kg）	点滴（30分） （初回90分）	
ペルツズマブ	パージェタ	420 mg （初回 840 mg）	点滴（30分） （初回60分）	
パクリタキセル	タキソール	80 mg/m^2	点滴（60分）	
トラスツズマブ＋ドセタキセル＋カルボプラチン（TCH）				
トラスツズマブ	ハーセプチン	6 mg/kg （初回 8 mg/kg）	点滴（30分） （初回90分）	
ドセタキセル	タキソテール	75 mg/m^2	点滴（60分）	
カルボプラチン	パラプラチン	AUC＝6	点滴（60分）	

投与日	間隔・回数・期間	主な副作用	備考
1, 8, 15日目	4週毎	骨髄抑制，吐き気，脱毛，口内炎，神経障害（しびれ・筋肉痛・関節痛等），アレルギー反応，蛋白尿，血圧上昇，出血，創傷治癒遅延	
1, 15日目			
1～14日目服用 7日間休薬	3週毎	皮膚症状（手足症候群・色素沈着），口内炎，下痢，吐き気，骨髄抑制，味覚異常	
1～21日目服用 7日間休薬	4週毎		
1～14日目服用 7日間休薬	6週毎	骨髄抑制，皮膚症状（手足症候群・色素沈着），口内炎，下痢，吐き気，味覚異常	
1～28日目服用 14日間休薬			

投与日	間隔・回数・期間	主な副作用	備考
1日目	3週毎	インフュージョンリアクション，心機能障害，下痢，骨髄抑制，吐き気，脱毛，口内炎，皮膚症状，爪症状，アレルギー反応，浮腫	
1日目			
1日目			
1日目	3週毎	インフュージョンリアクション，心機能障害，間質性肺炎，吐き気・嘔吐，疲労，食欲不振，脱毛，骨髄抑制	
1日目	3週毎	インフュージョンリアクション，心機能障害，肝機能障害，血小板減少	
1日目	3週毎	インフュージョンリアクション，心機能障害，下痢，骨髄抑制，吐き気，脱毛，口内炎，神経障害（しびれ・筋肉痛・関節痛等），アレルギー反応	
1日目			
1, 8, 15日目			
1日目	3週毎	インフュージョンリアクション，心機能障害，下痢，骨髄抑制，吐き気，嘔吐，脱毛，口内炎，皮膚症状，爪症状，アレルギー反応，浮腫	
1日目			
1日目			

トラスツズマブ（毎週投与法）				
トラスツズマブ	ハーセプチン	2 mg/kg （初回 4 mg/kg）	点滴（30分） （初回90分）	
トラスツズマブ（3週毎投与法）				
トラスツズマブ	ハーセプチン	6 mg/kg （初回 8 mg/kg）	点滴（30分） （初回90分）	
トラスツズマブ＋ペルツズマブ				
トラスツズマブ	ハーセプチン	6 mg/kg （初回 8 mg/kg）	点滴（30分） （初回90分）	
ペルツズマブ	パージェタ	420 mg （初回 840 mg）	点滴（30分） （初回60分）	
ラパチニブ＋カペシタビン				
ラパチニブ	タイケルブ	1回 1,250 mg	1日1回 内服	
カペシタビン	ゼローダ	1回 1,500 ～ 2,400 mg	1日2回 朝夕食後 内服	

[ホルモン療法：ホルモン受容体陽性の場合に使用される治療]

一般名	商品名の例	投与量	投与方法
LH-RHアゴニスト（下記のいずれかを使用）			
ゴセレリン	ゾラデックス	3.6 mg/10.8 mg	皮下注射
リュープロレリン	リュープリン	3.75 mg/11.25 mg/22.5 mg	皮下注射
選択的エストロゲン受容体モジュレーター（下記のいずれかを使用）			
タモキシフェン	ノルバデックス	1回 20 mg	1日1回 内服
トレミフェン	フェアストン	1回 40 mg	1日1回 内服
アロマターゼ阻害薬（下記のいずれかを使用）			
アナストロゾール	アリミデックス	1回 1 mg	1日1回 内服
レトロゾール	フェマーラ	1回 2.5 mg	1日1回 内服
エキセメスタン	アロマシン	1回 25 mg	1日1回 内服
選択的エストロゲン受容体分解薬			
フルベストラント	フェソロデックス	1回 500 mg	両臀部に筋肉内注射
黄体ホルモン製剤			
酢酸メドロキシプロゲステロン	ヒスロンH	1回 200 ～ 400 mg	1日2～3回 内服

1日目	1週毎	インフュージョンリアクション，心機能障害	
1日目	3週毎	インフュージョンリアクション，心機能障害	
1日目	3週毎	インフュージョンリアクション，心機能障害，下痢	
1日目			
毎日	3週毎	皮膚症状(手足症候群・色素沈着)，口内炎，下痢，吐き気，骨髄抑制，味覚異常	
1～14日目内服 7日間休薬			

投与日	間隔・回数・期間	主な副作用	備考
1日目 4週/12週毎		注射部位反応，ほてり・発汗・のぼせ(ホットフラッシュ)，頭痛，不眠，脂質代謝異常，骨密度低下	閉経前 タモキシフェンやアロマターゼ阻害薬と併用する
1日目 4週/12週/24週毎			
毎日		ほてり・発汗・のぼせ(ホットフラッシュ)，月経異常，血栓症，子宮内膜がん(閉経後)	
毎日			
毎日		ほてり・発汗・のぼせ(ホットフラッシュ)，関節痛，骨密度低下，脂質代謝異常，肝機能異常	
毎日			
毎日			
1日目	4週毎 (初月は2週毎)	注射部位反応，ほてり・発汗・のぼせ(ホットフラッシュ)，肝機能障害，血栓症	
毎日		食欲増進，ムーンフェイス，子宮出血，血糖上昇/糖尿，血栓症	

[ホルモン受容体陽性HER2陰性の場合に使用される治療]

一般名	商品名の例	投与量	投与方法	
アベマシクリブ+ホルモン療法				
アベマシクリブ	ベージニオ	1回 150 mg	1日2回 内服	
パルボシクリブ+ホルモン療法				
パルボシクリブ	イブランス	1回 125 mg	1日1回 内服	
エベロリムス+エキセメスタン				
エベロリムス	アフィニトール	1回 10 mg	1日1回 内服	
エキセメスタン	アロマシン	1回 25 mg	1日1回 内服	

[トリプルネガティブの場合に使用される治療]

一般名	商品名の例	投与量	投与方法
[PD-L1陽性]アルブミン懸濁型パクリタキセル(ナブパクリタキセル)+アテゾリズマブ			
アルブミン懸濁型パクリタキセル(ナブパクリタキセル)	アブラキサン	100 mg/m^2	点滴(30分)
アテゾリズマブ	テセントリク	1回 840mg	点滴(30分)(初回60分)
[PD-L1陽性]アルブミン懸濁型パクリタキセル(ナブパクリタキセル)+ペムブロリズマブ			
アルブミン懸濁型パクリタキセル(ナブパクリタキセル)	アブラキサン	100 mg/m^2	点滴(30分)
ペムブロリズマブ	キイトルーダ	1回 200 mg /400 mg	点滴(30分)
[PD-L1陽性]パクリタキセル+ペムブロリズマブ			
パクリタキセル	タキソール	90 mg/m^2	点滴(60分)
ペムブロリズマブ	キイトルーダ	1回 200 mg /400 mg	点滴(30分)
[PD-L1陽性]ゲムシタビン+カルボプラチン+ペムブロリズマブ			
ゲムシタビン	ジェムザール	1,000 mg/m^2	点滴(30分)
カルボプラチン	パラプラチン	AUC=2	点滴(60分)
ペムブロリズマブ	キイトルーダ	1回 200 mg /400 mg	点滴(30分)

[*BRCA*病的バリアントを有する場合に使用される治療]

一般名	商品名の例	投与量	投与方法
PARP阻害薬			
オラパリブ	リムパーザ	1回 300 mg	1日2回 内服

投与日	間隔・回数・期間	主な副作用	備考
毎日		下痢，倦怠感，肝機能障害，骨髄抑制，間質性肺炎	ホルモン療法と併用
1〜14日間服用 7日間休薬		脱毛，疲労，口内炎，吐き気，関節痛，下痢	ホルモン療法と併用
毎日		口内炎，発疹，疲労，間質性肺炎，食欲不振，下痢，味覚異常，感染症，吐き気，骨髄抑制，高血糖，肝機能障害	レトロゾールまたはアナストロゾール使用後
毎日			

投与日	間隔・回数・期間	主な副作用	備考
1, 8, 15日目	4週毎	骨髄抑制，吐き気，脱毛，口内炎，神経障害（しびれ・筋肉痛・関節痛等），免疫関連有害事象（間質性肺炎，大腸炎，甲状腺機能低下症，肝機能障害，皮疹，下垂体炎，糖尿病，腎機能障害，末梢神経障害，重症筋無力症など）	
1, 15日目			
1, 8, 15日目	4週毎	骨髄抑制，吐き気，脱毛，口内炎，神経障害（しびれ・筋肉痛・関節痛等），免疫関連有害事象（間質性肺炎，大腸炎，甲状腺機能低下症，肝機能障害，皮疹，下垂体炎，糖尿病，腎機能障害，末梢神経障害，重症筋無力症など）	
1日目	200 mgは3週毎 400 mgは6週毎		
1, 8, 15日目	4週毎	骨髄抑制，吐き気，脱毛，口内炎，神経障害（しびれ・筋肉痛・関節痛等），アレルギー反応，免疫関連有害事象（間質性肺炎，大腸炎，甲状腺機能低下症，肝機能障害，皮疹，下垂体炎，糖尿病，腎機能障害，末梢神経障害，重症筋無力症など）	
1日目 400mgは6週毎	200 mgは3週毎 400 mgは6週毎		
1, 8日目	3週毎	骨髄抑制，吐き気，脱毛，口内炎，神経障害（しびれ・筋肉痛・関節痛等），アレルギー反応，免疫関連有害事象（間質性肺炎，大腸炎，甲状腺機能低下症，肝機能障害，皮疹，下垂体炎，糖尿病，腎機能障害，末梢神経障害，重症筋無力症など）	
1, 8日目			
1日目	200 mgは3週毎 400 mgは6週毎		

投与日	間隔・回数・期間	主な副作用	備考
毎日		骨髄抑制，吐き気，間質性肺炎	

質　問　集

（この質問集は，実際に患者さんから寄せられた質問をもとに作成したものです。）

1. 検診について
2. 病院について
   （病院選び，セカンドオピニオンなど）
3. 初期治療（術前・術後の治療）について
4. 抗がん薬治療（化学療法）について
5. ホルモン療法について
6. 乳房再建について
7. リンパ浮腫について
8. 転移・再発について

9. 臨床試験，治験について
10. ウィッグについて
11. 心のケアについて
12. 日常生活について
13. 痛みについて
14. 妊娠，出産，授乳について
15. セクシュアリティについて
16. 遺伝性乳がん卵巣がんと診断された場合の子どもや血縁者への対応について

1. 検診について

Q MRIやPET-CTによる乳がん検診について教えてください。

A 自治体などで行う対策型検診で乳房MRI検診を行っているところはありません。行う場合は，任意型検診として行ってください。また，マンモグラフィ検診の補助的な検査として，高濃度乳房の女性にPETを組み合わせることで，乳がんがみつかる確率は増えるかもしれませんが，PET-CTによる乳がん検診の有効性は確立されていません。PETでの検診は自由診療として行われ，検査費用が高額のことが多く，被曝も増えます。このような，費用や被曝を含めた不利益を理解したうえで，任意型乳がん検診として受けることは可能です。

一方，*BRCA1*，*BRCA2*遺伝子に変異（病的バリアント）のある女性（遺伝性乳がん卵巣がんの家系）では，乳がんの早期発見のために25歳からの乳房MRIによる乳がん検診（サーベイランス）を行うことが勧められています。

➲ Q65-3（p236）参照

Q セルフチェックで乳がんをみつけることはできるのですか。

A 自分の乳房に関心をもち，定期的にセルフチェックをすることは乳がんの早期発見のためにはとても大事なことです。しかし，セルフチェックのみでは十分とはいえません。特に，40歳以上では定期的に乳がん検診を受けることも大切です。最近，乳房を意識する生活習慣として，「ブレスト・アウェアネス」が提唱されています。「ブレスト・アウェアネス」には，自分の乳房の状態を知り，乳房の変化に気をつけ，変化に気づいたら医療機関に相談する，定期的に乳がん検診を受ける，といったことが含まれます。　➲ Q1（p14）参照

Q 40歳未満の人はどうしたらよいですか。

A. 40歳未満の方には，一般的に勧められる検診方法はありません。40歳未満では40歳以上に比較して，乳がんの発症リスクが非常に低く，マンモグラフィや乳房超音波検査で乳がんが適切に発見できる割合も低く（偽陽性や偽陰性が多くなる）なります。乳がんの早期発見のためには，前述のように，ブレスト・アウェアネスという，自分の乳房を意識する生活習慣を実践することが大切です。血縁者に乳がんや卵巣がんの罹患者が複数いる場合など，遺伝性乳がんが心配な場合には，乳がんの専門医のいる医療機関やがん相談支援センターに相談することもできます。40歳未満の女性でのマンモグラフィや乳房超音波検査のメリット，デメリットも理解したうえで，任意型乳がん検診として受けることは可能です。
　➲Q1（p14），Q65（p231）参照

Q 若い人に乳がんが増えているといいますが，本当ですか。

A. 高齢者も含めて乳がん患者さんの数は増えていますが，若い人だけが特に増えているわけではありません。2018年度の日本乳癌学会の統計では，登録された女性乳がん患者さん94,999人のうち，29歳以下は全体の0.5%，30〜34歳が1.2%，35〜39歳が3.2%であり，95%以上は40歳以上で発症しています。

Q 腫瘍マーカーは乳がんの早期発見に役立ちますか。

A. 手術可能な早期乳がん（ステージⅠ−ⅢA）では，腫瘍マーカーが基準値を超えて上昇していることはまれです。腫瘍マーカーが乳がんの早期発見に役立つとはいえません。

2. 病院について（病院選び，セカンドオピニオンなど）

Q 告知された病院で手術の予約をしましたが，やはり別の病院で治療をしたくなりました。病院を変えることは可能でしょうか。

A. 担当医に意思表示をすれば他院への紹介はしてもらえます。その前にセカンドオピニオンを聞くのも一つの方法です。　➲Q6（p29）参照

Q 治療の途中で他県に引っ越しをすることになりました。引っ越した先の病院選びはどのようにしたらよいでしょうか。

A. まずは，現在の担当医に相談をしてみましょう。そのうえで，がん相談支援センターに問い合わせてみましょう。インターネットで探すなら，国立がん研究センターが提供しているがん情報サービス（ganjoho.jp）を用いましょう。乳がんの専門的な診療を受けることのできる全国の医療機関が紹介されています。（https://hospdb.ganjoho.jp/kyoten/cancerkyotenlist?cf_cancer_type=5）

Q セカンドオピニオンを受けたいのですが，どうすればいいですか。担当医にいいづらい場合，どうすればよいでしょうか。

A 紹介状がなければ原則セカンドオピニオンは受けられません。また，黙って別の病院に行くと，すでに受けている同じ検査を，また受ける可能性もありますので，紹介状を書いてもらってください。まずはセカンドオピニオンとは何か，どのような意義があるのかを理解することが大事です。担当医にいいづらいときは，看護師やがん相談支援センターのスタッフに相談するとよいでしょう。
　　🡢 Q6（p29）参照

3. 初期治療（術前・術後の治療）について

Q 術前化学療法を勧められました。先に手術しなくても大丈夫なのですか。

A 術前化学療法の適応は，ステージや乳がんの悪性度やサブタイプなどを考えて決めます。化学療法は術前に行っても術後に行っても，乳がんの再発率や生存率は変わらないとされ，一般的には先に手術しなくても大丈夫と考えられます。術前化学療法を受けるのか，先に手術を受けるのか，納得した選択ができるよう，術前化学療法のメリット，デメリットを担当医によく聞き，よく話し合って決めましょう。　　🡢 Q30（p116）参照

Q 術後化学療法を勧められました。抗がん薬治療は受けたくないのですが，どうしたらいいですか。

A 術後薬物療法は，からだのどこかに潜んでいるがん細胞（微小転移）を根絶して，再発のリスクを減らし，予後を改善することが目的であり，手術で切除された乳房やリンパ節の組織を病理検査で詳しく調べ，その結果でわかる乳がんの性質と再発のリスクを考慮して決定されます。医師が術後化学療法を勧める際には，その根拠があります。なぜ術後化学療法が必要なのか，受けたときと受けないときで，どのくらい再発のリスクが変わるのか，どのような副作用があるのかなど，よく尋ねましょう。また，ご自分が抗がん薬治療は受けたくないこと，その理由についても担当医に詳しく伝えてください。術後化学療法のメリット，デメリットについて担当医や医療スタッフ，ご家族などと十分話し合ったうえで抗がん薬治療を受けないという選択肢を選ぶことは可能です。
　　🡢 Q27（p103），Q29（p113），Q31（p119）参照

Q 手術の後，抗がん薬治療をするようにいわれましたが，拒否をして受けませんでした。手術から2年近く経ちましたが，今から受けても効果はありますか。

A この点についてはよくわかっていませんが，再発予防目的で行われる抗がん薬治療は，手術から長い時間が経った後に行った場合，効果はほとんどないと考えられており，実際には手術から2年経った後に抗がん薬治療を行うことはありませ

ん。

Q 経過観察中の検査内容や，フォローアップ期間の長さが患者さんによって違うのはなぜですか。

A 乳がんはステージや乳がんの性質によって，再発のリスクや再発する時期が大きく異なります。乳がん術後の経過観察時に一般的に勧められているのは，年1回のマンモグラフィと，定期的な医師の診察です。医師の判断で，ステージや乳がんの性質，症状などから適宜検査を行うこともあります。検査をされなくて不安という患者さんもおられるでしょう。経過観察中の検査などについて疑問がある場合には担当医に確認してみましょう。　　⤷ Q39（p140）参照

4. 抗がん薬治療（化学療法）について

Q 抗がん薬は死期を早めるという本を読みましたが，本当ですか。

A 抗がん薬は正しく使うと，再発率を低下させ，生存率を上げる効果があります。また，再発後も増悪までの期間を延ばす効果があることが証明されています。

Q 抗がん薬治療中ですが，生ものを食べていいですか。

A 抗がん薬治療中でも，生ものを食べることはできます。生もの（生野菜，果物，刺身など）の摂取による感染症を心配して，免疫力が落ちる抗がん薬治療中は避けたほうがよいのではと考える方がいらっしゃるようですが，あまり明確な根拠はありません。急性白血病の患者さんを，抗がん薬治療中に生野菜・果物を禁止する群と許可する群に分けて感染症の発症率を比較した海外の研究では，感染症の発症率に差はありませんでした。ただし，一般的に生野菜や果物にはウイルスや細菌が付着している場合があり，洗浄が不十分な場合に食中毒を起こした事例も報告されています。抗がん薬治療期間中かどうかにかかわらず，生の野菜や果物はよく洗って食べるようにしましょう。一方，生魚（刺身）や生卵，生肉に関しては抗がん薬治療中の摂取の安全性に関する報告がほとんどありません。刺身や生卵は新鮮なものを食べるようにしましょう。生肉は，食中毒発生状況を考えると避けたほうがよさそうです。

Q 抗がん薬の副作用が少ない（脱毛が少ない，吐き気がないなど）のは抗がん薬の効き目が低いのですか。

A 一般的には副作用と効果の関係はおそらくないと考えられています。

Q 抗がん薬治療を受けると必ず脱毛するのでしょうか。抗がん薬投与中に頭を冷やすと脱毛しないと聞きました。本当でしょうか。

A 脱毛の起こる抗がん薬と起こらない抗がん薬があります。専用の医療機器で低温

にした冷却液を専用キャップに流し，頭部を冷やすことによって脱毛を抑える頭皮冷却を併用して抗がん薬治療を行っている医療機関もあります。費用も医療機関によって異なります。頭皮冷却に関心がある場合には，担当医や医療スタッフ，がん相談支援センターなどに尋ねてみましょう。　Q49（p174）参照

Q 腕の血管から点滴がしにくく，CVポートを勧められました。CVポートとはどのようなものですか。

A. 抗がん薬の投与を腕の静脈から繰り返し行っていくうちに，血管が傷つき，血管に針が入りにくくなることがあります。CVポートとは，点滴や注射の抗がん薬（化学療法薬）を安全に投与するために，カテーテルの先を中心静脈（central vein; CV）に留置し，薬剤を注入するための器具（ポート）に接続して，皮下に埋め込み留置するもののことです。　Q50（p178）参照

Q 虫歯や歯周病があると抗がん薬治療は受けられないのでしょうか。

A. 抗がん薬治療中に虫歯や歯周病が悪化することがあります。できれば，抗がん薬治療開始前に，これらの治療を受けることをお勧めします。ただし，個々の患者さんで違いがありますので，担当医にご相談ください。　Q51（p180）参照

Q 手足を冷やすフローズン（アイス）グローブで，抗がん薬治療の副作用である爪・皮膚障害を防ぐことができますか。

A. タキサン系薬剤（パクリタキセル，ドセタキセルなど）では約30～50%の方に爪障害の副作用が起こります。その対策として，フローズン（アイス）グローブ（冷却手袋）などによる冷却療法が，爪障害の発現率と重症度を低下させることが複数の臨床研究で報告されています。ただし，装着時の不快感によって継続できない方がいること，凍傷などの有害事象の報告などもあり，すべての施設で導入されているわけではありません。フローズン（アイス）グローブの温度や着用時間についても，どのくらいが最適なのかは今後の検討課題とされています。抗がん薬治療中の爪のお手入れについてはQ49（p174）をご参照ください。

Q 手足のしびれ，ピリピリ感が治療後も続いています。どうすればよいでしょうか。

A. 一部の抗がん薬の副作用でしびれや感覚異常などの神経障害が起こることがあります。治療中だけでなく，治療終了後も長い期間，症状が残る場合があります。症状の程度が強い方では持続期間も長くなる傾向にありますので，抗がん薬治療実施期間中にしびれやピリピリ感などの神経障害の症状が現れたら，早めに医師や薬剤師に相談しましょう。抗がん薬の用量を調節したり，神経障害の症状を和らげる薬などを使用できる場合があります。　Q48（p167）参照

5. ホルモン療法について

Q 患者さんによってLH-RHアゴニスト製剤の術後の投与年数が違うのはなぜですか。

A LH-RHアゴニスト製剤の最適な投与期間は2～5年というところまでしかわかっていません。投与期間は患者さんの再発リスク，がんの性質に応じて決められます。　◆ Q32（p123），Q42（p147）参照

Q ホルモン療法を受けると太りやすくなると聞きましたが，本当ですか。

A ホルモン療法薬のうち，タモキシフェンや酢酸メドキシプロゲステロン（商品名ヒスロンH）では副作用による体重増加が起こることが知られています。そのほかのホルモン療法薬では，体重増加と薬剤の直接的な影響は明らかではありませんが，脂質代謝やホルモンバランスへの影響もあり，ホルモン療法施行後に太ったと感じる方は多いようです。残念ながら，ホルモン療法による体重増加に対する有効な治療は確立されていません。適切な食事，運動療法を行って体重管理を心がけましょう。

Q ホルモン療法の副作用に，子宮体がんのリスクが高くなるとありましたが，大丈夫なのでしょうか。

A タモキシフェンを服用した場合に，閉経後では子宮体がんのリスクがわずかに上昇しますが，閉経前の方ではリスクはほとんど上昇しません。不正性器出血などの症状がある場合には，婦人科での精査が勧められます。　◆ Q47（p164）参照

Q LH-RHアゴニスト製剤の投与終了後，どのくらいで生理が再開しますか。また，生理が再び始まることで再発のリスクが高まる心配はありませんか。

A LH-RHアゴニスト製剤投与終了後，生理が再開するかどうか，またどのくらいで再開するのかということについては，年齢やLH-RHアゴニスト製剤の投与期間，抗がん薬治療やその他の治療による影響や個人差が非常に大きく，正確な予測はできません。ただ，治療終了後の年齢が若いほど生理が再開する可能性は高いです。また，LH-RHアゴニスト製剤投与終了後に生理が再開することで乳がんの再発リスクが上がることはないと考えられています。

Q アロマターゼ阻害薬による関節痛を和らげるにはどうしたらよいでしょうか。

A 温めたり，よく動かすと痛みが和らぐことがあります。鎮痛薬を使用しても良くならない場合には，ホルモン療法薬の変更を検討してもよいでしょう。
　◆ 　Q47（p164）参照

Q 術後ホルモン療法後に再発した場合，もうホルモン療法は受けられないのですか。

A ホルモン療法後の再発でも多くの場合，再度ホルモン療法を受けることができます。再発までの期間や閉経状況なども考慮して，どのホルモン療法薬を使うかを決めます。　　⊃ Q42（p147）参照

6. 乳房再建について

Q 人工乳房（インプラント）は，定期的に取り替える必要があるのですか。

A シリコンインプラントは半永久的ではなく，破損や合併症（被膜拘縮，胸の痛み），整容性の問題（左右差，しわなど）で入れ替えが必要になることがあります。近年，インプラントを挿入して何年か（平均7～9年）経過したあとに，「乳房インプラント関連未分化大細胞型リンパ腫（BIA-ALCL）」または，「乳房インプラント関連扁平上皮がん（BIA-SCC）」が発生する例がごくまれですが報告されています。再建手術後も破損や変形がないかを調べるため，乳房再建の手術を受けた病院への定期的な受診をお勧めします。詳しくは，一般社団法人 日本乳房オンコプラスティックサージャリー学会ホームページ（http://jopbs.umin.jp/general/）の一般向け・患者さん向け情報をご覧ください。

Q 乳がん治療をしている医療機関とは別の医療機関で乳房再建することは可能ですか。

A 通常は可能と思われます。担当医にご相談ください。

7. リンパ浮腫について

Q センチネルリンパ節生検を受けたのですが，浮腫に気をつけなければなりませんか。

A 通常，センチネルリンパ節生検のみで浮腫はほとんど起こりません。気にしすぎる必要はありませんが，だるさやむくみを感じたときは担当医に相談しましょう。　　⊃ Q20（p80），Q23（p93）参照

Q 腋窩リンパ節郭清後も，赤ちゃんは抱っこできますか。テニスやゴルフ，ボーリングなどの運動をしても大丈夫ですか。

A 大丈夫です。ただし，手術した側の腕や手にだるさやむくみを感じたときは，早めに腕を休ませるようにし，元に戻らないときは担当医に相談しましょう。

Q 腋窩リンパ節郭清後，わきの永久脱毛を受けても問題ないですか。

A 永久脱毛による影響についてははっきりわかっていません。医師や看護師など国

家資格をもつスタッフが施術を行う医療脱毛クリニックの医師に相談しましょう。

8. 転移・再発について

Q 乳がんが再発したり，他の臓器に転移をしたら，完治は望めないのでしょうか。

A 切除が可能な局所領域再発のみの場合は，治療で治癒する可能性があります。しかし，切除できないような局所領域再発や遠隔転移再発，また，乳がんの診断時から遠隔転移を伴っている場合は，治癒は難しいのが現状です。

⤵ Q41（p144），Q42（p147），Q43（p153）参照

Q 転移や再発は，できるだけ早くみつけたほうがよいのでしょうか。

A 転移や再発は早くみつけると，再発の診断からの生存期間は長くなります。しかし，抗がん薬などの治療を受ける期間は長くなりますし，最初に乳がんと診断されてからの生存期間全体の延長にはあまり役に立たないことが，さまざまな研究で明らかになっています。　⤵ Q39（p140），Q40（p142）参照

Q 転移や再発をしたときは，どんな自覚症状があるのでしょうか。

A 乳がんの遠隔転移は，骨や肺，肝臓，リンパ節などに起こることが多いのですが，その転移する部位や症状は人によって大きく異なり，何らかの症状を伴う場合もあれば，まったく自覚症状のない場合もあります。骨に転移した場合は，その部位の痛みを感じることがあり，肺の場合は，息切れや咳が続くことがあります。リンパ節の場合は，首やわきの下のリンパ節の腫れを自覚することがあります。脳の場合は，頭痛やめまい，手足の麻痺などがあります。気になる症状があるときは担当医や医療スタッフに伝えてください。

⤵ Q40（p142），Q44（p155），Q45（p159）参照

Q 転移後にがんのサブタイプが変わることはあるのでしょうか。

A 頻度は高くありませんが，転移・再発した部位の乳がんのサブタイプが，原発巣（治療前の乳房のがん）と異なることはあります。生検しやすい部位に再発している場合には，ホルモン受容体やHER2などを改めて調べてから治療を開始したほうがよいと考えられますが，生検を行うことが難しい部位に再発した場合には，原発巣の性質に基づいて治療を開始します。原発巣の性質に基づいて治療を開始しても，思うような治療効果が得られない場合，サブタイプの変化を考慮して生検を行うこともあります。

9. 臨床試験, 治験について

Q 臨床試験に参加するようにいわれましたが, どうしたらよいでしょうか。

A 臨床試験の内容や目的などをよく理解したうえで判断しましょう。断っても患者さんが不利益を被ることはありません。また, 試験によっては, CRC（clinical research coordinator）という治験や臨床試験に専門的に携わっているサポート役（薬剤師, 看護師など）がつくことがありますので, 不安を感じることやわからないことは相談をしてみましょう。 ↪Q7（p33）, Q8（p36）参照

Q 治験や臨床試験に参加したいのですが, どうやって探せばよいですか。

A まず, 担当医にご相談ください。各地域のがん相談支援センターに問い合わせることもできます。また, 国立がん研究センターが提供しているがん情報サービス（https://ganjoho.jp/public/dia_tre/clinical_trial/index.html）などでも検索できます。

10. ウィッグについて

Q ウィッグは, いつまでに, 何個くらい用意すればいいですか。また, ウィッグのお手入れ方法を教えてください。

A ウィッグは, 抗がん薬治療開始前に準備すると安心ですが, 脱毛が始まってから用意することもできます。その日から使える既製品から, できあがるまでに1カ月程度かかるオーダーメイドのものまであります。基本的に1個あればよいと思われますが, 用途に合わせて複数もっている人もいます。お手入れ方法は, 毛質によっても異なりますので, 購入時に担当者にお尋ねください。
↪Q49（p174）参照

Q ウィッグが取れるくらいまでに髪の毛が伸びるのには, どれくらいの期間がかかりますか。

A 使っていた抗がん薬の種類や期間によって, 個人差が大きいです。通常は, 抗がん薬治療が終了して1カ月程度で髪が生え始め, その後, 半年から1年ほどでウィッグが取れるショートスタイルくらいまで伸びる人が多いようです。なかには髪の毛の量が元通りには戻らない方もいらっしゃいます。 ↪Q49（p174）参照

Q 乳がん治療中に購入したウィッグは医療費控除の対象になりますか。

A 通常, ウィッグは医療費控除の対象とはなりません。自治体によっては助成金を用意しているケースもありますので, お住まいの自治体にも確認してください。
↪Q13（p52）参照

11. 心のケアについて

Q 再発がいつも心配です。どうしたら対処できるのでしょうか。

A 心配な気持ちを一人で抱え込まないようにしましょう。ご家族や友人と話したり，患者会などで思っていることを話して同じ気持ちを共有したり，医師や看護師，がん相談支援センターのスタッフに遠慮なく相談してください。
　　◆ Q9（p39）参照

Q うつ状態といわれ，担当医から精神科の受診を勧められましたが，抵抗があります。どうしたらよいでしょうか。

A 不安や気持ちの落ち込みなどにより，よく眠れないなど身体的な症状が現れることがあります。そのような状況が長く続くことは，ご自身にとってもつらいことと思われます。このような症状を和らげるために，精神科の医師のみでなく，精神腫瘍科や心療内科の医師や臨床心理士などに相談されるのもよいと思います。適切な投薬を受けたり，自分の気持ちを率直に語れる場があることで症状が改善することもあります。　◆ Q9（p39）参照

12. 日常生活について

Q 転移・再発をしないための生活の仕方が知りたいです。

A これをすれば転移・再発しない，という方法はありません。一般的にいわれている健康的な生活（禁煙，適度な運動，暴飲暴食を避けるなど）をしましょう。
　　◆ Q60（p209）参照

Q 抗がん薬治療中はグレープフルーツは食べてはいけないと聞きましたが，本当ですか。

A 一般的に，飲み薬の多くは，腸管で吸収され，体内で作用し，肝臓などの薬物代謝酵素で薬効のない物質に変化したり，腎臓から体外に尿とともに排出されます。さらに薬によっては，最初に腸管で吸収されるときにも，腸管に存在する薬物代謝酵素の働きで代謝されます。グレープフルーツなど一部の柑橘類には，この腸管での代謝酵素の働きを抑える物質（フラノクマリン類）が含まれているため，腸管で代謝される割合が減り，その結果，体内に吸収される量が通常より増えてしまいます。このため，効果が強く出すぎたり，副作用が現れやすくなったりすると考えられています。この作用はグレープフルーツジュースを飲んだ日だけではなく，数日続く場合もあるといわれていますので注意が必要です。フラノクマリン類を多く含む柑橘類には，グレープフルーツ以外に，はっさく，夏みかん，ブンタン，晩白柚などがあります。すべての抗がん薬／柑橘類で影響が出るわけではありませんので，詳しくは薬剤師や医師に相談してみましょう。

Q 治療で生理が止まっていましたが，突然出血があり，心配です。担当医にすぐに相談したほうがよいですか。

A 乳がんの治療中や治療後に生理が止まっている場合の突然の出血は，生理なのか不正出血なのか区別は難しいものです。慌てなくてもよいので，婦人科に相談し，担当医にも報告することが必要です。

Q 治療中にお酒を飲んでもよいですか。

A アルコール摂取により乳がん発症リスクが高くなることは，閉経前では可能性があり，閉経後ではほぼ確実です。一方，アルコール摂取により乳がん再発リスク，乳がん死亡リスクが増加する可能性は低いです。ただし，アルコール摂取により，反対側の乳房の乳がん発症リスクや，他のがんの発症リスクも高めますので，アルコール飲料を摂取する場合は，量を控えめにすることが大切です。治療中の飲酒については担当医や薬剤師など医療スタッフに相談しましょう。
➡ Q60-3(p211)，Q62-2(p219)参照

Q 補完代替医療（アガリクス，高濃度ビタミンCなど）は有効ですか。

A 補完代替医療（アガリクス，高濃度ビタミンCなど）が，乳がんの進行を抑えたり，再発を予防する効果は医学的に証明されていません。逆に，併用することで本来の治療の効果を下げたり，肝臓などが悪くなり，本来の治療が予定通り行われなくなる可能性もあります。補完代替医療を受けたい，あるいは受けるかどうか迷っている場合には，担当医にご確認ください。　➡ Q61（p215）参照

13. 痛みについて

Q 乳房の手術後に，ときどき胸が痛むことがあります。再発と関係ありますか。痛みは我慢すべきですか。

A 乳がんの手術を受けたことによる，胸部からわき，上腕にかけての痛み，違和感やしびれなどの知覚異常は，多くの場合，術後数カ月で和らぎます。しかし，神経痛のようにきりきりとした感覚の痛みや鈍痛などは，数年以上経っても消えない場合があります。決してまれなことではありません。痛むと心配になることもあると思いますが，多くは再発とは関連のない慢性的な痛みです。痛みについては，我慢する必要はありませんので，担当医に相談しましょう。
➡ Q23（p93），Q59（p204）参照

Q 医師から医療用麻薬を処方されました。薬物依存になるのが怖くて飲めません。飲んだほうがよいでしょうか。

A 現在使用可能な医療用麻薬で薬物依存になることはありません。生活の質を維持

するためにも痛みはできるだけ取り除いたほうがよいです。

○ Q12（p48），Q59（p204）参照

14．妊娠，出産，授乳について

Q 乳がん治療後に出産する場合，妊娠経過や出産に影響はありますか。

A. 乳がん診断後2年以内や，抗がん薬治療を受けたことのある場合，抗がん薬治療を終了して1年以内などに妊娠をした場合は，早産や低出生体重児の可能性がやや高くなるという報告があります。また，妊娠中は母体の血液循環や心機能に負荷がかかります。これまでに行った乳がんの治療の内容（手術，抗がん薬治療やホルモン療法，放射線療法など）をできるだけ正確に産婦人科医に伝えましょう。
○ Q55（p191）参照

Q 遺伝性乳がん卵巣がん（HBOC）と診断されています。乳がん治療後の妊娠や出産に影響はありますか。

A. HBOCの方において，乳がん治療後の妊娠や出産が予後に大きな影響を与えることはないと考えられます。HBOCの診療では卵巣がんに対する検診（サーベイランス）やリスク低減卵管卵巣摘出術（RRSO）が推奨されています。適切な出産時期について担当医や産婦人科医と検討しましょう。また，子どもに*BRCA1/2*遺伝子の変異（病的バリアント）が伝わるリスクについても，カウンセリングなどで相談しましょう。　○ Q65（p231）参照

Q 術後のホルモン療法を中断して妊娠を目指すか悩んでいます。どのような点を考慮して決めたらよいでしょうか。

A. 術後のホルモン療法は，乳がんの性質や再発のリスクに応じて種類や期間が計画されていることでしょう。治療を継続するか，中断するか，それぞれでどのような影響が予想されるのか，パートナーとともに担当医と相談をしましょう。ホルモン療法を中断して妊娠・出産を目指す場合には，その後にホルモン療法を再開するかも検討しておきましょう。

Q 治療が終わり，妊娠・出産を希望しています。まず誰に，どこに相談すればよいかわかりません。どのように進めていけばよいのでしょうか。

A. これまでどのような治療をしてきたか，年齢などで自然妊娠のしやすさは異なってきます。基礎体温を計測したり，産婦人科で現在の卵巣機能のチェックなどをしてみましょう。乳がん治療医には妊娠を希望していることを，また産婦人科医には乳がんの治療歴について伝えましょう。排卵誘発などの生殖医療を検討する場合には，がん治療医に相談を行い，生殖医療医との連携を依頼するとよいでしょう。

Q 乳房部分切除術後でも，授乳はできなくなるのですか。

A 乳房部分切除術後に放射線療法を行った場合，その乳房から乳汁はほとんど出ず，授乳はほとんどできないことが知られていますが，反対側の乳房からの授乳は可能です。

15. セクシュアリティについて

Q 治療中に性交渉をしても大丈夫でしょうか。注意することはありますか。

A 基本的には大丈夫です。薬物療法によって白血球や血小板が減少している時期は，感染や出血が起きやすくなるので，性交渉を控えるほうがよいです。

Q 性交渉が怖くなりました。性交渉が再発に影響することはありますか。

A 性交渉をすることで性欲が性ホルモン増加に影響するのではないか，再発に影響するのではないかなど，心配になる方もいらっしゃるかと思いますが，性交渉が再発に影響することはありません。

Q 性交痛に悩んでいますが，異性の担当医には相談しづらく話せません。どうしたらよいのでしょうか。

A 看護師などの医療スタッフに相談していただくとよいと思います。施設内に認定看護師や専門看護師などがいる場合は，遠慮なく相談してみましょう。性交痛に対しては，潤滑剤（リューブゼリー®）などを使用するとよいでしょう。病院の売店やドラッグストアで入手可能です。

Q 性欲が低下しています。治療の影響でしょうか。その場合，どれくらい続くのでしょうか。

A 薬物療法によって，性ホルモンの状況が変化して性欲が低下することがあります。また，性欲の低下には，性ホルモンの変化以外にも，治療に対する気持ちや生活環境の変化，パートナーとの関係性の変化なども影響するので，持続期間は個人差があると思います。

Q ボディイメージの変化や性交渉に対する気持ちを，どのようにパートナーに伝えたらよいでしょうか。

A パートナーの方は，一般的に，話にどのくらいの時間がかかるか，自分は何をすればよいかというめどがわかると心に余裕をもって話を聞けることが多いようです。パートナーの方に，「聞いてほしいことがあるの。5分でいいから，手を握って，うんうんとうなずきながら話を聞いてほしい」というように具体的に何をしてほしいかを伝えてから，話を聞いてもらうとよいと思います。また，自分が伝えたいことを率直に話すことが大切です。「察する」というコミュニケーションで

は，すれ違いを生じることになります。直接話をするのが難しいときは，看護師などの医療スタッフに相談してください。

16. 遺伝性乳がん卵巣がんと診断された場合の子どもや血縁者への対応について

Q 遺伝性乳がん卵巣がん（HBOC）と診断された場合は，子どもや血縁者に対してどのような対応がありますか。

A. HBOCの家系では，*BRCA1*，*BRCA2*遺伝子の変異（病的バリアント）は親から子に2分の1（50%）の確率で伝わります。家系の中でも病的バリアントをもつ人ともたない人がいることになります。病的バリアントが伝わる確率に男女差はありません。遺伝性乳がんの場合，女性では将来，乳がんや卵巣がんの発症リスクが高いことが知られていますので，乳がんなどの検診（サーベイランス）について専門家に相談をするとよいでしょう。男性の場合は生涯の乳がん発症リスクは6%程度であること，また，乳がん以外に膵がんや前立腺がんのリスクが高いこともわかっています。

お子さんや血縁者の方が*BRCA1*，*BRCA2*遺伝子の遺伝学的検査を受けるかどうかは，その方の自由意思に基づいて決めます。血縁者の方に遺伝性乳がんについて話をし，遺伝カウンセリングを受けることなどを相談してみましょう。お子さんの場合，一般的に遺伝学的検査は成人以降に実施を検討します。現在，日本ではがんを発症していない方の遺伝学的検査や乳がんなどの検診（サーベイランス），リスク低減手術などは保険適用外です。　Q65-1（p231）参照

あとがき

　『患者さんのための乳がん診療ガイドライン』は2006年の初版発行をスタートに，2009年，2012年，2014年，2016年，2019年と改訂を重ねてきました。今回は約3年半の改訂期間をいただき，2023年版を皆様にお届けできることとなりました。改訂に時間がかかったのは，医師向けの『乳癌診療ガイドライン』の改訂周期が長くなったことと，これまでの最新の診療・治療の大きな変化に伴う改訂作業の多さから，最終確認に時間を要したためです。お待ちいただいた皆様にはお詫び申し上げます。

　本ガイドラインは，
1. 最新かつ正確な情報を盛り込み，わかりやすい表現にすること
2. 患者さんが知りたい情報に早く確実に到達できること
3. 診断されてから治療を受けていくにあたり必要な社会的情報も充実していること
を基本方針として執筆，編集されてきました。

　患者さんが乳がんと診断され，治療を受けていくにあたり必要な情報を，順に項目ごとにまとめて記載しています。このため，「乳がんと診断されたら」という章に，仕事をどうするか，経済的な支援にはどのようなものがあるかなどの情報を入れています。また，「一般的な乳がん治療の流れの例」も患者さん視点からみた流れになるようになっています。これらの構成や視点は，患者さん代表委員である桜井なおみさん，御舩美絵さんらの意見を中心に，看護師の阿部恭子さん，薬剤師の日置三紀先生の考えを加え，患者向けガイドライン小委員会 委員長の徳永えり子先生，副委員長の坂東裕子先生がまとめてくださいました。

　診療や治療に関する執筆は，医師向けの『乳癌診療ガイドライン2022年版』を作成した各分野の専門家から，髙橋將人先生(薬物)，枝園忠彦先生(外科)，佐貫直子先生(放射線)，河合賢朗先生(疫学・予防)，鈴木昭彦先生(検診・診断)，木脇圭一先生(病理)らが新しい知見を入れて協力してくださっています。

　「質問集」は，診療現場で患者さんから寄せられたリアルな質問をもとに作成しています。診察室で，何を主治医に聞けばより良いかという点で，この中の質問を主治医に確認してみるのも良い方法かもしれません。

　スマートフォンやSNSが一般的になり，どなたも広くさまざまなところから情報を入手できるようになりました。しかし残念ながら，これらから得られる医療関係の情報には間違ったものも多く含まれています。ご自身が得た情報が正しいものかどうかを確認する目的で本ガイドラインを使用していただくこともできますし，医師・医療スタッフから得た情報の不足分を本ガイドラインで補うこともできればと思います。できるだけ多くの乳がん患者さんに本ガイドラインをお読みいただき，そして活用していただくことで，より納得のいく乳がん診療を受けられる方が一人でも増えることを期待しております。

　最後に，本ガイドライン作成に多大なご助力をいただきました金原出版の佐々木瞳さん，宇野和代さんに心より感謝申し上げます。

2022年12月

診療ガイドライン委員会(2020年10月〜2022年9月) 委員長

佐治 重衡

索　引

あ

アイソトープ ··········· 81
アイブロー ············· 176
アガリクス ············· 215
アセトアミノフェン ····· 205
アテゾリズマブ ······ 70, 151, 173
アドバンス・ケア・プランニング ··· 51
アナストロゾール ······ 65, 123, 148
アバスチン ·········· 71, 149
アピアランスケア ······ 57, 177
アフィニトール ······· 70, 149
アブラキサン ·········· 68
アプレピタント ········ 168
アベマシクリブ
　··········· 69, 120, 124, 148, 169
アルコール飲料 ······· 211, 219
アレルギー ············· 170
アロマターゼ阻害薬
　····· 65, 118, 120, 123, 148, 165
アンスラサイクリン系薬剤(抗がん薬)
　····· 67, 116, 120, 121, 149, 169,
　　171, 192
悪性度 ············· 105, 114
圧迫療法 ··············· 94

い

イソフラボン ········· 212, 220
イブランス ······· 69, 148, 169, 201
イメンド ··············· 168
インフォームド・コンセント ···· 29
インフュージョンリアクション ··· 172
インプラント ············ 86
インフルエンザワクチン ····· 198
医療費 ················· 52
医療費控除 ············· 53
医療用麻薬 ·········· 48, 205
遺伝 ·················· 231
遺伝学的検査 ········· 59, 234
遺伝子検査 ·········· 108, 181
遺伝子増幅 ············· 106
遺伝子パネル検査 ········ 182
遺伝性乳がん ··········· 231
遺伝性乳がん卵巣がん
　··········· 132, 151, 182, 232
痛み ··········· 94, 155, 204
痛み止め ··············· 204
一次再建 ·········· 86, 90
一期再建 ··············· 90

う

ウィッグ ··············· 175
うつ病 ················· 162
腕の挙上運動 ············ 98
運動 ··············· 213, 223

え

運動療法 ··············· 94
エキスパンダー ··········· 87
エキセメスタン ······ 65, 123, 148
エコー検査 ············· 19
エストロゲン ····· 113, 119, 220, 226
エストロゲン受容体 ····· 105, 119
エストロゲン補充療法 ······ 164
エピルビシン ······· 149, 168, 169
エベロリムス ········· 70, 149
エリブリン ·········· 68, 149
エンドキサン ··········· 168
エンハーツ ·········· 69, 150
腋窩リンパ節郭清 ···· 80, 83, 97
腋窩リンパ節転移 ··· 58, 130, 133
炎症性乳がん ············ 111
遠隔転移 ········· 59, 63, 142, 144

お

オピオイド ··············· 48
オピオイド鎮痛薬 ········ 205
オラパリブ
　······· 70, 122, 147, 151, 169, 182
悪寒 ·················· 121
嘔吐 ·················· 168
温存乳房内再発 ······ 78, 153
温熱療法 ··············· 216

か

カウンセリング ·········· 166
カドサイラ ······ 69, 117, 121, 150
カペシタビン ······ 68, 117, 149, 170
カルシウム ············· 152
ガイドライン ········· 34, 131
ガバペンチン ············ 164
ガンマナイフ ············ 161
かかりつけ薬剤師 ········ 202
かつら ················· 174
がん診療連携拠点病院 ······ 41
がん相談支援センター
　············· 41, 44, 49, 57
下垂体 ················· 119
化学療法 ·········· 67, 149
化生がん ··············· 111
化膿性乳腺炎 ············ 25
加速乳房部分照射 ········ 127
家系 ·················· 231
家族との向き合い方 ········ 42
過剰診断 ··············· 14
過剰発現 ··············· 106
画像検査 ··············· 145
介護保険制度 ············ 56
外見ケア ··············· 177
肩関節運動 ·············· 98

か（右列）

活性リンパ球療法 ········ 216
顎骨壊死 ··········· 157, 180
壁のぼり運動 ············· 98
肝機能障害 ············· 172
患者・市民参画 ··········· 38
患者会 ················· 40
間質性肺炎 ············· 173
管状がん ··············· 110
関節痛 ················· 170
緩和ケア ·········· 48, 146
緩和ケアチーム ··········· 49
緩和ケア病棟 ············· 49

き

キイトルーダ ······ 70, 151, 173, 183
奇形 ·················· 189
基本手当 ··············· 54
偽陰性 ················· 14
偽陽性 ················· 14
喫煙 ··············· 212, 222
吸引式乳房組織生検 ········ 21
強度変調放射線治療 ······· 127
強皮症 ············· 78, 126
胸部補整具 ············· 102
胸壁 ·················· 133
胸壁再発 ··············· 154
局所進行乳がん ··········· 62
局所領域再発 ······ 142, 144, 153
筋肉痛 ················· 170

く

クロニジン ············· 164
グラッシュビスタ ········· 176
グループ療法 ············ 214
グレイ ············· 130, 134
薬の飲み方 ············· 200

け

ゲムシタビン ········· 68, 149
下痢 ·················· 171
外科的生検 ············· 22
形成外科医 ············· 90
経過観察 ··············· 140
経口避妊薬 ·········· 199, 227
蛍光色素 ··············· 81
血管炎 ················· 171
血小板減少 ············· 168
結婚 ·················· 184
月経 ·················· 228
健康サポート薬局 ········ 202
健康食品 ·········· 215, 221
検診マンモグラフィ ········ 15
倦怠感 ············· 135, 171
限度額適用認定証 ········· 52
原発不明がん ············ 111

こ

コア針生検 ························ 21
コミュニケーション ············· 29
コンドーム ······················ 199
ゴセレリン ······················· 64
子育て ·························· 184
雇用保険 ························· 54
誤嚥性肺炎 ····················· 180
口内炎 ············ 171, 180, 204
広背筋皮弁法 ···················· 87
好中球減少 ······················ 168
抗HER2療法 ····················· 68
抗エストロゲン薬 ·········· 123, 148
抗がん薬治療 ······· 67, 138, 149
更年期障害 ······················ 226
拘縮 ···························· 97
後遺症 ·························· 93
高カルシウム血症 ········· 156, 158
高額療養費制度 ·················· 52
高血圧 ·························· 172
高濃度乳房 ······················ 15
高濃度ビタミンC療法 ············· 215
膠原病 ····················· 78, 126
骨シンチグラフィ ················ 156
骨吸収抑制薬 ··············· 157, 180
骨修飾薬 ·················· 157, 180
骨折 ···························· 155
骨粗鬆症 ························· 200
骨転移 ·························· 155

さ

サイバーナイフ ·················· 161
サブタイプ分類 ·················· 107
サプリメント ·············· 220, 221
サメ軟骨 ························· 215
鎖骨上窩 ·················· 130, 133
鎖骨上窩リンパ節 ················ 128
再発 ···············140, 142, 162
再発の危険性 ···················· 113
再発予防 ·················· 113, 121
細胞診 ·····················19, 20
在宅療養費用 ···················· 57
酢酸メドロキシプロゲステロン
······················· 67, 165

し

しこり ······················18, 24
しびれ ·························· 170
シクロホスファミド ··········· 168, 192
ジェムザール ···············68, 149
子宮内膜がん ···················· 165
仕事 ·······················44, 197
脂肪摂取 ························· 210
視触診 ·························· 18
歯科受診 ························· 180
歯肉炎 ·························· 180
自家組織 ························· 86
自己負担限度額 ·················· 52
自助グループ ···················· 40
色素 ···························· 81

色素沈着 ························· 172
下着 ···························· 99
失業手当 ························· 54
湿疹 ···························· 24
質問の仕方 ······················ 31
手術方法 ························· 73
腫瘍マーカー ········· 140, 143, 145
腫瘤 ·······················18, 24
受動喫煙 ························· 222
授乳 ·············136, 187, 191, 228
樹状細胞ワクチン療法 ············· 216
集束超音波療法 ·················· 75
重粒子線 ························· 127
出血 ························169, 172
出産 ··········184, 187, 191, 228
術後化学療法 ···················· 120
術後抗HER2療法 ················· 121
術後ホルモン療法 ················ 119
術後薬物療法 ·············· 113, 119
術前化学療法 ···················· 116
術前ホルモン療法 ················ 117
術前薬物療法 ·············· 113, 116
初期治療 ························· 72
初経年齢 ························· 228
初産年齢 ························· 229
女性ホルモン ·············· 105, 199
小胸筋 ·························· 74
小児 ···························· 57
消炎鎮痛薬 ······················ 205
照射時間 ························· 130
傷病手当金 ······················ 54
障害年金 ························· 55
漿液腫 ·························· 97
静脈血栓症 ······················ 165
食生活 ····················209, 218
植物エストロゲン ················· 220
心疾患 ·························· 226
心臓障害 ························· 137
心理的負担 ······················ 214
心療内科医 ······················ 40
浸潤がん ···················60, 104
浸潤性小葉がん ·················· 110
浸潤性微小乳頭がん ··············· 111
進行・再発乳がん ················· 123
人工乳房 ························· 86

す

ステージ0 ························· 60
ステージI ························· 61
ステージIIA ······················ 61
ステージIIB ······················ 61
ステージIIIA ······················ 61
ステージIIIB ······················ 62
ステージIIIC ······················ 62
ステージIV ······················ 63
ステージ分類 ···················· 61
ステロイド ·················· 159, 160
ストレス ························· 224
頭痛 ···························· 159

せ

セカンドオピニオン ··············· 31
セルフリンパドレナージ ··········· 94
セロトニン作動性抗うつ薬 ·········· 164
センチネルリンパ節生検 ··········· 80
ゼローダ ····· 68, 117, 149, 170, 201
生活習慣 ···················209, 218
生活保護制度 ···················· 55
生検 ···························· 20
性格 ···························· 224
性生活 ·························· 198
制吐薬 ·························· 173
精神科医 ························· 40
精神腫瘍医 ······················ 40
赤外線カメラ ···················· 81
脊髄圧迫 ························· 155
脊椎側彎症 ······················ 95
切除断端陰性 ···················· 131
切除断端陽性 ···················· 131
石灰化 ·························· 18
先天異常 ···················189, 193
穿刺吸引細胞診 ·················· 20
穿通枝皮弁法 ···················· 86
腺様嚢胞がん ···················· 111
潜在性乳がん ···················· 111
線量 ···························· 130
全身性エリテマトーデス ········ 78, 126
全乳房照射後 ···················· 131
全脳照射 ························· 160

そ

ソーシャルワーカー ··············· 49
ゾメタ ·························· 152
ゾラデックス ···················· 64
ゾレドロン酸 ·········· 71, 152, 157
組織診 ·····················19, 20
造骨性骨転移 ···················· 155
増殖能 ·························· 106

た

タイケルブ ········· 69, 106, 150, 161
タキサン系薬剤(抗がん薬)
····· 68, 116, 121, 149, 170, 192
タモキシフェン
····· 64, 119, 123, 148, 165, 193
多遺伝子アッセイ ··········· 108, 181
胎児 ·······················187, 193
大胸筋 ·························· 74
大豆イソフラボン ················· 220
大豆食品 ···················212, 220
脱毛 ·············135, 160, 169, 174
煙草 ···························· 222
男性乳がん ······················ 195
断端陽性 ························· 78
弾性スリーブ ···················· 94
弾性包帯 ························· 94

ち

地域医療連携室 ·················· 49
地域医療連携パス ················ 141
治験 ···························· 37

治療効果判定 ……………………… 145
治療後の生活 ……………………… 197
治療の流れ ………………………… 60
腟潤滑ゼリー ……………………… 199
中絶 ………………………………… 188
超音波検査 ………………………… 19
調剤薬局 …………………………… 52

つ
つけ毛 ……………………………… 175
追加照射 …………………………… 131
爪ケア ……………………………… 176
爪の異常 …………………………… 171

て
ティーエスワン
　……………… 68, 149, 170, 200
テガフール・ギメラシル・オテラシル
　カリウム配合剤
　……………… 68, 149, 170, 200
テセントリク ………… 70, 151, 173
デノスマブ … 71, 152, 157, 166, 180
手足症候群 ………………………… 170
低カルシウム血症 ………… 152, 157
低侵襲治療 ………………………… 75
定位照射 …………………………… 160
定位放射線照射 …………………… 126
定位放射線療法 …………………… 160
定時薬 ……………………………… 206
適応障害 …………………………… 162
転移 …………… 59, 124, 142, 162
電子線 ……………………………… 125

と
トラスツズマブ
　…… 68, 106, 116, 121, 147, 149,
　169
トラスツズマブ エムタンシン
　…………… 69, 117, 121, 150
トラスツズマブ デルクステカン
　……………………… 69, 150
トリプルネガティブ
　………… 64, 107, 113, 151
トレミフェン ……… 64, 119, 123, 148
ドキソルビシン ………… 149, 168, 169
ドセタキセル … 68, 121, 149, 170
ドレーン …………………………… 97
糖尿病 ……………………………… 225
頭皮冷却装置 ……………………… 174
同時再建 …………………………… 90

な
ナチュラルキラー細胞療法 ………… 216
ナブパクリタキセル ……… 68, 149
ナベルビン ………………… 68, 149
内胸リンパ節 ……………… 131, 134
内視鏡手術 ………………………… 75
内分泌療法 ………………………… 64

に
二期再建 …………………………… 90
二次がん …………………………… 137
二次再建 ………………………… 86, 90

入浴着 ……………………………… 101
乳がん検診 ………………………… 14
乳がん再発リスク ………………… 209
乳がん発症リスク ………… 218, 226
乳管内進展 ………………………… 58
乳製品 ……………………… 211, 221
乳腺炎 ……………………………… 25
乳腺症 ……………………………… 25
乳腺線維腺腫 ……………………… 25
乳腺専門医 ………………………… 28
乳頭・乳輪再建 …………………… 92
乳頭温存乳房全切除術 ……… 74, 96
乳頭分泌 …………………………… 24
乳房温存療法 ……………………… 77
乳房再建 …………………………… 86
乳房切除後疼痛症候群 …………… 94
乳房全切除術 ……… 74, 78, 95, 128
乳房全切除術後胸壁再発 ………… 153
乳房全切除術後放射線療法 ……… 133
乳房部分切除術
　………… 74, 77, 95, 116, 130
乳輪下膿瘍 ………………………… 25
妊娠 ………………… 187, 191, 228
妊孕性温存治療費助成事業 ………… 56
妊孕性温存療法 ………… 56, 192
認知症 ……………………………… 226

ね
粘液がん …………………………… 110

の
ノバリス …………………………… 161
ノルバデックス ……… 64, 119, 148
脳卒中 ……………………………… 226
脳転移 ……………………………… 159

は
ハーセプチン
　……… 68, 106, 116, 121, 149, 169
ハーブ ……………………………… 215
ハラヴェン ………………… 68, 149
ハローワーク ……………………… 54
バンダナ …………………………… 175
パージェタ … 68, 106, 116, 121, 149
パクリタキセル …… 68, 121, 149, 170
パッド ……………………………… 99
パルボシクリブ ……… 69, 148, 169
パロキセチン ……………………… 164
吐き気 ……………………………… 168
肺炎 ………………………………… 136
肺炎球菌ワクチン ………………… 198
肺動脈塞栓症 ……………………… 165
発熱 ………………………………… 121
発熱性好中球減少症 ……………… 168
針生検 ………………………… 19, 21
鍼治療 ……………………… 164, 217

ひ
ヒスロンH ………………… 67, 165
ビスホスホネート
　………… 157, 166, 180, 200
ビタミンD ………………………… 165

ビタミンD$_3$ ……………………… 152
ビノレルビン ……… 68, 149, 171
ビリルビン値 ……………………… 172
ピル ………………………… 199, 227
びらん ……………………………… 24
皮疹 ………………………………… 173
皮膚炎 ……………………………… 135
皮膚温存乳房全切除術 ……… 74, 96
非浸潤がん ………… 60, 82, 104
非浸潤性乳管がん ………… 75, 77
肥満 ………………………… 209, 218
微細石灰化 ………………………… 78
微小転移 …………… 72, 81, 119
標準治療 …………………… 30, 33
病期分類 …………………………… 61
病的バリアント ………… 232, 236
病理検査 …………………………… 103
広がり診断 ………………………… 58
貧血 ………………………………… 168

ふ
ファルモルビシン ………………… 149
フェアストン ……… 64, 119, 148
フェソロデックス ………… 66, 148
フェマーラ ………………… 65, 148
フッ化ピリミジン系抗がん薬 … 68, 149
フルベストラント ………… 66, 148
ブースト照射 ………… 78, 131
ブラジャー ………………………… 99
ブレスト・アウェアネス …………… 16
プラリア …………………………… 166
プロゲスチン ……………………… 226
プロゲステロン受容体 ………… 105, 119
プロポリス ………………………… 215
不安 ………………………… 162, 214
不安への対処法 …………………… 39
不妊 ………………………………… 172
浮腫 ………………………………… 170
副作用 …… 121, 126, 131, 135, 160,
　164, 167, 207
副腎皮質ステロイドホルモン ……… 170
腹直筋皮弁法 ……………………… 86
腹壁瘢痕ヘルニア ………………… 86
分子標的治療 ……………………… 68
分子標的治療薬 …………………… 148

へ
ベージニオ … 69, 120, 124, 148, 169
ベバシズマブ ……………… 71, 149
ペプチドワクチン療法 …………… 216
ペムブロリズマブ
　………… 70, 151, 173, 183
ペルツズマブ
　……… 68, 106, 116, 121, 149
閉経 ………………………………… 172
閉経年齢 …………………………… 228
変形性関節症 ……………………… 204

ほ
ホスピス …………………………… 49
ホットフラッシュ ………… 164, 226

ホルモン受容体 ……………… 105，119
ホルモン受容体の有無 ……………… 145
ホルモン受容体陰性HER2陰性乳がん
……………………………………… 113
ホルモン受容体陽性HER2陰性転移・
再発乳がん ……………………… 147
ホルモン受容体陽性乳がん ……… 113
ホルモン補充療法 ………………… 226
ホルモン療法 ………… 64，123，147
ホルモン療法薬 …………………… 119
ポート ……………………………… 178
ほてり ……………………………… 164
保険薬局 …………………………… 52
補完代替医療 ……………………… 215
放射性同位元素 …………………… 81
放射線肺臓炎 ……………………… 135
放射線療法
……… 90，125，128，130，135，153
放射線療法の開始時期 …………… 138
訪問看護ステーション …………… 49
帽子 ………………………………… 175

ま
マンモグラフィ ……………… 18，140
まつ毛 ……………………………… 176
麻薬 ………………………………… 205
眉 …………………………………… 176
慢性閉塞性肺疾患 ………………… 213

み
味覚障害 …………………………… 172
水着 ………………………………… 101
脈管侵襲 …………………………… 105
民間療法 …………………………… 215

め
メシマコブ ………………………… 215
免疫細胞療法 ……………………… 216
免疫組織化学法 …………………… 107
免疫チェックポイント阻害薬
………………………………… 151，173
免疫療法 …………………………… 215

も
問診 ………………………………… 18

ゆ
輸注反応 …………………………… 172

よ
予測因子 …………………………… 114
予防接種 …………………………… 198
陽子線 ……………………………… 127
葉状腫瘍 …………………………… 25
溶骨性骨転移 ……………………… 155
抑うつ ……………………………… 214

ら
ラジオ波焼灼療法 ………………… 75
ラパチニブ … 69，106，150，161，200
ランマーク ………………… 71，152，157

り
リスク低減乳房切除術 …………… 237
リスク低減卵管卵巣摘出術 ……… 236
リニアック ………………… 125，161

リハビリテーション ……………… 97
リムパーザ
……… 70，122，147，151，169，182
リュープリン ……………………… 64
リュープロレリン ………………… 64
リンパ節郭清 ……………………… 83
リンパ節再発 ……………………… 154
リンパ節転移 ……………………… 83
リンパ浮腫 ………… 82，93，98，137
流産 ………………………………… 187
旅行 ………………………………… 197
両立支援 …………………………… 46
臨床試験 …………………………… 36
臨床試験コーディネーター ……… 38
臨床心理士 ………………………… 40

る
ルミナル …………………………… 107

れ
レスキュー ………………………… 206
レトロゾール ……………… 65，123，148

A
AC療法 …………………… 67，120，192
ALP ………………………………… 172
ALT ………………………………… 172
AST ………………………………… 172
AYA世代 …………………… 57，184

B
BRCA1 …………………… 132，232，234
*BRCA1/2*遺伝子検査 ……… 147，182
BRCA2 …………………… 132，232，234

C
CA15-3 …………………………… 141
CDK4/6阻害薬 …………… 69，148
CEA ………………………………… 141
CT …………………………………… 58
Curebest™95GC Breast ………… 181
CVポート ………………………… 178

D
DCIS ……………………………… 75

E
EC療法 …………………… 67，120，192

F
FoundationOne CDx ……………… 183
FUS ………………………………… 75

G
G-CSF ……………………………… 168

H
HER2 ……………………………… 106
HER2状況 ………………………… 145
HER2タンパク …………………… 121
HER2陽性転移・再発乳がん ……… 149
HER2陽性乳がん ………………… 113

I
IMRT ……………………………… 127

K
Ki67 ……………………………… 106

L
LH-RHアゴニスト
……………………… 64，119，123，165

M
MammaPrint ……………………… 108
MRI ………………………… 19，58，156
MSI検査キット …………………… 183

N
NCC-ST-439 ……………………… 141
NCCオンコパネル検査 ………… 183
NK₁受容体拮抗薬 ………………… 168

O
Oncotype DX ……………… 108，181

P
PARP阻害薬 ……………………… 122
PD-1 ………………………… 70，151
PD-L1 ……………………… 70，107，151
PET ………………………… 146，156
PET-CT …………………… 146，156
PPI ………………………………… 38

S
S-1 ………………………… 68，149，170
seroma ……………………………… 98
shared decision making ………… 30
SLE ………………………………… 78

T
TC療法 …………………… 68，121

X
X線 ………………………………… 125
X線撮影 …………………………… 18

ギリシャ文字・数字
γ線 ………………………………… 125
5HT₃受容体拮抗薬 ……………… 168

患者さんのための乳がん診療ガイドライン
2023 年版

2006 年 7 月 7 日	第 1 版（2006 年版）発行	
2009 年 7 月 3 日	第 2 版（2009 年版）発行	
2012 年 6 月 28 日	第 3 版（2012 年版）発行	
2014 年 7 月 10 日	第 4 版（2014 年版）発行	
2016 年 6 月 16 日	第 5 版（2016 年版）発行	
2019 年 7 月 11 日	第 6 版（2019 年版）発行	
2023 年 1 月 30 日	第 7 版（2023 年版）第 1 刷発行	
2023 年 9 月 1 日	第 2 刷発行	

編　集　一般社団法人 日本乳癌学会

発行者　福村　直樹

発行所　金原出版株式会社
　　　　〒 113-0034 東京都文京区湯島 2-31-14
　　　　電話　編集（03）3811-7162
　　　　　　　営業（03）3811-7184
　　　　FAX　　（03）3813-0288
　　　　振替口座　00120-4-151494
　　　　http://www.kanehara-shuppan.co.jp/

Ⓒ 日本乳癌学会, 2006, 2023

検印省略

Printed in Japan

ISBN 978-4-307-20448-4　　DTP ／朝日メディアインターナショナル
　　　　　　　　　　　　　　印刷・製本／シナノ印刷

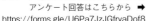
WEB アンケートにご協力ください

読者アンケート（所要時間約 3 分）にご協力いただいた方の中から
抽選で毎月 10 名の方に図書カード 1,000 円分を贈呈いたします。
アンケート回答はこちらから ➡
https://forms.gle/U6Pa7JzJGfrvaDof8